肺癌早期
筛查与诊断

主编　赵　杰

郑州大学出版社

图书在版编目(CIP)数据

肺癌早期筛查与诊断／赵杰主编． — 郑州：郑州大学出版社，2023．7
ISBN 978-7-5645-9699-6

Ⅰ．①肺… Ⅱ．①赵… Ⅲ．①肺癌－诊疗 Ⅳ．①R734.2

中国国家版本馆 CIP 数据核字(2023)第 080861 号

肺癌早期筛查与诊断
FEIAI ZAOQI SHAICHA YU ZHENDUAN

策划编辑	李龙传 薛 晗	封面设计	苏永生
责任编辑	薛 晗	版式设计	苏永生
责任校对	张彦勤	责任监制	李瑞卿

出版发行	郑州大学出版社	地　址	郑州市大学路40号(450052)
出 版 人	孙保营	网　址	http://www.zzup.cn
经　销	全国新华书店	发行电话	0371-66966070
印　刷	河南瑞之光印刷股份有限公司		
开　本	787 mm×1 092 mm　1／16		
印　张	17.25	字　数	403 千字
版　次	2023 年 7 月第 1 版	印　次	2023 年 7 月第 1 次印刷

书　号	ISBN 978-7-5645-9699-6	定　价	139.00 元

作者名单

主　编　赵　杰

副主编　李晟磊　薛茹月　李砺锋

编　委　(以姓氏笔画为序)

王　乐　王　栋　王龙灏　任　用
刘满姣　刘馨蔚　齐元博　闫　芮
克祯彧　李春伟　李晓敏　杨　璐
杨梅佳　何谦益　沈志博　宋祎琼
张　旭　张亚平　郑园园　段晓冉
耿其顺　贾蓝琪　郭　昊　颜林林
薛方方

前　言

肺癌是全球癌症相关死亡的主要原因。全球癌症 2020 年统计报告（GLOBOCAN 2020）相关数据显示：2020 年全世界估计新发肺癌 2 206 771 例（占所有新发肿瘤病例的 11.4%）和肺癌死亡病例 1 796 144 例（占所有肿瘤死亡病例的 18.0%）。随着人口老龄化加剧，肺癌在我国的发病率和死亡率均居恶性肿瘤的第一位。肺癌易发生复发和转移，是预后较差的恶性肿瘤之一。基于全球 61 个国家和地区的预后数据显示，肺癌年龄标准化的 5 年生存率仅有 10.0% ~ 20.0%。由于肺癌发病隐匿、早期症状不明显，大部分患者确诊时一般处于中晚期，基本丧失了根治性治疗的机会。我国肺癌病例的发现以临床晚期居多，而肺癌患者的治疗效果和生存时间与其临床诊断发现的早晚密切相关。因此，肺癌的筛查与早诊早治是提高肺癌患者生存率、降低人群肺癌死亡率的有效措施。

肺癌的早期筛查与诊断是肺癌诊治关口前移的重要环节。在加快推进"健康中国行动"战略背景下，国务院明确提出要加强恶性肿瘤早期筛查，制定推广技术指南，有序扩大筛查范围，努力使居民少患癌、不患癌，提高生活质量。基于此，我们积极践行国家癌症防控战略相关工作，组织多位在肺癌领域临床科研一线的专家编写了本书，书中以目前肺癌临床诊治及转化研究现状为基础，结合精准诊治和多学科综合治疗，从认识肺癌、肺癌的病理和标志物、肺癌早期筛查与诊断、肺癌的治疗及预防等方面展开论述。期望本书可以为临床医生及生物医学研究人员提供有关肺癌的系统知识和早期筛查与诊断的前沿解析，为临床活动及相关科学研究提供有益启迪。

本书共分为 4 个部分：肺癌的病理生理、肺癌的病理分型和肿瘤标志物、肺癌的早期筛查与早期诊断、肺癌的治疗及预防。第一部分从肺的解剖与组织学特点开始，分析和总结肺癌的流行病学、病因学和分子生物学特点；第二部分介绍肺癌的详细病理分型，解析肺癌的肿瘤标志物及检测方法；第三部分是本书的重点，从肺癌的临床诊断展开，介绍目前临床较常见的影像学技术在肺癌早期筛查与诊断中的应用、肺活检技术在肺癌精准诊疗中的应用、肺癌早期的液体活检，总结目前肺癌早期筛查与诊断的产学研结合实践；第四部分对目前肺癌的治疗及预防进行概述。

感谢郑州市协同创新重大专项（20XTZX08017）、国家超级计算郑州中心创新生态系统建设科技专项（201400210400）和中央引导地方发展专项项目等课题对本书的资助。

肺癌的早期筛查与诊断涉及临床医学、预防医学、基础生物学、生物信息学和国家卫生领域的指南决策等，虽然本书对肺癌相关的背景知识和早期筛查与诊断前沿进展做了总结，但肺癌早期筛查与诊断策略仍有许多问题亟需解决，如高危人群的选择和肺结节良恶性的鉴别判断尚欠精准等。未来随着科学的发展，一定会有更多的方法实现肺癌的早期发现、早期治疗、精准筛查、防治结合的新治疗模式。书中若有疏漏、错谬或值得商榷之处，恳请业界同仁与广大读者批评指正！

编者

2023 年 3 月

目 录

第一部分　肺癌的病理生理

第二部分　肺癌的病理分型和肿瘤标志物

第三部分　肺癌的早期筛查与早期诊断

第四部分　肺癌的治疗及预防

第一部分

肺癌的病理生理

第一章

肺的解剖与组织学特点

第一节　肺的解剖结构特点

　　肺位于我们的胸腔内部,在纵隔两侧,膈的上方,左右各一。肺一般呈圆锥形,其最上方尖端被称为肺尖,超出锁骨内侧 1/3 上方 2～3 cm,最下方可达第 10 肋骨处,相当于左右两个肺被笼在了肋骨当中。肝在右肺的下方,因此受肝的影响,右肺比左肺短,但比左肺宽,左肺是因为受到心脏的影响而偏向左侧,形状比右肺扁长一些,而且右肺的体积和重量都比左肺大。通过肺的形状和所处的位置,可以将肺分为肺尖、肺底肋面、纵隔面和前缘、后缘及下缘。肺尖圆钝,至颈根部,与胸膜顶相贴,超出锁骨内侧 1/3 上方 2～3 cm,所以可以在这个位置听诊肺尖部。肺底与膈接触,而且略微向上凹陷,右肺底凹陷更加明显;肋面与肋和肋间隙比较接近,而纵隔面则朝向纵隔,因此得名。纵隔面中间有一个长圆形的凹陷,主支气管、肺动脉、肺静脉、支气管动静脉以及淋巴管和神经都从这个地方进出肺,称为肺门。出入肺门的这些结构,被结缔组织包绕成为肺根。左肺由斜裂分为上、下两个肺叶,右肺除斜裂外,还有一水平裂将其分为上、中、下 3 个肺叶。肺是以支气管反复分支形成的支气管树为基础构成的。

　　左、右支气管在肺门分成第二级支气管,第二级支气管及其分支所辖的范围构成一个肺叶,每支第二级支气管又分出第三级支气管,每支第三级支气管及其分支所辖的范围构成一个肺段,支气管在肺内反复分支可达 23～25 级,最后形成肺泡。支气管各级分支之间及肺泡之间都由结缔组织性的间质所填充,血管、淋巴管、神经等随支气管的分支分布在结缔组织内。肺泡之间的间质内含有丰富的毛细血管网,毛细血管膜与肺泡共同组成呼吸膜,血液和肺泡内气体进行气体交换必须通过呼吸膜才能进行,呼吸膜面积较大,平均约 70 m^2,安静状态下只动用其中 40 m^2 用于呼吸时的气体交换,是肺呼吸的重要组成部分。

3

第二节　肺的组织与生理功能

肺的表面是结缔组织的被膜(即脏胸膜)。肺内部分实质和间质两部分。实质即肺内各级支气管和肺泡,分为肺导气部和肺呼吸部;间质为结缔组织及血管、淋巴管和神经等。

一、肺导气部

肺导气部是主支气管经肺门入肺后的逐级分支,依次为肺叶支气管、肺段支气管、小支气管、细支气管和终末细支气管,宛如树冠,称支气管树。肺导气部只能传送气体,不能进行气体交换。肺导气部随分支的增多,管径渐小,管壁渐薄,管壁结构也逐渐变化。直径小于 2 cm 的细支气管及其各级分支和所属的肺组织,称肺小叶。肺小叶的炎症称小叶性肺炎。

二、肺呼吸部

肺呼吸部是终末细支气管以下的部分,包括呼吸性细支气管、肺泡管、肺泡囊、肺泡等。呼吸性细支气管、肺泡管、肺泡囊上连有肺泡。肺泡具有气体交换功能。肺泡壁很薄,由肺泡上皮组成。肺中的支气管经多次反复分枝成无数细支气管,它们的末端膨大成囊,囊的四周有很多突出的小囊泡,即肺泡。肺泡的大小形状不一,平均直径 0.2 mm。成人有 3 亿~4 亿个肺泡,总面积近 100 m^2,比人皮肤的表面积要大好几倍。肺泡是肺部气体交换的主要部位,也是肺的功能单位。氧气从肺泡向血液弥散,要依次经过肺泡内表面的液膜、肺泡上皮细胞膜、肺泡上皮与肺毛细血管内皮之间的间质、毛细血管的内皮细胞膜 4 层膜。这 4 层膜合称为呼吸膜。呼吸膜平均厚度不到 1 μm,有很高的通透性,故气体交换十分迅速。吸入肺泡的气体进入血液后,静脉血就变为含氧丰富的动脉血,并随着血液循环输送到全身各处。肺泡周围毛细血管里血液中的二氧化碳则可以透过毛细血管壁和肺泡壁进入肺泡,通过呼气排出体外。

肺泡内的表面液膜含有表面活性物质,起着降低肺泡表面液体层表面张力的作用,使细胞不易萎缩且吸气时又较易扩张。肺组织缺氧时,会使肺表面活性物质分泌减少,进入肺泡的水肿液或纤维蛋白原可降低其表面活性物质的活力,引起肺内广泛的肺泡不张,血液流经这些萎陷肺泡的毛细血管时就不能进行气体交换。临床上新生婴儿患肺不张,就是因为缺乏肺表面活性物质所致。相邻两肺泡间的组织为肺泡隔,内有丰富的毛细血管及弹性纤维、网状纤维。弹性纤维包绕肺泡,使肺泡具有良好弹性。患慢性支气管炎或支气管哮喘时,肺泡长期处于过度膨胀状态,会使肺泡的弹性纤维失去弹性并遭破坏,形成肺气肿,影响呼吸功能。

　　小肺泡细胞,又称Ⅰ型肺泡细胞,厚约$0.1\ \mu m$,基底部是基底膜,表面较光滑,构成广大的气体交换的面积,无增殖能力。大肺泡细胞,又称Ⅱ型肺泡细胞,分泌表面活性物质(二棕榈酰卵磷脂),以降低肺泡表面张力。肺巨噬细胞,来自血液单核细胞。吞噬了较多尘粒的被称为尘细胞,而心衰细胞则是心力衰竭患者肺内出现的吞噬了血红蛋白分解的含铁血黄素的巨噬细胞。肺泡与肺部毛细血管紧密相连。两者的膜大部分融合,有助于气体的快速扩散。而肺泡表面液体层、Ⅰ型肺泡细胞与基膜、薄层结缔组织、毛细血管基膜与内皮组成了所谓的气-血屏障。

　　肺泡:肺泡壁是由单层扁平上皮构成,有3种细胞。①扁平上皮细胞(Ⅰ型细胞):其基膜紧贴毛细血管。②分泌上皮细胞(Ⅱ型细胞):该细胞突向管腔或夹在扁平上皮细胞之间,可分泌表面活性物质。③隔细胞:位于肺泡间隔中,当进入肺泡腔内就叫尘细胞。在尘细胞的细胞质内有大量尘埃颗粒,属于吞噬细胞。

　　肺泡隔:是相邻肺泡壁之间的结构,由结缔组织和丰富的毛细血管组成。由于毛细血管内皮对液体的通透性比肺泡细胞内皮的要高,心力衰竭患者体液会渗出到结缔组织中,造成间质性肺气肿。肺泡为多面性囊泡,一面开口于肺泡囊、肺泡管或呼吸性细支气管,其余各面与相邻的肺泡彼此相接。肺泡壁很薄,表面覆有肺泡上皮。肺泡是支气管树的终末部分,是肺进行气体交换的部位。肺泡还有毛细血管,用于扩大氧气交换的表面积。

第三节　肺的常见病变

　　肺是呼吸系统中与外界进行气体交换的器官。呼吸系统可分为呼吸道和肺两大部分,呼吸道的主要作用是进行气体传送,包括鼻、咽、喉、气管、主支气管和肺内的各级支气管,肺则由肺泡、肺内的各级支气管和肺间质组成。肺能通过自己外呼吸的功能给机体提供氧气,并将组织、细胞等产生的二氧化碳排出体外。外呼吸指的是肺通气及肺换气,前者指肺泡气体与外界气体进行气体交换,后者则指肺泡与血液进行气体交换,达到给机体提供氧气和将二氧化碳排出体外的目的。除此之外,肺还有内分泌、屏障防御及免疫等多种功能。所以当某种原因引起肺组织损伤时,就会使机体出现呼吸困难。

一、炎症

(一)急性气管支气管炎

　　急性气管支气管炎是由感染性或非感染性因素所引起的气管、支气管黏膜急性炎症,临床主要表现为咳嗽、咳痰。急性气管支气管炎可为独立性疾病,亦可为一些传染性疾病的早期表现,多在寒冷季节发病,是临床常见病。

病因病理:机体受凉、淋雨、过劳等情况下均会使呼吸道抗病能力降低,防御功能被削弱,有利于病毒、细菌的侵入而引起感染。在病毒感染的基础上,机体防御能力进一步下降,使细菌得以入侵。上呼吸道感染如扁桃体炎、鼻窦炎、咽炎等均可向下蔓延,亦可引起本病。非感染性因素如吸入冷空气、粉尘、刺激性气体或烟雾(如浓硫酸、二氧化氮、二氧化硫、氨气、氯气等)损伤气管与支气管黏膜均可导致急性炎症。此外,过敏因素和蛔虫的幼虫在肺内移行也可致病。

急性气管支气管炎以气管、支气管黏膜急性炎症,充血、水肿、浆液渗出、纤毛柱状上皮损伤、脱落为主要病理改变。黏膜下层炎症细胞浸润,黏液腺肥大,分泌物增多。如为细菌感染,分泌物为黏液脓性,镜下可见大量脓细胞。随炎症消退,病理变化可完全恢复正常。

患者常先有上呼吸道感染症状,继则出现咳嗽、咳痰。咳嗽初起常为干咳或病初有少量黏液性痰。随病情加重咳嗽加重,痰量增多,为黏液脓性,偶见痰中带血。如伴有支气管平滑肌痉挛,可有气促或喘息,呼吸道表现约在 1 周消失。也可有中度发热(38 ℃左右)、头痛、倦怠、周身不适等全身症状,3 ~ 5 d 可消失。急性支气管炎如反复发生或迁延不愈,可发展为慢性支气管炎。

(二)慢性支气管炎

慢性支气管炎是由感染性及非感染性因素引起的气管、支气管黏膜及其周围组织慢性非特异性炎症,临床上以慢性或反复性咳嗽、咳痰为主要症状,有的伴有喘息,常反复感染而急性发作。慢性支气管炎是一种常见病,吸烟者、北方寒区、农村山区、大气污染严重的地区患病率高。慢性支气管炎可继发慢性阻塞性肺气肿及慢性肺心病。

病因病理:病毒感染,当机体抵抗力下降,病毒入侵呼吸道,引起呼吸道病毒感染。细菌感染,当机体抗病能力降低,尤其在病毒感染后,呼吸道黏膜受到损伤,细菌易于入侵而引起感染。非感染性因素主要是吸烟和大气污染。吸烟是慢性支气管炎发生发展的重要因素之一。大气污染与慢性支气管炎的发生关系密切,有害的化学气体(如二氧化硫、二氧化氮、氯气、烟雾、微粒等)对呼吸道均有损害,并降低其防御功能,从而引起发病。气候变化和过敏反应也是慢性支气管炎的病因之一。

慢性支气管炎的主要病理变化是黏膜上皮变性、坏死、脱落、化生、杯状细胞增生、黏膜下层黏液腺增生肥大、分泌物增多。支气管壁充血、水肿、炎症细胞浸润、平滑肌痉挛,平滑肌、弹力纤维及软骨环可有不同程度的变性、萎缩、破坏等,或被结缔组织所代替。在病程晚期支气管壁增厚、变硬、扭曲、变性、塌陷、管腔狭窄等,构成慢性支气管炎最常见的并发症——慢性阻塞性肺气肿发病的病理学基础。

慢性咳嗽、咳痰是慢性支气管炎最突出的表现,起病缓慢、隐袭,常因受凉、感冒而反复急性发作。其特点是长期、反复、逐渐加重。咳痰多为白色黏液或白色泡沫痰,早晚痰多。合并感染时痰量增多为黄色脓痰,有时剧烈咳嗽可有血痰。慢性支气管炎患者反复感染加之过敏因素参与引起支气管平滑肌痉挛,出现喘息,无喘息者应诊断为单纯型慢性支气管炎。由于全身与呼吸系统抗病能力下降,慢性支气管炎易发生病毒或细菌感染,急性感染后咳嗽、咳痰或喘息加重,并可发热、咳黄色脓痰、末梢血白细胞计数增高等,此时称为慢性支气管炎急性发作。

二、肺气肿

肺气肿分为慢性阻塞性肺气肿、老年性肺气肿、代偿性肺气肿及间质性肺气肿。慢性阻塞性肺气肿是指在小气道阻塞的基础上,终末支气管的远端气腔过度充气、持久膨胀、结构破坏,肺组织弹性回缩力降低及肺容积增大。慢性阻塞性肺气肿是广义的肺气肿中最常见的一种。

病因病理:肺气肿的发生与吸烟、大气污染、感染等综合因素有密切关系。绝大多数的慢性阻塞性肺气肿是由慢性支气管炎发展而来。

气体滞留肺内肺小叶中心或全小叶过度充气、持久膨胀。产生机制:①炎症导致黏膜充血、水肿、分泌物增多、平滑肌痉挛等,使支气管管腔狭窄,以及弹力纤维破坏,细支气管萎陷,使通气更加受阻,产生活瓣样作用,使气体呼出得少,吸入得多。②呼气时支气管管腔生理性缩小,加之上述活瓣样作用,呼出的气体较吸入的更少。因此,肺泡过度充气、持久膨胀,气体滞留,压力增高。

肺泡弹性降低,组织结构破坏:①由于肺泡过度膨胀、压力增高,肺泡毛细血管受压闭塞或因压力增高,引起肺泡破裂形成较大气腔,因此肺泡毛细血管遭受破坏,数量明显减少,导致肺泡营养缺乏,弹性降低。②慢性支气管炎时伴行的小动脉亦发生炎症,从而使血管狭窄阻塞,肺泡血供减少,营养缺乏,亦引起肺泡弹性降低、结构破坏。总之,肺泡过度充气、持久膨胀、结构破坏、弹性回缩力下降、肺容积增大,导致肺气肿形成。

三、慢性肺源性心脏病

慢性肺源性心脏病是由于慢性支气管炎、肺气肿及其他肺胸或肺血管等慢性疾病使肺功能、肺结构发生病理改变,从而引起肺动脉高压,最后导致右心室肥大、右心衰竭。

病因病理:支气管与肺部疾病是主要原因,慢性支气管炎、肺气肿是最常见的原发病,由此引起的肺心病占80%～90%。

肺动脉高压及心肌受累是慢性肺心病最重要的病理学基础。在原发病如慢性支气管炎及肺气肿的发展过程中,由于肺功能降低,产生低氧血症与高碳酸血症,低氧血症使缩血管物质明显增多,致使肺小动脉发生痉挛及肺动脉高压形成。原发病如慢性支气管炎并发肺气肿,肺泡过度充气、持久膨胀、结构破坏,使肺泡毛细血管网受压及破损,毛细血管床减少,使肺血管阻力增加,肺动脉压升高。

肺功能障碍产生低氧血症,可以促使骨髓造血功能亢进,出现继发性红细胞增多症,血液的黏稠度明显增高,血流阻力明显增大,加剧肺动脉压升高,肺循环阻力增大,右心室负荷增加,呼吸系统反复感染,细菌毒素作用,使心肌产生缺氧性、中毒性损害,酸碱及电解质失衡引起心律失常亦更有利于加速心肌遭受损害,致右心室肥大、肺心病形成。

四、肿瘤

(一)良性肿瘤

肺内良性肿瘤种类繁多,常无明显临床症状,多于体检时发现,形态学特征与恶性肿瘤有明显区别,多边缘光滑,与周围组织分界清楚,生长缓慢,生长周期长,对肺组织的破坏性轻微。

病因病理:肺良性肿瘤病因不明确,可能因素包括肺内慢性炎症、慢性心肺疾病、肺内瘢痕组织形成以及环境因素等。

不同的良性肿瘤有不同的病理表现。畸胎瘤组织病理检查可见 3 个胚层组织,包括来自外胚层等皮肤、毛发、牙齿等,中胚层的血管、软骨、平滑肌等,内胚层的支气管上皮、肠上皮等组织。脂肪瘤由成熟的脂肪组织组成,可见少许纤维组织。纤维瘤镜下可见不规则的纤维细胞和胶原纤维。肺炎性假瘤的病理学特征是组织学的多形性,肿块内含有肉芽组织的多寡不等、排列成条索的成纤维细胞、浆细胞、淋巴细胞、组织细胞、上皮细胞及内含中性脂肪和胆固醇的泡沫细胞或假性黄瘤细胞。

肺良性肿瘤常在 X 线等检查时发现,多数无明显症状,部分患者可有咳嗽、咳痰、低热、胸痛等症状。手术是首选治疗手段。

(二)癌

肺癌是起源于呼吸上皮细胞的恶性肿瘤,早期临床症状常隐匿,主要以咳嗽、咳痰、咯血等为主要表现。

病因病理:病因和发病机制迄今尚未明确,相关危险因素有遗传易感性、吸烟、职业暴露、空气污染、电离辐射等。

肺癌根据解剖部位可分为中央型肺癌、周围型肺癌和弥漫型肺癌,根据组织病理可分为鳞状细胞癌、腺癌、大细胞癌、小细胞癌、腺鳞癌等。

咳嗽是早期症状,常为刺激性干咳,无痰或少痰,肿瘤压迫支气管可加重咳嗽,肿瘤向管腔内生长可引起痰中带血,破裂可致大出血,引起支气管阻塞时可引起气短或喘鸣,肿瘤转移或侵犯胸壁时可引起胸痛,肿瘤组织坏死可引起阻塞性肺炎致发热,尚有消瘦等恶性肿瘤常见表现。肺癌局部扩展和肺癌转移可引起相应的症状和体征。

参考文献

葛均波,徐永健,王辰.内科学[M].9 版.北京:人民卫生出版社,2018.

第二章

肺癌的流行病学、病因学和分子生物学

随着人们生活习惯的改变、生存环境的变化及人类平均寿命的延长,恶性肿瘤的患病率越来越高,发病也越来越呈现年轻化,癌症已经成为疾病中的多发病、常见病。恶性肿瘤的高致死率,也使其成为目前疾病死亡的首因。

首先,癌症不是不治之症。随着科学技术的发展,人们对于癌症的认知更详细、更深入,而且对它的治疗更是日趋完善。目前很多恶性肿瘤已经可以完全治愈,如胃癌、肠癌、早期乳腺癌等恶性肿瘤,通过手术切除,术后正规化疗和(或)放疗,并长期服用中药调理,完全可以达到控制肿瘤、长期生存的目的。目前在临床上可以看到很多这样的患者,患病5年甚至10余年后仍然未见肿瘤复发,特别是乳腺癌患者,大部分仍然稳定。而一些发病时分期相对较晚的患者也不是无药可治。目前癌症的治疗理念发生了很大的变化,现在可以把癌症看作一种慢性疾病,如高血压、糖尿病等,而通过各种治疗手段,可使肿瘤达到长期控制、实现带瘤生存的目的。科学的进步,必然可使之实现,如近年的靶向治疗研究,使得肺癌患者的控制率及生存明显改善,治疗上取得了巨大进步。

其次,如何看待癌症的治疗。对于癌症的治疗我们认为:规范指导下的个体化治疗很关键。对于临床上不同的癌症,我们治疗的手段不尽相同。如乳腺癌,需要手术治疗,还要进行放化疗,其中有些患者还要进行内分泌治疗,长期服用药物;而对于前列腺癌患者,我们大部分仅给予内分泌治疗就可以很好地控制病情。所以不同的癌症,其治疗方案也不尽相同。而且癌症的治疗是系统性治疗,需要外科、内科、放疗科等多学科合作,因为病情的需要,可能会选择手术、化疗、放疗;且各种治疗的顺序、时机及相互配合的过程都有一定的要求,这些都是治疗的规范化。同一种癌症患者,由于发病时分期、病理类型、体质、年龄等的不同,治疗方案也不尽相同,需要个体化治疗。

这类似于中医的辨证论治,根据患者个体的不同情况,制定对其最合适的治疗方案。如肺癌患者,首先会根据细胞的病理类型分为小细胞肺癌和非小细胞肺癌。而根据肿瘤细胞病理特性,对于小细胞肺癌而言,由于其易转移的特点,即使在临床上分期为早期,也不会选择行手术切除,而是首选化疗为主的全身治疗。因为既往临床统计结果显示,分期为早期的小细胞肺癌患者通过手术只有5%是可以完全切除的,且患者的生存没有明显改善。而非小细胞肺癌患者与之相比,分期较早的患者通过手术切除,再加上术后相关治疗,大部分的生存得到明显改善,甚至部分患者得到治愈,所以这类患者是首选手术的。而且,还会根据患者的具体情况来制定治疗方案,一些体质差、年龄大的患者,甚至不建议行放化疗,通过中药治疗,也可达到改善生存质量、延长生存期的目的。这些都是癌症的个体化治疗。

第一节 肺癌早期症状及早期诊断

预防肺癌的重要环节是早期发现、早期诊断,只有做到早期发现、早期诊断和早期治疗,才能有效地阻止病情的发展。不过令人遗憾的是,尽管90%以上的肺癌患者早期都有症状,但因不是肺癌特异性症状,故往往未引起重视以致造成延误诊治。待发现后已是中晚期,使治疗困难、疗效不佳。这就提示中老年人如果出现下列早期症状,应当想到会有肺癌的可能性,需要去医院检查排除。

一、早期症状

（一）咳嗽

肿瘤病灶及其分泌物刺激支气管黏膜引起的咳嗽通常是肺癌的首发症状和初期警号。当然咳嗽不是肺癌所特有的症状,其他一些疾病也会引发咳嗽。如果是刺激性干咳且经抗感染治疗1~2周仍无改善者,则要警惕存在肺癌,应引起患者及医生的高度重视。

（二）血痰

血痰是肺癌常见的首发症状,属肺癌的初期警号。它往往由癌的病灶溃烂所致,表现为痰中带血丝或血块,而大量咯血者则少见。因此中老年人群无论男女,既往无咯血病史,突然出现不能解释的血痰时应想到肺癌的可能。

（三）胸痛

初期胸痛通常为不定时的胸闷、压迫感或钝痛,有时患者甚至无法描述出疼痛的性质和具体部位,这正是肺癌初期的一种症状。因此对于中年以上的人来说,一旦感到胸痛就应趁早检查。如感胸痛剧烈或呈持续性或已固定在某一部位,多表示肺癌病灶已向外侵犯并累及胸膜、胸壁等,情况就比较严重了。

（四）气促

气促不是肺癌的特异性症状,却是肺癌早期比较显著的症状。肿瘤物阻塞呼吸道所致肺炎、肺不张、恶性胸腔积液、弥漫性肺泡病变等均可引起气促。中年以上人群持续、渐重的气促,应想到肺癌的可能性。

（五）发热

肺癌病灶阻塞较大支气管或侵犯支气管壁致支气管狭窄,可使远端支气管内的分泌物堆积无法排空,导致感染而引起全身发热。这种发热虽不是肺癌特异性的症状,但如果是中年以上人群,也不应轻易地"诊断"为感冒或一般支气管炎,而应该做详细检查。

尤其是发热同时伴有肺内阴影(X线或CT)者更不要轻易放过,要认真寻找真正病因。

除了上述一般症状以外,有时个别患者还可能出现一些肺外症状或因早期就发生转移而产生转移性症状。不过对绝大多数肺癌患者来说不到晚期全身症状多不明显,一般无消瘦、乏力等现象,也无明显的呼吸功能障碍。因此对于40岁以上人群,特别是肺癌的高危人群,要掌握肺癌的一些初期警号,一旦有警号提示就应及时就医、追查到底。这样凭警号查找出来的肺癌多为早期,治疗效果较佳、预后较好。

二、早期诊断

肺癌的治疗有了很大进展,但肺癌患者的预后却仍较差,5年生存率仅10% ~ 15%。其主要原因在于肺癌早期诊断率仅为15%。肺癌的预后与诊断时的临床分期密切相关:非小细胞肺癌ⅠA期5年生存率为80% ~ 90%,而Ⅳ期肺癌的5年生存率则不到10%。出现症状而就诊的患者中80%已为Ⅲ、Ⅳ期而失去手术的机会。因此,提高肺癌的早期诊断率是改善肺癌5年生存率的关键。

（一）临床表现

肺癌早期诊断应重视症状的变化及新出现的呼吸道症状。肺癌常见的症状包括咳嗽、咯血、胸痛、呼吸困难、体重下降、乏力、发热等,其中咳嗽、呼吸困难是最常见的症状。在诊断之前患者曾有过一项以上的新发症状,其新出现的症状却不能单纯用病情加重来解释。因此,肺癌早期症状的识别有利于提高患者的生存率。

（二）影像学检查

影像学的发展为肺癌的早期诊断提供了有力的工具,目前影像学检查方法主要有胸部X线片、CT(SCT、HRCT、CTVB)、MRI及PECT等。目前最具前景的是低剂量CT。

（三）微创介入检查新方法

1.经支气管镜活检术　经支气管镜活检术(TBB)对气道内肿瘤的活检+毛刷涂片阳性率可达95%以上。

2.经支气管镜肺活检术　经支气管镜肺活检术(TBLB)适用于肺外周围性病变,其阳性率为40% ~ 80%,阳性率和病灶大小呈正相关。经支气管壁针吸活检术(TBNA)适用于支气管黏膜病变、支气管外压性病变(包括肺门及纵隔淋巴结)、外周孤立性肺结节灶等,其阳性率可达70%左右。

3.荧光纤支镜或激光激发荧光内壁　利用波长400 ~ 440 mm蓝色光照射对癌前期和原位癌部位产生浅红色荧光,对正常组织产生绿光,针对病变处活检。因此荧光纤支镜或激光激发荧光内壁(FPE或LIFE)适用于癌前期和原位癌的诊断,其诊断率比普通纤支镜高1.5 ~ 6.3倍。另外对浸润癌及隐匿性肺癌,位于支气管近端者非常有用,故该检查适用于怀疑中央型肺癌及应用于肺癌高危人群,影像学检查阴性,但痰检可疑的特定人群,诊断的特异性仅33%,不适宜肺癌筛查。要求先做常规TBB,然后做荧光纤支镜检。敏感性:荧光纤支镜为61.2%,常规纤支镜为10.6%。

4.超声纤支镜　腔内超声可显示支气管壁的各层结构及管外的血管和淋巴结,超声纤支镜（EUB）最大价值在于提高经支气管壁针吸活检的阳性率。采取专门的远端装有凸面和多普勒探头的新型纤支镜，其敏感性为95.7%，特异性为100%，准确率为97%。常适用于纵隔或支气管肺门淋巴结针吸活检。

5.仿真支气管镜　在仿真支气管镜（CTVB）引导下做超细支气管镜活检，超细支气管镜可进入第5~8级支气管，该镜的外径为2.8 mm，活检管道直径为1.2 mm，适用于诊断不明的肺外周型小病灶（直径1~2 mm）。目前采用导航和引导下使用超细支气管镜进行经支气管活检术或应用检查发现病变后，加用靶向或进行局部薄层高分辨靶重建，有利于提高肺癌的早期诊断率。

6.电视胸腔镜　电视胸腔镜外科手术（VATS）有助于对外周肺部病变、纵隔淋巴结及胸膜病变取材活检或切除。近来有报道采用仿真支气管镜导航在直视下将超细支气管镜置入目标支气管，在CT和X线透视辅助下，经支气管镜置入导丝，滴注硫酸钡溶液进行显影（可显示4~9级支气管），然后做胸腔镜手术，适用于肺部微小病灶（≤10 mm）的诊断。

7.电磁导航系统经支气管镜对肺外周病变活检　有报道认为采用以往诊断手段对外周型结节灶尤其是肺外1/3带小结节灶，直径<2 cm的诊断仍受到很大限制，新近应用电磁导航系统有望解决此难题。电磁导航系统的主要部件是磁性板、微传感器及监控计算机系统。患者躺在磁性板上（全胸处于弱磁场中），再通过支气管镜活检孔插入头端带有微传感器的特殊弯曲导管，伸入支气管腔内，这种导管的特殊之处在于可通过旋转近端手柄来调节远端做360°运动，这样通过支气管镜下图像显示与重建的三维支气管树和肺外周结节的位置进行对照，从而准确地引导将导管送达病灶所在部位进行穿刺活检。

8.经胸壁针吸活检　经胸壁针吸活检（PTNB）阳性率可达85%~90%。提高对外周肺癌小结节≤2 cm的经胸壁肺活检阳性率的关键在于：①定位要绝对准确；②一般以细针针吸活检为主；③穿刺技术的熟练程度；④病理学技术需要进一步提高，现场直接涂片要比标本放置95%乙醇中固定后阳性率约高3倍。对肺外周小结节≤2 cm的经胸壁肺活检的命中率，避免肋骨的阻挡，采用透视的实时监测下（即扫描架倾斜透视）对肋下肺内小结节经胸壁针吸活检术，其诊断准确率可达95%以上。

第二节　肺癌的流行病学及病因学

一、全球肺癌发病和死亡特征

在全球范围内，肺癌是确诊病例最多和致死病例最多的肿瘤，并且患病及死亡病例数逐年攀升。2020年全球肺癌新发病例2 206 771例，死亡病例1 796 144例。肺癌的全球地理分布具有明显的区域差异，不同地区的肺癌发病率有20倍的差异，这在很大程度上反映了烟草流行的成熟度和烟草接触历史模式的差异,包括吸烟强度和持续时间、卷烟类型和吸入程度。吸烟者人数在1980—2012年不断增加,且发展中国家的肺癌发病率与吸烟率也一起攀升。随着中国、印度尼西亚、东欧以及非洲北部和南部地区吸烟流行率的上升,目前高达80%的吸烟者生活在低收入或中等收入国家,超过一半的肺癌死亡病例发生在欠发达地区。相比之下,一些发达地区肺癌发病率正在下降或预计即将下降,这些国家目前正在实施戒烟运动,包括美国、英国、北欧国家、澳大利亚、新西兰、新加坡、德国等。

在男性中,观察到肺癌发病率最高的是中欧和东欧(53.5/10万)和东亚(50.4/10万)。在中非和西非观察到的发病率明显较低(分别为2.0/10万和1.7/10万)。在女性中,发病率一般较低,其地理分布略有不同,主要与不同的吸烟史有关。因此,估计女性肺癌发病率最高的是北美(33.8/10万)和北欧(23.7/10万),相对较高的是东亚(19.2/10万),最低的是西非和中非(分别为1.1/10万和0.8/10万)。最近对26个欧洲国家发病率趋势的分析表明,35～64岁男性肺癌的发病率一直在下降。相对于男性,大多数国家女性肺癌的发病率仍呈上升趋势。同时因为肺癌组织学亚型分布和吸烟流行率存在性别差异,导致部分欧洲国家的男性和女性发病率正在趋同。其次,肺癌女性的人口统计特征与男性不同。具体来说,女性往往在更年轻的时候就被诊断出肺癌且更有可能是非吸烟者,以腺癌检出率最高。最后,在所有疾病阶段,女性的肺癌生存率都高于男性。并且近年来,男性患者占比逐年下降,而女性患者占比逐年增加,且近期研究表明美国年轻女性的肺癌发病率高于年轻男性。美国30～49岁的年轻西班牙裔和非西班牙裔白人女性(与男性相比)的肺癌发病率更高。

在男性中,肺癌是东欧、西亚、北非以及东亚和东南亚人群的主要死因。男性发病率最高的是密克罗尼西亚/波利尼西亚、东亚(中国和日本等的国家每10万人中至少有40人发病),以及欧洲大部分地区,尤其是东欧的匈牙利(77.4/10万)。非洲男性的发病率普遍较低,但在北部和南部地区的几个国家,尤其是摩洛哥(31.9/10万)和南非(28.2/10万),其发病率从中到高不等。在女性中,肺癌仍是癌症死亡的主要原因(第三种最常见的癌症类型和第二大癌症死亡原因),北美、北欧和西欧(特别是丹麦和荷兰)及澳大利亚的发病率最高。

二、中国肺癌发病和死亡特征

有数据显示,中国罹患肺癌的患者人数由2015年的78.7万人逐渐增至2020年的94.68万人,预计将于2030年增至130万人。值得注意的是,尽管中国女性和西欧女性的吸烟率存在很大差异,但是中国女性的发病率(22.8/10万)与西欧国家(如法国22.5/10万)相近,可能与中国女性接触燃烧木炭和烹饪产生的烟雾有关。我国国家癌症中心调查表明,男性肺癌患者占比从2005年的76.5%下降至2014年的68.1%,而女性患者占比则从2005年的23.5%增加至2014年的31.9%。在中国国家癌症中心登记的年度报告中,男性发病率排名第一,女性发病率排名第二;男性和女性的死亡率都排名第一。肺癌的年龄标准化发病率为36.71/10万;其中男性和女性的比率分别为

49.94/10 万和 23.89/10 万,分别每年有 520 300 名男性和 266 700 名女性确诊。城市男性的年龄标准化肺癌发病率低于农村,而城市女性的年龄标准化肺癌发病率则高于农村(城市为 24.17/10 万,农村为 22.61/10 万)。据估计,2015 年约有 630 500 名肺癌患者死亡,相当于平均每天有 1 700 多人死亡。肺癌年龄标准化死亡率为 28.49/10 万;其中男性的年龄标准化死亡率(40.30/10 万)是女性(17.13/10 万)的两倍多。城市地区肺癌粗死亡率和年龄标化死亡率分别为 48.79/10 万和 28.24/10 万,农村地区分别为 42.17/10 万和 28.77/10 万。国内 72 个人群癌症登记处的数据表明男性和女性的发病率和死亡率随着年龄的增长而增加,年龄特异性肺癌发病率在 40 岁以下相对较低,在 40 岁之后急剧上升,在 80~84 岁年龄组达到高峰。此外,在不同年龄组中,男性的发病率和死亡率的增长速度快于女性。尽管近年来所有癌症的生存率都有所提高,但肺癌的生存率仍处于较低水平;2012—2015 年男性肺癌生存率为 16.8%,女性肺癌生存率为 25.1%。

三、肺癌的病因学

随着吸烟流行率的降低和非吸烟者中肺癌病例的增加,更好地了解疾病发展变得更加重要。中国是最大的烟草生产国和消费国,在中国 3.15 亿吸烟者中,约 28% 的年龄 ≥ 15 岁,且烟草的使用与癌症和慢性呼吸道疾病有关。全球成人烟草调查中国报告显示,2018 年的吸烟率约为 26.6%(约 50.5% 的男性和 2.1% 的女性吸烟),2010 年为 28.1%,虽然差异没有统计学意义,但 2010—2018 年总体吸烟率呈现下降趋势。根据相关流行病学数据显示,烟草使用是加速肺癌流行的重要危险因素之一,估计有 75.04% 的男性和 18.35% 的女性肺癌死亡可归因于烟草使用。

对于肺癌的病因,国内外开展了大量的研究工作,但大部分病因仍不明确。可以肯定的是,肺癌的病因和发病机制十分复杂,全球地理分布差异巨大,是遗传易感性、生活方式和环境暴露等多种因素及其相互作用的结果。

(一)遗传易感性

大多数研究表明,80% 以上的肺癌与吸烟有关,但吸烟者患肺癌的比例不到 20%,提示肺癌的发生可能具有遗传易感性。最近的大规模全基因组关联研究发现了一些新的肺癌易感基因,包括染色体 5p15.33、6p21、15q24~25.1、6q23~25、13q31.3。对于肺癌,已经确定了一些基因环境的相关性。例如,15q25 区域含有 3 个尼古丁乙酰胆碱受体亚基基因,尼古丁成瘾通过增加烟草致癌物摄入量,与肺癌风险间接相关。此外,肺腺癌的发生还存在其他一些分子途径,如 5p15.33,但其机制尚不清楚。

(二)生活方式

肺癌的流行已被证实是全世界普遍吸烟成瘾的结果。据估计,全世界每年 80% 的男性肺癌病例和 50% 的女性肺癌病例是由吸烟引起的。吸烟时间越长,患肺癌的风险越高,且一些研究表明,吸烟时间的影响大于每天吸烟数量的影响。同时,吸烟者可以通过在任何年龄戒烟的方法来降低患肺癌的风险。最近的研究发现,吸过滤嘴香烟可以减少焦油的吸收,但会增加亚硝胺的摄入量,它可能是导致鳞状细胞癌向腺癌转变的重要因素之一。

视黄醇和 β-胡萝卜素是具有抗癌活性的特定微量营养素,大多数微量营养素在水果和蔬菜中很常见,多吃新鲜水果和蔬菜可以降低患肺癌的风险。红肉、乳制品、饱和脂肪和脂类会增加罹患肺癌的风险。其他对肺癌有不良影响的食物包括含有亚硝基二甲胺和亚硝酸盐(在盐腌和烟熏肉制品中发现)的食物。

(三)环境暴露

室内外空气污染是罹患肺癌的重要环境危险因素。室外空气污染主要来自汽车尾气、供暖系统和工业燃烧废物。化石燃料燃烧产生的致癌物包括多环芳烃和砷、镍、铬等金属。室内空气污染包括烹饪时产生的油烟、装饰和建筑材料产生的甲醛和苯,以及环境中的烟草烟雾。据国家卫健委称,妇女和儿童更有可能成为室内空气污染的受害者,因为他们大部分时间都待在室内。流行病学研究发现,肺癌发病率随着每天烹饪次数的增加而增加;暴露于烹调油烟是中国农村肺癌的一个重要危险因素,从中国宣威市几十年的研究来看,家庭煤炭使用是家庭空气污染的主要来源,家庭使用煤炭燃料是该地区肺癌死亡率高的原因之一。

氡是一种惰性气体,由铀衰变系列中的镭自然产生。室内氡浓度通常来自土壤和建筑材料。氡可能是肺癌的第二大常见原因,仅次于吸烟,在美国,每年约有 2 万例肺癌死亡与氡有关。在欧洲、北美和中国进行的三项队列研究发现,长期暴露于含有氡的环境中更易于导致肺癌的发生。

国际癌症研究机构已经确定了 12 种致癌的职业暴露因素(铝生产、砷、石棉、双氯甲基醚、铍、镉、六价铬、焦炭和煤气化烟雾、结晶二氧化硅、镍、氡和煤烟)。石棉是一种公认的职业致癌物,高水平的石棉暴露会导致肺癌和间皮瘤。

肺癌还有其他危险因素,如人类免疫缺陷病毒感染和雌激素水平。这些因素一直存在争议,需要进一步的研究来得出结论。

第三节 肺癌的分子生物学

肺癌的分子基础是复杂和异质性的,从多个层面(遗传、表观遗传学、蛋白质组学)提高对分子改变及其功能意义的理解,有助于肺癌的诊断、治疗和预后。肺癌的发展是一个多步骤的过程,涉及多种遗传和表观遗传的改变,特别是促肿瘤途径的激活和肿瘤抑制途径的沉默。更多地了解参与肺癌发病机制的多种分子途径,对于靶向分子突变及下游通路治疗策略的发展至关重要。本节主要介绍肺癌中常见的致癌基因和抑癌基因。

一、*KRAS*

KRAS 是 *RAS* 原癌基因家族(其中在人类为 *KRAS*、*NRAS* 和 *HRAS*)的一部分,编码一种 G 蛋白,在控制信号转导途径中起关键作用,调节细胞增殖、分化和凋亡。正常情况下

KRAS 蛋白和 GDP 结合没有活性,当细胞外的生长分化因子把信号传到 KRAS 蛋白时,增强了其与 GTP 结合活性,使蛋白和 GTP 结合而进入激活状态。*KRAS* 致癌基因的激活是肺腺癌中最常见的突变,发生率为 25% ~40%;而 *HRAS* 和 *NRAS* 突变非常罕见。肺腺癌中 *KRAS* 突变患病率的差异与不同的患者群体有关,*KRAS* 突变在西方人群、男性和吸烟者中更常见,在从不吸烟的肺腺癌患者中突变率仅为 0 ~15%。此外,*KRAS* 突变在鳞状细胞癌和小细胞癌中罕见。肺腺癌 *KRAS* 突变主要发生在 12 号密码子的单个氨基酸置换位点,最常见的是 *KRAS-G*12*C* 突变,约占 *KRAS* 突变的 39%,其他常见的突变包括 *KRAS-G*12*V*(18% ~21%)和 *KRAS-G*12*D*(17% ~18%),而在 13 号和 61 号密码子的置换位点较少。在吸烟者中 *KRAS* 最常见的突变是 G-T 转位(84%),而在从不吸烟者中更有可能从 G 向 A 转变。

二、*EGFR*

EGFR 广泛分布于哺乳动物上皮细胞、成纤维细胞、胶质细胞、角质细胞等细胞中。*EGFR* 在 60% 以上的非小细胞肺癌(NSCLC)中高表达,参与调控多种致癌功能,如细胞增殖、分化、新生血管、侵袭和转移。*EGFR* 的突变或异常表达在肿瘤的生长、发展中起着重要作用,尤其在肺癌中,30% 的患者由 *EGFR* 突变造成。*EGFR* 编码一种跨膜酪氨酸激酶,具有胞外配体结合域、跨膜结构域和胞内酪氨酸激酶结构域等。*EGFR* 基因位于 7 号染色体(7p11.2)的短臂上,编码一个 170 kDa 的Ⅰ型跨膜生长因子受体,具有 TK 活性。EGFR 属于 HER/erbB 受体酪氨酸激酶家族,包括 HER1(EGFR/erbB1)、HER2(neu/erbB2)、HER3(erbB3)和 HER4(erbB4)。*EGFR* 的改变参与了包括非小细胞肺癌在内的许多肿瘤的发病机制。在体外,*EGFR* 的激活突变导致酪氨酸激酶的激活和肺上皮细胞的致癌转化。*EGFR* 激活突变率在西方患者中为 10% ~15%,而在亚洲人群中为 30% ~40%。*EGFR* 突变发生在细胞内酪氨酸激酶结构域的前 4 个外显子,最常见的框内缺失突变是第 19 外显子,有 20 多个变异体,其中 delE746-A750 突变最常见。其次最常见的 *EGFR* 突变是错义突变,特别是 L858R,这是第 21 外显子的一个单核苷酸点突变,导致在密码子 858 处的一个氨基酸从亮氨酸变为精氨酸。在肺癌中,几乎所有的 *EGFR* 突变都发生在肺腺癌,少数出现在腺鳞癌。*EGFR* 的 TK 结构域的突变导致 EGFR 受体的组成性和致癌性激活以及肿瘤细胞对 EGFR 信号通路的依赖性。在非小细胞肺癌中,根据它们的核苷酸变化,这些突变被分为 3 种类型。Ⅰ类突变包括由外显子 19 编码的 4 ~6 个氨基酸(E746 到 S752)的短框内缺失。Ⅱ类突变是可能发生在整个外显子 18 ~21 中的单核苷酸替换。Ⅲ类突变是主要发生在外显子 20 的框内复制和(或)插入。在所有 TK 区突变中,85% ~90% 为外显子 19-Ⅰ类缺失和外显子 21 的 L858R 突变。虽然最初的报道表明,外显子 19 缺失和 L858R 突变的分布几乎相等,但最近的临床试验报道显示,缺失的频率比点突变的频率略高。最近,有研究报道了一种罕见的外显子 22 突变(E884K),该突变可能使人对不同的 EGFR 小分子抑制剂具有不同的敏感性。在其非活性形式中,EGFR 激酶结构域具有导致其活性自身抑制的结构。*EGFR* 的 TK 结构域的突变导致其结构域构象的不稳定,其具有激酶活性的结构性激活,以及激活其下游信号通路。后者包括 AKT 和

STAT,它们对细胞存活具有关键的抗凋亡功能。具有结构性活性突变 *EGFR* 的肺癌对 EGFR TKIs 的凋亡或生长抑制活性非常敏感,这一发现有力地支持了所谓的癌基因成瘾理论,该理论主导了目前关于癌基因突变在癌症发生和治疗中作用的观点。

三、*BRAF*

BRAF 基因是 1988 年首先在人类尤文肉瘤(又称尤因肉瘤)中发现并克隆确认的,该基因位于染色体 7q34,编码丝氨酸/苏氨酸蛋白激酶,是 KRAS 的下游效应蛋白,激活 MAPK 信号通路,参与调节细胞增殖和存活。BRAF 激酶是细胞内 BRAF/MEK 抑制的关键步骤。*BRAF* 基因突变主要位于 CR3 激酶结构域的第 11 外显子及第 15 外显子。PI3K/AKT/mTOR 通路与 MAPK 通路有内在联系。在 BRAF/MEK 抑制的背景下,细胞信号通过这一途径随着时间的推移而上调,使肿瘤通过这一替代途径进行发展。虽然激活 *BRAF* 突变在黑色素瘤中很常见,但它们只发生在约 3% 的非小细胞肺癌中。非小细胞肺癌的突变与黑色素瘤和结直肠癌的突变不同,V600E 突变影响蛋白的激酶结构域的比例较低。流行病学研究显示,肺癌中 *BRAF* 突变几乎总是发生在肺腺癌中,第 15 外显子的 *V600E* 突变约占 *BRAF* 突变的 50%。*BRAF-V600E* 突变与不良预后相关,对含铂化疗有效率低。其次是第 11 外显子的 G469A 和第 15 外显子的 D594G。非 *BRAF-V600E* 突变与当前或以前的吸烟者有关,并且与 *PD-L1* 的高表达相关。而 V600E 突变似乎在不吸烟的女性中更常见。

四、*MEK*1

MEK1(也称为 MAPK1)是一种丝氨酸/苏氨酸蛋白激酶,作为 RAS 激活的下游靶点具有重要的功能。在肿瘤的发生中,*RAF*、*MEK*1 等基因的突变导致该通路持续活化,被认为是引起肿瘤无限增殖特性的重要原因之一。在非小细胞肺癌中发现了罕见的 *MEK*1 体细胞突变,107 个肺腺癌中有 2 个在第 2 外显子中发现了激活突变,该突变不涉及激酶结构域。这些突变排除了其他驱动突变,并与体外功能获得相关。研究表明 *MEK*1 的突变并不常见,6 024 例肺腺癌筛查中,只有 36 例(0.6%)有 *MEK*1 突变,其中 K57N 突变型最常见(64%),其次是 Q56P 突变型(19%)。与那些 *BRAF* 突变的 NSCLC 患者相似,大多数 *MEK*1 突变患者(97%)是现在或以前的吸烟者,大多数突变是 G:C>T:A 的颠倒。

五、*MET*

位于染色体 7q21-q31 上的原癌基因 *MET* 编码一种跨膜酪氨酸激酶受体,也称为肝细胞生长因子受体。在大约 20% 的非小细胞肺癌中发现 *MET* 过表达,并且与预后相关。在非小细胞肺癌中,1%~7% 的治疗初期患者出现 *MET* 基因扩增改变,*MET* 拷贝数增加可能在鳞状细胞癌中比腺癌更常见,并且与 *KRAS* 突变相互排斥。*MET* 扩增导致 MET 蛋白过表达,激活下游信号转导通路。*MET* 突变也罕见地发生在 3%~5% 的肺腺癌患者中。*MET* 突变导致选择性剪接的发生和 *MET* 外显子 14 的突变。这些突变在所有非小细胞肺癌中发生率为 2% ~4%,在肺肉瘤样癌中出现的频率更高。与其他癌基因成瘾的非小细胞肺癌相比,携带 *MET* 外显子 14 跳跃突变的患者年龄更大。

六、*HER2*

人表皮生长因子受体 2(*HER2/ERBB2*)基因编码一种跨膜结合受体酪氨酸激酶,它与 EGFR 均属于 ERBB 受体家族,该受体的异常激活,主要通过基因扩增(导致受体过度表达)或激活激酶结构域突变。这是迄今为止乳腺癌中研究较为透彻的基因之一,*HER2* 的激活发生在小部分肺癌患者中,约 20% 的病例有过表达,2% 的病例有基因扩增,1.6% ~4.0% 的非小细胞肺癌有激活突变。*HER2* 的激活突变是第 20 外显子,长度为 3 ~12 个碱基对。此外,*HER2* 过表达肿瘤与低 TMB(2 ~7 Mut/Mb)和阴性/低 *PD-L1* 表达相关。正如在其他癌基因成瘾的非小细胞肺癌亚群中普遍观察到的那样,*HER2* 突变似乎与其他驱动基因突变互斥。*HER2* 的改变主要发生在肺腺癌中。近来研究表明,血清学与组织学 HER2 的检测结果一致性较好。高血清 HER2 水平提示肿瘤的高侵袭性,与临床分期、病情进展及总生存期相关,是重要的预后因素。

七、*PI3K/AKT/mTOR*

PI3K/AKT/mTOR 通路是调控细胞增殖、存活、分化、黏附和运动的重要信号通路,该通路的改变存在于非小细胞肺癌和小细胞肺癌中。Marinov 等在 51% 的 NSCLC 患者样本和 74% 的 NSCLC 细胞系中发现持续的 AKT 激活和 mTOR 磷酸化。PI3K/AKT/mTOR 通路失控参与了肺癌的发生,并与高级别肿瘤(G3 ~ G4)和晚期有关。PI3K/AKT/mTOR 通路经常在包括 50% ~70% 非小细胞肺癌在内的许多肿瘤中失调。在癌症基因组图谱项目中,47% 的鳞状细胞癌发现了 PI3K 通路的显著改变。肺癌发生过程中的通路激活通过多种机制发生,鳞状细胞癌 PI3K 上游酪氨酸激酶受体的激活、*PIK3CA* 的扩增以及 *KRAS*、*PI3K* 或 *AKT* 的突变或抑癌基因 *PTEN* 的负调控缺失都是该途径的失控机制。*PI3KCA* 激活蛋白螺旋结合区第 9 外显子(E545K)和第 20 外显子(H1047R)的突变分别发生在 3% ~10% 的肺鳞状细胞癌和 0 ~2.7% 的肺腺癌中。一个更常见的 *PI3KCA* 改变是基因扩增,在大约 35% 的肺鳞状细胞癌中发现,而在 7% 肺腺癌中发现。值得注意的是,*PIK3CA* 突变可能与 *EGFR*、*KRAS* 和 *ALK* 突变同时发生在肺腺癌中。在 *PIK3CB*(P110b)和 *PIK3CD*(P110 d)中没有发现致癌突变,然而,最近在 NSCLC 中发现了 *PI3Kb* 的高表达伴随 *PTEN* 的降低/缺失,且在肺鳞状细胞癌中更加普遍。*AKT1* 激活突变是罕见的事件(在肺鳞状细胞癌中为 1% ~2%),但 *AKT1* 和 *AKT2* 过表达在肺鳞状细胞癌中分别为 19% 和 32%,在肺腺癌中分别为 16% 和 12%。

八、*ALK*

间变性淋巴瘤激酶(ALK)是一种跨膜受体酪氨酸激酶,属于胰岛素受体超家族。

ALK 基因融合突变是 NSCLC 常见的一种驱动基因,中国 NSCLC 腺癌中 *ALK* 融合突变阳性率为 5.3%。在 NSCLC 腺癌、年轻患者(小于 60 岁)以及不吸烟的人群中发生率较高。在肺癌的一些亚型中,受体酪氨酸激酶 ALK 的重排导致胞内激酶结构域与棘皮微管相关蛋白样 4(EML4)的氨基端发生融合,这种融合是 2 号染色体短臂倒置的结果,人类的 *EML4* 和 *ALK* 基因位于该短臂上。EML4 含有一个卷曲的寡聚结构域,它介导了 ALK 的二聚化和结构性激活。在小鼠身上已经证实 EML4-ALK 在肺癌发病机制中的致癌潜力的直接证据。表面活性蛋白-C(SPC)或 Clara 细胞分泌蛋白(CCSP)启动子介导的 *EML4-ALK* 在肺泡Ⅱ型上皮细胞中的转基因过表达导致具有肺腺癌特征的肿瘤快速发展。ALK 的激活与 RAS/RAF/MAPK1、PI3K/AKT 和 JAK3-STAT3 信号通路介导的细胞增殖和凋亡抑制有关。*ALK* 重排发生在约 4% 的非小细胞肺癌中(*ALK* 重排导致 3%～7% 的非小细胞肺癌,主要是腺癌亚型,并与 *KRAS* 和 *EGFR* 突变以互斥的方式发生)。它们在从不吸烟或轻度吸烟的年轻 ADC 患者(ALK 阳性的非小细胞肺癌患者通常较年轻、体重较轻或不吸烟)更常见。虽然 *ALK* 重排通常与 *EGFR* 和 *KRAS* 突变相互排斥,但有报道称 *EGFR* 突变共存,并为 TKI 耐药提供了机制。

九、*ROS1*

ROS1 是位于 6q22 染色体上的原癌基因,编码一个跨膜酪氨酸激酶受体,含有一个大的 N 端胞外结构域、一个疏水单程跨膜区和一个 C 端胞内酪氨酸激酶结构域,该受体在其蛋白激酶结构域 ALK 具有较高的同源性。ROS1 的激活通过 PI3K/AKT/mTOR、STAT3 和 RAS/MAPK/ERK 通路产生信号。2007 年首次在肺腺癌患者中分离出 *ROS1* 重排,重排后的 *ROS1* 基因表达的蛋白缺失细胞膜外的部分,与其他蛋白发生融合,长期处于过度活跃状态,持续传递生长增殖的信号,就会导致细胞异常增多。ROS1 重排在年轻、从不吸烟或亚洲族裔患者中更常见,类似于 ALK 重排(ROS1 重排与 6 岁以下、从不吸烟史或轻度吸烟史以及腺癌组织学有关)。目前在肺癌中已经报道了 14 个不同的 *ROS1* 融合基因,包括 *CD74*、*SLC34A2*、*SDC4*、*EZR*、*FIG*、*TPM3*、*LRIG3*、*KDELR2*、*CCDC6*、*MSN*、*TMEM106B*、*TPD52L1*、*CLTC* 和 *LIMA*1。其中,*CD74-ROS1* 在非小细胞肺癌中出现频率最高。所有的 *ROS1* 融合都保留了整个 ROS1 激酶结构域。*ROS1* 融合基因的表达可导致 NIH3T3 和 Ba/F3 细胞在体外转化,并在体内致瘤性。据报道,在肺泡上皮中表达 *EZR-ROS1* 的转基因小鼠发生双侧肺腺癌。融合蛋白中 ROS1 激酶激活的确切机制尚未确定。有趣的是,与 *ALK* 重排相反,在 *ALK* 重排中,融合基因提供诱导构成激酶激活的二聚化结构域,而大多数已知的 *ROS1* 融合基因不包含这样的结构域。*ROS1* 融合与 *ALK* 融合不重叠,很少与致癌的 *EGFR* 突变(0.5%)或 *KRAS* 突变(1.8%)同时发生。

十、*RET*

RET 位于染色体 10q11.2 上,编码一种参与神经嵴发育的受体酪氨酸激酶。具有原癌基因特性,通过不同的途径发出信号,包括 Ras/MAPK、Ras/ERK、PI3K/AKT 和 JNK。

众所周知,RET 的改变在甲状腺乳头状癌和甲状腺髓样癌中发挥了作用,但直到最近才在小部分肺癌中发现了通过染色体重排激活 RET 的现象。*RET* 重排在非小细胞肺癌中发生率为 1% ~ 2%,该易位将功能 RET 激酶域从 12 ~ 20 外显子融合到 *KIF5B*,它与10 号染色体上的 *RET* 相距 10 Mb,并编码一个参与细胞器贩运的卷曲结构域。最常见的是驱动蛋白家族成员 5B(KIF5B)-RET(70% ~ 90%)和 CCDC6-RET(10% ~ 25%),其次是不太频繁地融合变异体。在 1% ~ 2% 的肺腺癌中发现 *KIF5B-RET* 融合,迄今为止已发现 *KIF5B-RET* 融合与涉及 *EGFR*、*KRAS* 或 *ALK* 的其他驱动突变相互排斥。与 *ALK*和 *ROS1* 类似,*RET* 的重排似乎也与从不吸烟的肺腺癌患者相关。*RET* 融合 NSCLC 更多表现为:患者相对年轻,多为非吸烟者,组织学类型主要为腺癌,伴有其他驱动基因突变的可能性低,分期晚,易发生脑转移。

十一、FGFR1

成纤维细胞生长因子受体 1(FGFR1)属于一个由 4 个跨膜酪氨酸激酶受体(FGFR1 ~ 4)组成的家族,通过 RAS/RAF/MAPK、PI3K/AKT/mTOR、STAT 和 PLCγ 通路的下游激活来调节血管生成、胚胎形成、炎症和恶性肿瘤细胞的增殖。位于染色体 10q 上的*FGFR*1 基因在约 20% 的鳞状 NSCLC 中被扩增(在腺癌中并不常见),在男性和活跃吸烟者中更常见,在接受手术治疗的早期 NSCLC 患者中,*FGFR*1 基因可能是一个负面的预后标志。在鳞状细胞癌中发现了包括 *SOX*、*PDGFRA* 和 *FGFR*1 在内的一些基因的体细胞基因扩增。*FGFR*1 扩增在体外对小分子抑制敏感的非小细胞癌细胞系具有致癌作用。

十二、DDR2

*DDR*2 编码一种结合胶原蛋白的膜结合受体酪氨酸激酶,参与调节细胞增殖和存活。最近在鳞状细胞癌中进行了包括整个酪氨酸激酶的测序筛选,3.8% 的病例中出现了*DDR*2 突变。*DDR*2 突变与体外致癌活性相关。*DDR*2 突变是通过外源性过表达促进细胞增殖、迁移和侵袭而致癌的。此外,*DDR*2 突变可通过下调上皮细胞钙黏蛋白的表达诱导肺鳞状细胞癌细胞上皮向间充质转化。

十三、TSG

肿瘤抑制基因(tumor suppressor gene,TSG)是正常细胞生长的关键负调控因子,TSG功能的丧失是癌变的一个重要机制,需要两个等位基因的失活。在一个等位基因中,单个基因通常因突变、表观遗传沉默或其他异常而失活,而第二个等位基因通常因杂合性缺失而失活,即染色体的一个区域因缺失、非相互易位或有丝分裂重组而丢失。在肺癌中,TSG 常见失活的基因包括 *TP53*、*RB*1、*STK*11、*CDKN2A*、*FHIT*、*RASSF1A* 和 *PTEN*(1,7,105)。肺癌中经常出现等位基因缺失的区域涉及已知的 TSG 有 *TP53*(17p13)、*RB*(13q12)、*p*16(9p21)和 *PTEN*(10q22)。

十四、TP53

TP53 是迄今为止发现的与人类肿瘤发生相关性最高的抑癌基因。位于 17p13 染色体上,由 11 个外显子组成,编码一个 53 kDa 的核磷蛋白,该蛋白识别并结合到受损 DNA 的区域,并作为一个转录因子控制许多不同基因的表达。受损的 DNA 或致癌应激诱导 TP53 导致细胞周期阻滞,通过诱导细胞周期素依赖性激酶抑制剂的表达,使 DNA 修复或凋亡。TP53 失活是肺癌中最重要的基因之一,含有 TP53 位点的 17p13 半合子缺失,在 90% 的小细胞肺癌和约 65% 的非小细胞肺癌中发生。TP53 突变发生于 81% 的鳞状细胞癌。在非小细胞肺癌中,TP53 突变与吸烟史或暴露于环境烟草烟雾相关。不同类型 TP53 突变谱在吸烟者和非吸烟者之间也有差异,相比于 G-C 转位(被认为是由烟草烟雾中的多环芳烃引起),吸烟相关的癌症有更高频率的 G-T 转位,在从不吸烟患者中 G-A 转位在 CpG 二核苷酸中更常见。TP53 基因突变可与 EGFR 和 KRAS 突变相关。

十五、PTEN

PTEN 基因位于染色体 10q23.3 上,编码一种脂质和蛋白磷酸酶,该酶通过去磷酸化 PI-(3,4,5)-三磷酸来抑制 PI3K/AKT/mTOR 信号通路。PTEN 的 TSG 功能失活导致 AKT/蛋白激酶 B 不受配体结合限制的激活。蛋白水平降低、生殖系和体细胞突变、启动子超甲基化或磷酸化等多种机制导致非小细胞肺癌 PTEN 失活。PTEN 蛋白在高至中分化的 NSCLC 肿瘤中表达下调的比例高达 70%,这种下调与 PI3K/AKT 通路激活和对 EGFR-TK 的耐药性有关。PTEN 突变仅在约 5% 的 NSCLC 中发生,在鳞状细胞癌比腺癌中更常见,并且与吸烟史相关。相比之下,约 75% 的非小细胞肺癌中蛋白表达降低。PTEN 突变在吸烟者中更为常见,且仅限于第 5~8 外显子,尤其是含有 CKAGKGR 磷酸酶催化核心基序(密码子 124~130)的 N-末端磷酸酶结构域(氨基酸 14~185)或 C2 脂质结合区(氨基酸 190~350)。当个体由于缺失导致一个亲本拷贝丢失而仅继承 PTEN 的一个等位基因时,就会发生杂合性丢失(LOH)。在肺癌中,42% 的小细胞肺癌和 27% 的非小细胞肺癌发生 LOH,并且与晚期肿瘤分期和转移有关。

十六、LKB1

LKB1(也称为 STK11)是位于 19p13 染色体上的一个 TSG,它编码一种抑制 mTOR 的丝氨酸苏氨酸激酶,并与一系列生物过程有关,包括调节细胞周期、染色质重塑、细胞极性和能量代谢。在肺癌中 LKB1 可能被多种体细胞突变或缺失所抑制,这些突变或缺失产生截短蛋白,LKB1 失活发生在 11%~30% 的肺腺癌中,使其成为继 TP53 和 KRAS 之后第三常见的肺腺癌遗传畸变。通过对肺癌 LKB1 的突变类型特点研究发现,其中 GC:TA 和 GC:AT 核苷酸置换多见,而这种突变形式和烟草致癌物所引发的 GC:TA 以及肺癌中发生 KRAS 和 TP53 的突变形式相似,提示吸烟可能是导致 LKB1 突变的原因。与鳞状细胞癌相比,*LKB*1 失活在肺腺癌中更常见。

肺癌的发生和发展是由基因突变、拷贝数变异、转录组调节和表观遗传调节等多个方面共同调控的。近年来高通量测序技术的发展,促进了肺癌分子生物学相关研究,目前尚缺乏肺癌发生发展过程的多组学分子机制研究。未来需要更多的研究探讨肺癌从单克隆起源演化为具有侵袭性肿瘤的整个过程的分子机制,有助于实现肺癌的早发现、早诊断和早治疗。

参考文献

[1] SIEGEL R L, MILLER K D, JEMAL A. Cancer statistics, 2018[J]. CA Cancer J Clin, 2018, 68(1):7-30.

[2] MARCELIN C, SOUSSAN J, DESMOTS F, et al. Outcomes of pulmonary artery embolization and stent graft placement for the treatment of hemoptysis caused by lung tumors[J]. J Vasc Interv Radiol, 2018, 29(7):975-980.

[3] MALINOWSKA K. The relationship between chest pain and level of perioperative anxiety in patients with lung cancer[J]. Pol Przegl Chir, 2018, 90(2):23-27.

[4] ANSAR A, LEWIS V, MCDONALD C F, et al. Defining timeliness in care for patients with lung cancer: a scoping review[J]. BMJ Open, 2022, 12(4):e056895.

[5] GOLDSTRAW P, CROWLEY J, CHANSKY K, et al. The IASLC lung cancer staging project: proposals for the revision of the TNM stage groupings in the forthcoming (seventh) edition of the TNM classification of malignant tumours[J]. J Thorac Oncol, 2007, 2(8):706-714.

[6] FIELD J K, DUFFY S W, BALDWIN D R, et al. UK lung cancer RCT pilot screening trial: baseline findings from the screening arm provide evidence for the potential implementation of lung cancer screening[J]. Thorax, 2016, 71(2):161-170.

[7] UM S W, KIM H K, JUNG S H, et al. Endobronchial ultrasound versus mediastinoscopy for mediastinal nodal staging of non-small-cell lung cancer[J]. J Thorac Oncol, 2015, 10(2):331-337.

[8] ALEXANDER M, KIM S Y, CHENG H. Update 2020: management of non-small cell lung cancer[J]. Lung, 2020, 198(6):897-907.

[9] AGARWAL R, KHAN A, AGGARWAL A N, et al. Bronchoscopic lung biopsy using noninvasive ventilatory support: case series and review of literature of NIV-assisted bronchoscopy[J]. Respiratory Care, 2012, 57(11):1927-1936.

[10] SILVESTRI G A, GONZALEZ A V, JANTZ M A, et al. Methods for staging non-small cell lung cancer: diagnosis and management of lung cancer, 3rd ed: American College of Chest Physicians evidence-based clinical practice guidelines[J]. Chest, 2013, 143(5 Suppl):e211S-e250S.

［11］LEE K H, LIM K Y, SUH Y J, et al. Diagnostic accuracy of percutaneous transthoracic needle lung biopsies:a multicenter study［J］. Korean J Radiol,2019,20(8):1300−1310.

［12］MAO Y, YANG D, HE J, et al. Epidemiology of lung cancer［J］. Surg Oncol Clin N Am,2016,25(3):439−445.

［13］BRAY F, FERLAY J, SOERJOMATARAM I, et al. Global cancer statistics 2018: GLOBOCAN estimates of incidence and mortality worldwide for 36 cancers in 185 countries［J］. CA Cancer J Clin,2018,68(6):394−424.

［14］NG M, FREEMAN M K, FLEMING T D, et al. Smoking prevalence and cigarette consumption in 187 countries,1980−2012［J］. JAMA,2014,311(2):183−192.

［15］BADE B C, DELA CRUZ C S. Lung cancer 2020: epidemiology, etiology, and prevention［J］. Clin Chest Med,2020,41(1):1−24.

［16］YOKOTA J, SHIRAISHI K, KOHNO T. Genetic basis for susceptibility to lung cancer: recent progress and future directions［J］. Adv Cancer Res,2010,109:51−72.

［17］ZHENG R S, SUN K X, ZHANG S W, et al. Report of cancer epidemiology in China,2015［J］. Zhonghua Zhong Liu Za Zhi,2019,41(1):19−28.

［18］中国疾病预防控制中心. 2015 中国成人烟草调查报告［J］. 上海预防医学,2015,27(12):752.

［19］ANTONICELLI A, CAFAROTTI S, INDINI A, et al. EGFR−targeted therapy for non−small cell lung cancer:focus on EGFR oncogenic mutation［J］. Int J Med Sci,2013,10(3):320−330.

［20］LEONETTI A, SHARMA S, MINARI R, et al. Resistance mechanisms to osimertinib in EGFR−mutated non−small cell lung cancer［J］. Br J Cancer,2019,121(9):725−737.

［21］HERBST R S, MORGENSZTERN D, BOSHOFF C. The biology and management of non−small cell lung cancer［J］. Nature,2018,553(7689):446−454.

［22］LAMBERTI G, ANDRINI E, SISI M, et al. Beyond EGFR, ALK and ROS1: current evidence and future perspectives on newly targetable oncogenic drivers in lung adenocarcinoma［J］. Crit Rev Oncol Hematol,2020,156:103119.

［23］CANCER GENOME ATLAS RESEARCH N. Comprehensive molecular profiling of lung adenocarcinoma［J］. Nature,2014,511(7511):543−550.

第二部分

肺癌的病理分型和肿瘤标志物

第三章

肺癌的病理分型

2021 年,世界卫生组织(World Health Organization,WHO)公布了第 5 版胸部肿瘤分类。新版分类将免疫组化应用于肿瘤分类,引入分子遗传学检测用于个体化治疗,根据不同的推荐分类方式建立新的活检标本和细胞学标本分类等诸多改变。本章将以最新发布的病理分类为基础,对肺癌的病理做介绍(本章图片由郑州大学第一附属医院病理科提供)。

第一节　肺癌的病理分型与分期

一、肺癌病理变化的大体类型

根据肿瘤在肺内的分布部位,可将肺癌分为中央型、周围型和弥漫型 3 个类型。这种分型与临床 X 线分型基本一致。

1. 中央型(肺门型)肺癌　发生于主支气管或叶支气管,形成肺门部肿块(图 3-1),以鳞状细胞癌和小细胞肺癌较多见,也是最常见的肺癌类型,占肺癌总数的 60% ~ 70%。常经淋巴管转移至支气管和肺门淋巴结,并常与肺门肿块融合。

2. 周围型　此型起源于肺段或远端支气管,在靠近脏层胸膜的周边部形成孤立的结节状或球形癌结节,直径通常在 2 ~ 8 cm(图 3-1),该型占肺癌总数的 30% ~ 40%,以腺癌较多见。发生淋巴结转移常较中央型晚,但可侵犯胸膜。

3. 弥漫型　该型较少见,仅占全部肺癌的 2% ~ 5%。肿瘤发生在细支气管或肺泡,沿肺泡管及肺泡弥漫浸润性生长,形成大量粟粒大小的结节并布满肺大叶的部分或全肺叶,也可形成大小不等的多发性结节散布于多个肺叶内,易与肺转移癌混淆。

二、肺恶性上皮性肿瘤组织学分型

新版分类中新增了几个肿瘤类型,包括细支气管腺瘤、SMARCA-4-缺陷型未分化肿瘤和透明细胞癌,这些都是发病率较低的肿瘤。细支气管腺瘤是一种基于组织学形态和存在不同基因突变(特别是 *BRAF*、*EGFR*、*KRAS*、*HRAS*、*AKT*1 和 *ALK*)频率的腺瘤亚型。

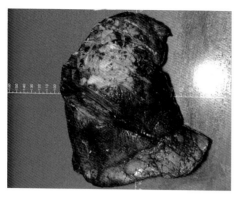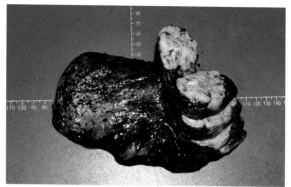

图 3-1　中央型(左)和周围型(右)肺鳞状细胞癌标本

SMARCA-4-缺陷型未分化肿瘤是一种恶性程度高、低分化的恶性肿瘤,与吸烟强烈相关,需要免疫组化和(或)遗传标志物进行诊断。透明细胞癌是一种罕见的唾液腺起源的癌,只发生于大支气管下方的唾液腺,恶性度偏低,免疫组化常与鳞状细胞癌和肌上皮肿瘤重叠,确诊需要分子检测,$ATF-1-EwSR1$ 基因融合是最常见的分子表型。

值得注意的是,基于主要的组织学特征将浸润性非黏液性腺癌进一步分为不同亚型。这些亚型分类具有预测预后的意义:贴壁样生长的肿瘤预后较好,乳头状或腺泡状为主的肿瘤预后中等,微乳头状/实性及筛状的肿瘤预后较差。在辅助治疗方面,有两项研究显示,高级别的实性/微乳头组织亚型与辅助化疗的生存获益相关。这些结果说明,未来在选择辅助治疗时应将腺癌亚型作为分层因素考虑。

三、肺癌的 TNM 分期

目前最新的肺癌分期标准为第 8 版肺癌 TNM 分期系统,该分期系统由国际肺癌研究学会(International Association for the Study of Lung Cancer,IASLC)制定。此分期标准适用于肺癌,包括非小细胞肺癌、小细胞肺癌和支气管肺的类癌性肿瘤,不适用于肉瘤和其他罕见肿瘤。

(一)评估 TNM 应进行下列程序

T:体格检查、影像学、内镜和(或)手术探查。

N:体格检查、影像学、内镜和(或)手术探查。

M:体格检查、影像学、内镜和(或)手术探查。

解剖学定位:①主支气管;②上叶;③中叶;④下叶。

区域淋巴结:区域淋巴结为胸廓内淋巴结(纵隔、肺门、大叶、叶间、肺段和亚肺段)、斜角肌和锁骨上淋巴结。

(二)临床 TNM 分期

1. T-原发肿瘤

T_x:原发肿瘤无法评估,或痰中或支气管脱落细胞中可见恶性细胞但影像学和支气管镜检查为阴性。

T_0:无原发肿瘤的证据。

T_{is}:原位癌[a]。

T_1:肿瘤的最大径≤3 cm,周围是肺或胸膜,支气管镜下无浸润叶支气管以上的证据(如未浸润主支气管)[b]。

T_{1mi}:微浸润性腺癌[c]。T_{1a}:肿瘤最大径≤1 cm[b]。T_{1b}:肿瘤最大径>1 cm,≤2 cm[b]。T_{1c}:肿瘤最大径>2 cm,但≤3 cm[b]。

T_2最大径:肿瘤>3 cm,但≤5 cm,或肿瘤有如下特征[d]。①侵犯主支气管,与气管隆突的距离无关,但未侵犯隆突。②侵犯脏层胸膜。③引起累及肺门区域的肺不张或阻塞性肺炎,涉及部分或整个肺。符合以上任何一个条件即归为T_2。

T_{2a}:肿瘤最大径>3 cm,但≤4 cm。T_{2b}:肿瘤最大径>4 cm,但≤5 cm。

T_3:肿瘤最大径>5 cm,但≤7 cm,或肿瘤直接侵犯了下列结构。壁胸膜、胸壁(包括肺上沟)、膈神经、壁层心包或同一肺叶显示一个或多个孤立性结节。符合以上任何一个条件即归为T_3。

T_4最大径:肿瘤>7 cm,或侵犯了下列任一结构。膈膜、纵隔、心脏、大血管、气管、喉返神经、食管、椎体、隆突、与原发不同的同侧肺叶显示一个或多个孤立性结节。

2. N-区域淋巴结

N_x:区域淋巴结无法评估。

N_0:无区域淋巴结转移。

N_1:同侧支气管旁和(或)同侧肺门和肺内淋巴结的转移,包括直接侵犯。

N_2:同侧纵隔和(或)隆突下淋巴结的转移。

N_3:对侧纵隔、对侧肺门、同侧或对侧斜角肌淋巴结、锁骨上淋巴结转移。

3. M-远处转移

M_0:无远处转移。

M_1:远处转移。

M_{1a}:对侧肺叶的独立肿瘤结节;肿瘤伴有胸膜或心包结节,或恶性胸腔或心包渗出[e]。

M_{1b}:胸腔外单一器官的单个转移灶[f]。

M_{1c}:胸腔外单一或多个器官的多发转移灶。

注:

[a]:Tis 包括腺癌和鳞状细胞癌的原位癌。

[b]:任何大小的不常见的浅表浸润的肿瘤,其浸润局限于胸壁,可延伸至主支气管,也分类为T_{1a}。

[c]:孤立性腺癌(最大径≤3 cm),主要为贴壁样生长且任何浸润灶最大径≤5 mm。

[d]:T_2期肿瘤中最大径≤4 cm 或体积无法测量的划分为T_{2a},>4 cm 但不足 5 cm 的划分为T_{2b}。

[e]:虽然大部分伴发胸腔和心包渗出的肺癌都是由于肿瘤。然而,少部分患者多次胸腔液/心包液检查未见肿瘤细胞,并且液体为非血性的,也非渗出液。这些检查结果和临床指标提示渗出不是由于肿瘤,此时渗出液不应作为分期的指标。

[f]:这包括涉及单一的非区域淋巴结。

pTNM 病理分期:pT 和 pN 分类和 T、N 分类一致。

pN$_0$:肺门和纵隔淋巴结切除样本的组织学检查通常要包括 6 个或更多的淋巴结,其中 3 个应该是纵隔淋巴结,包括隆突下淋巴结,3 个应该是 N$_1$ 淋巴结,如果所有的淋巴结检查均为阴性,但检查数目未达标准,则分类为 pN$_0$。

pM:远处转移。pM$_1$:镜下确认的远处转移。pM$_0$ 和 pM$_x$ 为无效分类。

IASLC 国际肺癌 TNM 分期见表 3-1。

表 3-1　IASLC 国际肺癌 TNM 分期(第 8 版)

分期		T	N	M
隐匿性癌		T$_x$	N$_0$	M$_0$
0 期		Tis	N$_0$	M$_0$
ⅠA	ⅠA1	T$_{1a}$	N$_0$	M$_0$
	ⅠA2	T$_{1b}$	N$_0$	M$_0$
	ⅠA3	T$_{1c}$	N$_0$	M$_0$
ⅠB		T$_{2a}$	N$_0$	M$_0$
ⅡA		T$_{2b}$	N$_0$	M$_0$
ⅡB		T$_3$	N$_0$	M$_0$
		T$_{1a\sim2b}$	N$_1$	M$_0$
ⅢA		T$_4$	N$_0$	M$_0$
		T$_{3\sim4}$	N$_1$	M$_0$
		T$_{1a\sim2b}$	N$_2$	M$_0$
ⅢB		T$_{3\sim4}$	N$_2$	M$_0$
		T$_{1a\sim2b}$	N$_3$	M$_0$
ⅢC		T$_{3\sim4}$	N$_3$	M$_0$
ⅣA		任何 T	任何 N	M$_{1a\sim1b}$
ⅣB		任何 T	任何 N	M$_{1c}$

四、小活检标本诊断

(一)小的组织活检和细胞学样本的分类原理

病理诊断是肺癌治疗的关键,但 70% 的肺癌患者为进展期,不可手术切除,其诊断必须基于小的组织活检和细胞学样本。

肺癌的精准组织学分类(通常也包括分子或生物标志物的检测)是必需的,因为临床需要根据组织学类型和标志物/分子图谱制定系统性治疗方案。然而,利用细针穿刺或支气管镜活检获得少量的原发或转移肺肿瘤的样本,可能会因细胞数目少或肿瘤分化程度低而难以进行肿瘤的精确分类。因此,采用多学科策略获得足够的样本用于诊断以及分子和生物标志物的检测是必要的。

在靶向治疗和免疫治疗的时代,组织样本是要考虑的主要问题,因为需要判断哪些患者有可能从这些治疗方案中受益。组织学和生物学异质性是常见的现象,这显著影响我们探测特异性分子靶点的能力,同时也影响对特定分子靶向药物疗效的预测。针对特定分子特征的治疗反应和结果的差异性可能是由生物学上的异质性引起的,而生物学上的异质性有可能在小的组织活检和细胞学样本中难以获取。

有很多不同的手段用于获取肺癌诊断的小的组织活检和细胞学样本,包括细针穿刺活检(FNA)和脱落细胞学样本(如痰液、支气管冲洗和分泌物、支气管刷、支气管肺泡灌洗液)。可在支气管超声或 CT 的引导下进行病变组织的 FNA。可以获取多个活检样本分别进行免疫组化染色和分子检测,最优方案的选择取决于医生的经验和选择。

近年另外一种进步是使用血浆中游离的 DNA(cfDNA)作为肿瘤 DNA 的来源进行分子检测。这是一种用来检测驱动基因突变(*EGFR* 突变和 *ALK* 融合)有用的无创方法,尤其是对酪氨酸抑制剂治疗耐药时,尽管这种检测大多数情况下特异性很好,但其敏感性较低。相关的科研和临床试验也在如火如荼地进行中。

(二)小的组织活检和细胞学样本中肺癌的诊断术语和标准

非手术切除样本(主要是小的组织活检和细胞学样本)的肺癌诊断分类见表 3-2、表 3-3。为了留取足够多的组织进行分子检测,推荐只使用少量的免疫组化标志物和黏蛋白染色用于 NSCLC 的诊断和分型。

表 3-2 基于组织活检、细胞学诊断与术后病理诊断的腺癌和鳞状细胞癌名称术语对比

形态学/染色	组织活检和细胞学诊断术语	术后病理诊断术语
明确表现出鳞状细胞形态	鳞状细胞癌	鳞状细胞癌
明确表现出腺癌形态	腺癌(诊断中列出特征结构)	腺癌 主要结构特征:贴壁样生长;腺泡样;乳头样;实体型;微乳头状
	贴壁样生长腺癌(如果单一,列出鉴别诊断,备注无法排除浸润可能)	微浸润性腺癌,原位腺癌或伴有贴壁样生长特征的浸润性腺癌
	浸润性黏液腺癌(列出特征结构,若为单纯贴壁样生长结构,则诊断为伴有贴壁结构的黏液腺癌,备注鉴别诊断)	浸润性黏液腺癌 微浸润腺癌或黏液型原位腺癌
	胶样特征的腺癌	胶样腺癌
	胎儿型特征的腺癌	胎儿型腺癌
	肠型特征的腺癌[a]	肠型腺癌

续表 3-2

形态学/染色	组织活检和细胞学诊断术语	术后病理诊断术语
缺乏鳞状细胞形态特征,但特异性染色阳性(如 P40⁺)	非小细胞肺癌-倾向鳞状细胞癌	鳞状细胞癌(非角化结构可能是肿瘤的一部分)[b]
缺乏腺癌形态特征,但特异性染色阳性(如 TTF1⁺)	非小细胞肺癌-倾向腺癌[b]	腺癌(实体结构可能仅是肿瘤的一部分)[b]
无明确的腺癌、鳞状细胞癌形态或染色结果	非小细胞肺癌-非特指型[a,c]	大细胞癌

注:[a]应该根据临床和免疫组化检测排除转移性癌。

　　[b]此分类并非总是分别对应于实性成分为主的腺癌或非角化型鳞状细胞癌,在腺癌和鳞状细胞癌中也可能存在分化较差的成分。

　　[c]非小细胞肺癌中 NOS 模式并非仅存于大细胞癌中,也可见于腺癌中实性的分化较差的成分或鳞状细胞癌,但是 NOS 模式不表达特异的免疫组化标志物和黏蛋白。

表 3-3　基于组织活检和细胞学诊断与术后病理诊断的癌名称术语对比

组织活检和细胞学诊断术语	术后病理诊断术语
小细胞癌	小细胞癌
伴有神经内分泌肿瘤形态特征且神经内分泌标志物阳性的非小细胞肺癌,可能为大细胞神经内分泌癌	大细胞神经内分泌癌
鳞状细胞和腺癌的形态特征均出现:非小细胞肺癌-非特指型,备注腺癌、鳞状细胞癌成分均出现,可能为腺鳞癌	腺鳞癌(两种成分均不少于10%)
鳞状细胞或腺癌的形态学特征未出现,但免疫组化染色显示鳞状细胞成分和腺癌成分分别存在,诊断为非小细胞肺癌-非特指型	腺癌、鳞状细胞癌、腺鳞癌或零表型大细胞癌
说明免疫组化染色结果和含义,备注可能为腺鳞癌,需术后病理确认	
伴有梭形细胞和(或)巨细胞的非小细胞肺癌,说明是否出现腺癌或鳞状细胞癌成分,备注可能为多形性癌,但需术后病理确认	多形性,梭形细胞和(或)巨细胞癌
肠型特征的腺癌	肠型腺癌
非小细胞肺癌-倾向鳞状细胞癌	鳞状细胞癌(非角化结构可能是肿瘤的一部分)
非小细胞肺癌-倾向腺癌	腺癌(实体结构可能仅是肿瘤的一部分)
非小细胞肺癌-非特指型	大细胞癌

小样本组织活检和细胞学样本诊断的指导如下：①对于组织活检和细胞学诊断，非小细胞肺癌应尽可能地进一步划分至腺癌或鳞状细胞癌等亚型。②"非小细胞肺癌-非特指型"应尽量避免使用，只在无法进一步鉴定亚型时使用。③当组织活检和细胞学诊断联合其他检查时，应当明确诊断是基于光镜检查还是有其他特殊染色。④病理诊断报告中应避免使用"非鳞状细胞癌"。这种分类在临床上用于描述包含多种组织学类型的肿瘤患者，且治疗方式类似。组织活检和细胞学诊断应将非小细胞肺癌分为腺癌、鳞状细胞癌、非小细胞肺癌非特指型或其他类型。⑤腺癌的分类和术语应在日常诊断、科学研究和临床试验中使用，确保分类名称的规范和统一，明确诊断是光镜检查还是有其他特殊染色。⑥当同时有组织活检和细胞学样本时，应整合分析检查结果，获得更特异的和一致的诊断。⑦在组织活检和细胞学诊断中，应避免出现原位腺癌和微浸润性腺癌。如果组织活检中未发现浸润，应该描述为贴壁样生长。相似的，如果细胞学样本表现为原位腺癌，应诊断为腺癌，可备注可能，至少部分为原位腺癌。⑧在组织活检和细胞学诊断中应避免使用大细胞癌，大细胞癌仅应用于术后病理诊断，排除分化成分。⑨活检肿瘤表现出肉瘤的特征时（显著的核多形性、瘤巨细胞和梭形细胞），应诊断为腺癌、非小细胞肺癌-倾向腺癌、鳞状细胞癌、非小细胞癌-倾向鳞状细胞癌等，因为会影响治疗，可备注巨细胞/梭形细胞存在。⑩仅在出现神经内分泌肿瘤形态特征时进行神经内分泌肿瘤标志物的染色。

（1）腺癌：提示腺癌分化的结构包括贴壁样生长、腺泡样、乳头样、微乳头样、实体型、筛状型、胎儿型和肠型。另外，浸润性黏液性腺癌和胶样腺癌也是不同的腺癌类型。尽管不能像手术标本那样记录各种结构的相对比例，仍然推荐记录组织活检或细胞学样本中存在哪些腺癌的结构。因为某些情况下，出现实性、微乳头样或筛状型结构，则提示预后不良。

（2）鳞状细胞癌：鳞状细胞癌分化的形态学特征有角化、角化珠和细胞间桥。

（3）NSCC-倾向腺癌：在分化较差的癌中，存在实性结构，TTF1 和（或）黏蛋白染色阳性但 P40 阴性，诊断为非小细胞癌（NSCC）-倾向腺癌（表 3-2）。TTF1 和 P40 均阴性，黏蛋白阳性支持诊断（倾向）为腺癌。即使组织活检表现为实性的 NSCC 且 TTF1、P40 和黏蛋白染色阴性，也可通过细胞学诊断寻找腺癌的特征。因此，在分化差的肿瘤中，联合组织活检和细胞学检查的结果是有必要的。尽管实性结构的 NSCC 需要进行免疫组化染色，但染色数目的选择应该最小化，以便留取尽可能多的组织进行分子检测。

（4）NSCC-倾向鳞状细胞癌：在实性的分化差的癌中，如果肿瘤为 P40 阳性但 TTF1 阴性，应诊断为 NSCC-倾向鳞状细胞癌（表 3-2）。P40 是鳞状细胞更推荐的标志物，P63 在 20%～30% 的肺腺癌中为阳性，因此，如果肿瘤同时表达 P63 和 TTF1，应诊断为倾向腺癌。另外，多达 20% 的腺癌不表达 TTF1，表达 P63 的肿瘤可能被误诊为鳞状细胞癌。因此，当 P40 弥漫性阳性时应诊断为倾向鳞状细胞癌，而此时应避免使用 P63。

（5）NSCC-非特指型：适用于分化较差的腺，形态学、黏蛋白染色和免疫组化染色（TTF1 和 P40）阴性，均缺乏腺癌或鳞状细胞癌的分化特征，或免疫组化染色结果不能区分鳞状细胞癌和腺癌。这种情况下在不影响分子检测的前提下需进行额外的免疫组化染色，明确其是否为上皮性肿瘤和排除转移癌。如果可确定为上皮来源的肿瘤且排除转移癌的可能,那么可诊断为 NSCC-非特指型,在报告中提及肿瘤符合肺癌,但不具特异性。

NSCC-非特指型的诊断应尽可能少出现,当分化较差的癌无法进行进一步的检测时,可诊断为 NSCC-非特指型,并备注是由于缺少足够样本进行后续检测。

大细胞癌的诊断应依据手术标本,而不能依据组织活检或细胞学检查。另外,临床医生将包含多种组织学类型如腺癌、NCSS-非特指型等的肿瘤称为非鳞状细胞癌,尽管此类患者的治疗方案类似,然而,病理医生在出具诊断报告时应注意避免使用非鳞状细胞癌。

(6)伴有腺癌和鳞状细胞癌两种成分的 NSCC:腺鳞癌只有在术后切除样本中每种成分均不少于 10% 才能诊断,尽管在组织活检或细胞学检查时不能做出腺鳞癌的诊断,推荐诊断为 NCSS-非特指型,备注说明腺癌和鳞状细胞癌分化都存在,考虑腺鳞癌的可能。

(7)NSCC-伴有梭形或巨细胞特征:多形性癌的诊断只能在术后切除样本,且梭形、巨细胞及腺癌或鳞状细胞癌等其他成分不少于 10%。然而,如果组织活检或细胞学样本中发现梭形和(或)巨细胞成分,应备注说明此类细胞的出现提示多形性癌的可能。组织活检或细胞学样本诊断为肺母细胞瘤或癌肉瘤需十分谨慎。如果样本同时可见腺管结构和肉瘤成分,也可诊断为癌肉瘤。

(8)贴壁样生长模式的腺癌:如果活检组织可见单纯的贴壁样模式,鉴别诊断应包括原位腺癌、微浸润性腺癌或伴有贴壁样生长模式的浸润性腺癌。备注中应提及鉴别诊断,然而这些诊断需要术后切除标本,而不能依赖于组织活检或细胞学样本。联合 CT 结果有助于缩小鉴别诊断范围。

(9)神经内分泌肿瘤:在组织活检或细胞学检测无法区分典型的类癌(typical carcinoid,TC)和不典型类癌(atypical carcinoid,AC)时,可诊断为类癌肿瘤-非特指型。在这种情形下,建议记录核分裂象数目、有无坏死和 Ki-67 指数(可获得时)。转移性类癌应诊断为神经内分泌肿瘤。另外,在仅依靠术后几张典型的切片而非所有切片诊断时,因无法给出准确的核分裂象和坏死水平,也无法有效区分 TC 和 AC。

(10)小细胞肺癌:依靠组织活检和细胞学样本可以很容易诊断 SCLC,但是将 SCLC 与大细胞神经内分泌癌(large cell neuroendocrine carcinoma,LCNEC)进行区分可能比较困难。在刷取的样本中,Ki-67 指数可有助于区分 SCLC 和类癌。当活检诊断困难时,整合细胞学结果可能是有必要的。

(11)具有 LCNEC 特征的 NSCC:LCNEC 的诊断需在手术切除标本中进行,并且不推荐在无神经内分泌形态的 NSCC-非特指型样本中进行神经内分泌标志物的染色。

(三)小组织活检和细胞学样市中肺癌的病理报告

基于小组织活检和细胞学样本中肺癌的病理报告应包括:①依据 2021 年 WHO 分类的病理学或细胞病理学诊断;②免疫组化和(或)黏蛋白染色的结果;③鉴别诊断的意见;④提交分子检测的样本的描述(如有结果也应包括)。依据单位的工作章程,由手术病理医师或分子诊断医师描述样本中肿瘤细胞的比例。

第二节　肺上皮良性肿瘤的类型

一、乳头状瘤

(一)支气管乳头状瘤

鳞状细胞乳头状瘤是一种鳞状上皮围绕纤维血管轴心形成的乳头状肿瘤。可单发也可多发,可外生性也可内翻性生长。腺性乳头状瘤是边缘为非纤毛的柱状细胞,伴有不同数量的立方细胞或杯状细胞的乳头状瘤。混合性鳞状细胞和腺性乳头状瘤是支气管内乳头状瘤混合有鳞状上皮和腺上皮,每种上皮类型占比超过了1/3。

【临床特征】单发的鳞状细胞乳头状瘤很罕见,占不到所有肺肿瘤的1%,而腺性乳头状瘤和混合性乳头状瘤更加罕见。鳞状细胞和混合性乳头状瘤的男女比为3∶1,而腺性乳头状瘤男女比例相同。患者通常60岁左右。人乳头瘤病毒(HPV)在不到一半的单发性鳞状细胞乳头状瘤和几乎所有的乳头状瘤病中发挥致病作用。血清型6和11与单发和多发的鳞状细胞乳头状瘤相关。而血清型16、18和31/33/35可能和癌变有关。

单发病变起源于主支气管、二级或三级支气管,最大径在7～90 mm,中位大小为15 mm。几乎所有的病变都是外生性、息肉样、棕褐色、易碎的,突出到气道腔内。单发的乳头状瘤通常位于中央和支气管内,很少位于周围和细支气管内。喉气管的鳞状细胞乳头状瘤病的肺部表现,可能涉及支气管树和(或)肺多发性乳头状瘤。大部分患者表现出梗阻或咯血症状,但多达25%的患者无明显症状,在影像学检查时偶然发现。高分辨率CT表现为支气管内斑块、结节或气道增厚,可伴有空气潴留、肺不张、肺实变或支气管扩张。鳞状细胞乳头状瘤病累及肺部显示出弥漫性的、边界不清的、无钙化的肺实质小叶中央阴影以及空洞厚壁结节。

【病理特征与鉴别诊断】鳞状细胞乳头状瘤:鳞状细胞乳头状瘤的特征是树枝状疏松的纤维血管轴心被覆复层鳞状上皮。外生性肿瘤的上皮细胞逐渐分化成熟,通常表层细胞发生角化。棘皮症、角化不全和上皮内中性粒细胞浸润常见。不到25%的单发乳头状瘤表现出典型的HPV感染的病理形态,包括双核形成、核皱缩和核周空晕。偶尔可见角化不良的细胞、大的非典型细胞和基底层上有丝分裂象。

内翻性乳头状瘤也是外生性的,但有鳞状上皮的内陷。细胞可延伸至浆液-黏液性腺体,但基底膜包裹内陷细胞巢,细胞通常无角化和成熟现象。

鉴别诊断包括炎性息肉和鳞状细胞癌(SCC)。支气管内炎性息肉缺乏真正的乳头样结构、血管轴心和上皮的增生。内翻性乳头状瘤有时与浸润性鳞状细胞癌难以鉴别,但实质破坏和显著的细胞异型性提示为恶性。乳头状瘤内的局灶性癌也可诊断为癌。因此,活检样本表现为成熟的乳头状鳞状上皮可能无法排除鳞状细胞癌的诊断(图3-2)。

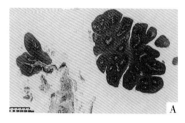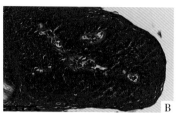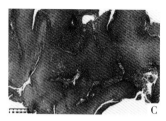

A. 外生性鳞状细胞乳头状瘤;B. 成熟鳞状上皮呈乳头状排列;C. 内翻性鳞状细胞乳头状瘤。

图 3-2　乳头瘤病理特征

(二)腺性乳头状瘤

腺性乳头状瘤的特征是小叶状肿瘤边缘为上皮细胞,中间为血管或透明变的间质。一致的无纤毛的柱状细胞可形成微乳头簇,胞质嗜酸或透明,核圆而规则,可见散在的黏液细胞,无核异型性、核分裂象和坏死。间质轴心常见片状的浆细胞。

鉴别诊断包括原发和转移性的腺癌和其他腺瘤。完全切除对确诊是必要的。在浅表的内镜活检中,使用"乳头状腺性肿瘤"可能更合适,因为不完全取样无法排除浸润性腺癌。纤毛细胞的出现应除外细支气管腺瘤的可能,它起源于外周小气道,可表现为乳头状,从立方细胞到纤毛细胞,并有一层连续的基底细胞层,近30%具有 *BRAF* 突变。黏液腺腺瘤发生在近端支气管,包含充满黏液的囊和腺管。乳头状腺瘤起源于外周肺实质,与气道不相连,由单层肺泡细胞分化的肿瘤细胞构成(图3-3)。

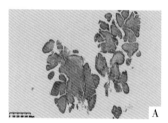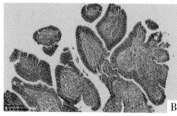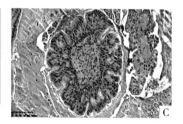

A. 支气管内乳头状病变;B.纤维血管轴心被覆形态温和的腺上皮;C. 细胞呈均匀的柱状细胞,偶尔可见黏液细胞混合。

图3-3　腺性乳头状瘤病理特征

(三)混合性鳞状细胞和腺性乳头状瘤

组织学类似单纯的鳞状细胞和腺性乳头状瘤,然而,围绕纤维血管轴心的上皮细胞大多是腺样的,伴有散在的鳞状细胞集。每种上皮类型应占比超过1/3。无腺体的异型性和坏死,但可出现轻度到重度的鳞状细胞不典型增生。只能依靠完整切除的标本做出明确诊断。

鉴别诊断类似于单纯的鳞状细胞和腺性乳头状瘤,还需与黏液表皮样癌和腺鳞癌鉴别。前者主要由黏液腺、中间细胞和(或)鳞样细胞构成,而非角化的鳞状上皮,后者是更高级别的癌(图3-4)。

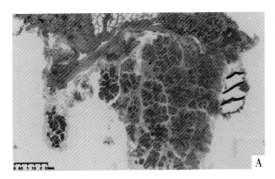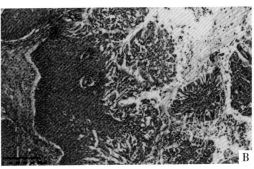

A.乳头状结构;B.由腺上皮和鳞状上皮组成。

图3-4 混合性鳞状细胞和腺性乳头状瘤病理特征

【细胞学】鳞状细胞乳头状瘤的脱落样本显示片状和单个的鳞状细胞,细胞边界清晰,胞质致密呈玻璃样。细胞可能有多个细胞核,细胞核多样,核大小不一,染色质不均匀。可见核周空晕和退行性的空泡。基底细胞体积较小,胞质少,呈嗜碱性,细胞核圆形规则,可见中性粒细胞混杂。FNA样本可见分化良好的三维分支的乳头样轮廓,边缘为非角化的排列紧密的圆形或卵圆形细胞,胞质致密。可见单个细胞。可见核不规则、核增大、核不均匀,核仁明显,但无角化、核分裂象、核破裂和坏死。

混合性乳头状瘤支气管刷样本显示鳞状细胞多于腺细胞,鳞状细胞可角化和非角化,轻度的核异型性,缺少空泡细胞改变。散在的单个柱状细胞有或无纤毛,颗粒样核,无异型性。

【分子遗传学】在HPV感染的病变中,双链的DNA病毒感染上皮细胞。病毒DNA整合进宿主染色体,增加E6和E7癌蛋白的表达,失活抑癌蛋白P53和RB1,导致细胞增殖。

【诊断标准】

(1)必要标准:①鳞状细胞乳头状瘤,乳头状小叶中央为纤维血管轴心,周围为成熟的鳞状上皮细胞。②腺性乳头状瘤,无纤毛的柱状、立方或杯状细胞围成的乳头状肿瘤。③混合性鳞状细胞和腺性乳头状瘤,鳞状上皮细胞和腺上皮细胞混合构成乳头状瘤,每种成分应占1/3以上。

(2)理想标准:通常位于支气管内;完全切除后充分取样以排除癌。

【预后】单发鳞状细胞乳头状瘤手术完整切除后不会复发,但多达20%的内镜下切除的患者可局部复发。HPV相关的乳头状瘤(尤其是16、18和31/33/35等亚型)具有恶性潜能。多达5%的喉气管乳头状瘤病可播散至下呼吸道,而未成年患者扩散至肺泡实质的患者不足5%。恶性转化不超过2%。这种疾病是不可治愈的,目前抗病毒和免疫调理治疗以及HPV疫苗有良好的前景。腺性乳头状瘤是良性的肿瘤,若切除不完全可复发,恶性转化未见报道。混合性鳞状细胞和腺性乳头状瘤手术切除后是可治愈的,但鳞状细胞癌发生于混合性鳞状和腺性乳头状瘤已有报道。

二、腺瘤

（一）硬化性肺细胞瘤

硬化性肺细胞瘤是肺泡细胞来源的肿瘤，由类似Ⅱ型肺泡上皮的表层细胞和圆形细胞两群细胞组成。肿瘤表现出不同比例的实性区、乳头样区、硬化区和出血区（图3-5）。

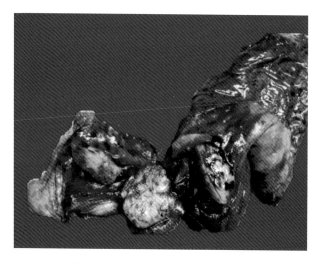

图3-5　硬化性肺细胞瘤大体标本

【临床特征】硬化性肺细胞瘤发病年龄广（11～80岁），女性多发。东亚人群发病率更高，欧洲人群罕见。起源于原始的呼吸道上皮。常单发，多发罕见。常见于支气管内或肺门、脏胸膜或纵隔。多无症状。影像学表现为单发边界清晰的肿块，极少钙化或囊性变。

【病理特征】典型的大体表现为单发外周型肿瘤，实性，边界清晰，切面呈灰褐色至黄色，可见局部出血、钙化和囊性变，大多在10～120 mm，偶尔可达150 mm。病理特征是出现两种肿瘤细胞：表层的立方细胞和间质的圆形细胞。表层细胞形态类似Ⅱ型肺泡上皮细胞，圆形细胞体积小，边界清楚，核位于中央，染色质细，核仁较小。可见多种生长结构，如乳头状、实性、硬化性和出血性。乳头状结构中，轴心为圆形细胞，而不是纤维血管。硬化区域为透明变性的胶原纤维，中间可见多种炎症细胞、含铁血黄素沉积、胆固醇结晶、钙化和骨化。实性结构由片状的圆形细胞组成，中间可有表层细胞构成的不完整的腺管样结构。出血性结构中可见较大裂隙内充满血液，边缘为立方上皮细胞。它表面的上皮细胞可以融合成多核巨细胞，间质的圆形细胞可以被胶原代替，形成类似于真性乳头的乳头状结构，圆形细胞也可以呈梭形或印戒样，周围也可以有黏液样的间质（图3-6、图3-7）。

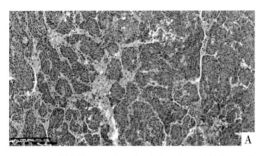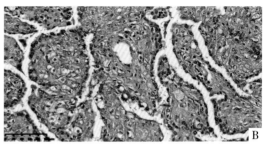

A. 低倍镜显示乳头状、实性和硬化性结构；B. 乳头状结构由中心的间质细胞和表面的圆形细胞构成。

图 3-6　硬化性肺细胞瘤病理特征（1）

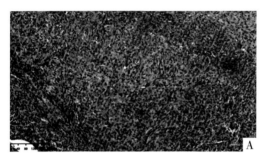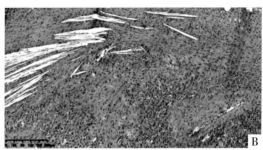

A. 实性区由圆形细胞组成；B. 硬化区可见炎症细胞浸润和胆固醇结晶。

图 3-7　硬化性肺细胞瘤病理特征（2）

【免疫组化】表层和圆形细胞都为 EMA 和 TTF1 阳性（图 3-8）。pancytokeratin、CAM5.2、CK7 和 Napsin A 在表层细胞中弥漫性阳性，而圆形细胞多为阴性或弱阳性。神经内分泌标志物多为阴性，部分病例的圆形细胞 ER、PR 为阳性。

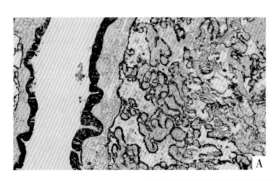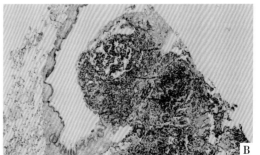

表层 CK 阳性而间质细胞阴性，而 TTF1 两种成分均阳性。

图 3-8　硬化性肺细胞瘤免疫组化

【鉴别诊断】主要包括类癌和乳头状腺癌。罕见情况下，两者均可与硬化性肺细胞瘤共存。一般来说，多发的、相对温和的、存在两种细胞及特征性的免疫组化可以将他们区分开。然而，小活检、细胞学或冰冻切片的准确诊断可能是困难的。

【细胞学】FNA 显示可见两群细胞及透明变的间质成分。圆形细胞体积小，圆形至梭形,乳头样或片状排列。可见核多形性、核重叠、核沟和核内包涵体。可见明显的核仁,染色质深染。

【分子病理诊断】_AKT1_ 基因异常几乎在所有的硬化性肺细胞瘤中出现,且圆形和表层细胞具有同样的单克隆模式。

【诊断标准】

(1)必要标准:表层细胞和圆形细胞两群细胞构成边界清楚的病变;通常出现多种生长结构,如乳头样、实性、硬化性和出血性。

(2)理想标准:表层细胞和圆形细胞 TTF1 和 EMA 均阳性,角蛋白在表层细胞强阳性而圆形细胞为阴性或弱阳性

【预后】大部分为良性。尽管有病例报道出现淋巴结和远处器官的转移,但不影响预后。

(二)肺泡性腺瘤

肺泡性腺瘤是一种边界清楚的肿瘤,由单层Ⅱ型肺泡细胞排列的囊性空腔组成,覆盖在丰富的梭形细胞间质上。

【临床特征】非常罕见,女性稍多见。典型的肿瘤为单发周围型,肺门部罕见。影像学发现界限清晰、均一、无钙化的结节影。肿瘤直径在 7~60 mm,通常无症状。

【病理特征】大体表现:边界清楚,切面光滑,分叶状或多房囊性,切面呈淡黄色至棕褐色。组织学上呈多房囊性,常与充满嗜酸性颗粒物的肺泡腔类似,细胞形态温和,边缘为扁平或立方上皮细胞(图 3-9)。免疫组化和电镜观察为Ⅱ型肺泡上皮细胞。间质可能是黏液样或胶原,其内含温和的梭形细胞。

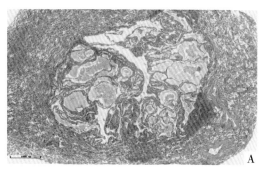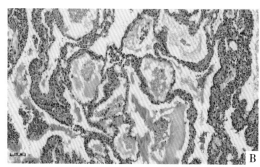

A.边界清楚但无包膜,可见多个囊腔,内衬肺泡组织;B.腔内可见增生的肺泡上皮和巨噬细胞及粉染蛋白样物质。

图 3-9　肺泡性腺瘤病理特征

【免疫组化】囊壁细胞的 cytokeratin、TTF1、Napsin A 和表面活性蛋白阳性。间质细胞上述标志物染色阴性,可有 SMA 和 MSA 局部阳性,罕见 S100 和 CD34 阳性。

【鉴别诊断】主要与淋巴管瘤、硬化性肺细胞瘤鉴别。淋巴管瘤内皮细胞 cytokeratin阴性。硬化性肺细胞瘤间质细胞 TTF1 阳性,主要以乳头样、硬化性和出血性结构存在,无囊性。

【分子遗传学】无明确的特征性分子变化。上皮成分可存在微卫星不稳定,而间质无此现象。

【诊断标准】边界清晰的肿瘤内有多个囊性结构,类似肺泡腔,由单层Ⅱ型肺泡上皮细胞覆盖在厚薄不一的间质上,基质可为黏液样。理想标准:肺泡上皮细胞 TTF1 阳性。

【预后】良性,手术切除可治愈。

(三)肺乳头状腺瘤

肺乳头状腺瘤是界限清楚的乳头状肿瘤,细胞形态温和,由立方至柱状上皮围绕纤维血管轴心构成。

【临床特征】很罕见(<30 例),男性多发。直径 2 ~ 60 mm。主要为外周孤立性肿物,无肺叶倾向。无症状,影像学偶见单个界限清楚的结节。

【病理特征】大体为分界清楚的无包膜的结节,切面呈灰褐色或黄色,无粗的乳头或坏死。组织学上,由单层立方上皮围绕纤维血管轴心形成乳头状结构,无核异型性和核分裂象,Ki-67 指数较低(图 3-10)。

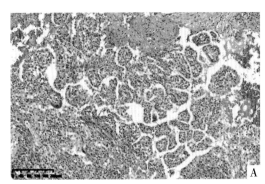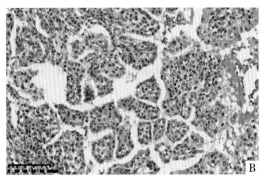

A.乳头结构由真血管轴心组成;B.高倍镜下纤维血管轴心表面被覆温和的立方细胞。

图 3-10 乳头状腺瘤病理特征

【免疫组化】表面的上皮细胞而非间质细胞表现为 TTF1、CK7、pancytokeratin、表面活性蛋白和 EMA 阳性。

【鉴别诊断】主要与硬化性肺细胞瘤、肺泡性腺瘤及乳头状腺癌等鉴别。硬化性肺细胞瘤由两种细胞构成,乳头样结构由 TTF1 阳性的细胞而非纤维血管轴心组成,而且结构类型多样,包括乳头样、硬化性、出血性和实性等。肺泡性腺瘤通常有包膜,由Ⅱ型肺泡上皮细胞围成的囊性结构,有特征性的梭形或炎性间质,无乳头样的外观。乳头状腺癌通常表现出更明显的细胞增殖、核异型性、复杂的分支结构和浸润性生长。可见核分裂象和坏死。

【细胞学】细胞学特征包括粘连的乳头样细胞簇,温和的中等大小的细胞,无核异型性,核仁不明显及无多形性。细胞学上可能不好鉴别乳头状腺瘤和乳头状腺癌。

【分子遗传学】一个病例报道具有 FGFR2-Ⅲb 的过表达。

【诊断标准】

(1)必要标层:无包膜的界限清晰的周围型乳头状肿瘤,细胞温和,呈单层立方或柱状细胞,包绕纤维血管轴心;无核异型性、极少或无核分裂象、无坏死、无复杂分支结构及无浸润。

（2）理想标准：表达 TTF1。

【预后】良性肿瘤,切除可治愈。

（四）细支气管腺瘤/纤毛黏液结节性乳头状肿瘤

一种良性的周围型肺肿瘤,由双层细支气管上皮细胞构成,包含连续的基底细胞层。

【临床特征】细支气管腺瘤（BA）/纤毛黏液结节性乳头状肿瘤（CMPT）好发于中老年人,无性别差异。肿瘤多偶然发现,CT 表现为实性或毛玻璃样结节,有时有空洞。通常直径在 5 ~ 15 mm。位于外周肺细支气管周围,与近端支气管不相关（图 3-11）。

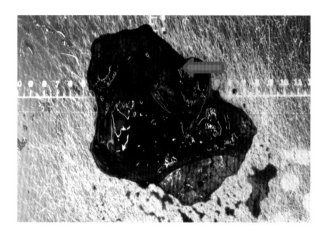

胸膜下结节,直径 2 cm,切面呈白色至棕褐色。

图 3-11　细支气管腺瘤/纤毛黏液结节性乳头状肿瘤大体标本

【病理特征】大体为界限清楚、棕白色结节,切面质硬、囊性或黏液样。组织学表现为结节性增生,累及细支气管周围的肺实质。由腔内上皮细胞和周围的基底细胞两层细胞构成,排列成乳头样和（或）腺样结构。腔内细胞可能由黏液细胞和纤毛细胞组成（称为近端型 BA 或经典型 CMPT）,或类似于 Ⅱ 型肺泡细胞和克拉拉细胞占主导（称为远端型 BA 或非经典型 CMPT）。纤毛细胞形成的微乳头结构和不连续的延伸是常见的,但不是恶性的特征。一些病例同时表现出近端和远端型的特征。无核异型性,核分裂象罕见。但小活检标本较难诊断。

尽管近端型（乳头或腺管样,主要为黏液和纤毛细胞,TTF1 阴性或少数弱阳性）和远端型（腺管样,主要为立方的 Ⅱ 型肺泡上皮细胞和克拉拉细胞,TTF1 阳性）有明显的形态学和免疫组化特征,但这些特征可能相互重叠。这些特征主要用于辅助诊断而非进一步分类为近端型和远端型（图 3-12、图 3-13）。

【免疫组化】连续的基底细胞层 P40 或 CK5/6 阳性。在远端型 BA 中腔面上皮细胞倾向于 TTF1 弥漫性阳性,而在近端型 BA 中 TTF1 仅局部阳性或阴性。

【鉴别诊断】主要与原位腺癌、浸润性腺癌与乳头状瘤等鉴别。连续的基底细胞层、纤毛细胞和缺乏核异型性的特征有助于和腺癌（包括原位腺癌）鉴别。冷冻切片或者活检组织,可能会鉴别困难。一些远端 BA 缺乏纤毛细胞,表现为肿瘤细胞沿肺泡壁生长,类似于黏液性原位腺癌,P40 和（或）CK5/6 可能有鉴别意义。乳头状瘤通常是中央型,位于支气管内,而 BA/CMPTs 通常位于外周和细支气管周围。BA/CMPTs 与非典型腺瘤样增生无关,以前称为细支气管肺泡腺瘤。

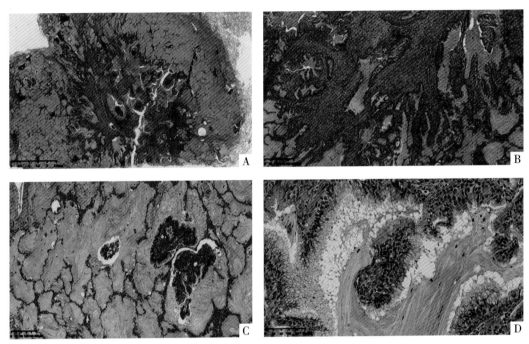

A.可见中心瘢痕;B.外周细支气管腺瘤显示细支气管型上皮结节状增生,肺泡壁增厚,伴有中度淋巴细胞浸润;C.细支气管周围的肿瘤具有丰富的黏液;D.近端型细支气管腺瘤/纤毛黏液结节性乳头状肿瘤显示大量的纤毛细胞和黏液细胞被覆在连续的基底细胞上。

图 3-12　细支气管腺瘤/纤毛黏液结节性乳头状肿瘤病理特征(1)

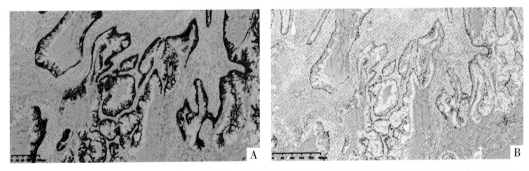

A.远端型细支气管腺瘤类似远端细支气管上皮,肿瘤细胞由淡染的立方上皮组成,被覆在基底细胞层,CK5/6 显示连续的基底细胞层;B.P40 显示连续的基底细胞层。

图 3-13　细支气管腺瘤/纤毛黏液结节性乳头状肿瘤病理特征(2)

【细胞学】细胞学涂片表现为纤毛柱状细胞和黏液细胞,无异型性,细胞外黏液丰富。

【分子遗传学】*BRAF* 驱动突变最常见,与其他驱动突变互斥,包括 *EGFR*、*KRAS*、*HRAS* 和 *ALK*。

【诊断标准】

（1）必要标准：细支气管周围的乳头状或扁平腺样的界限清楚的肺结节；腔面上皮细胞和邻近的基底细胞组成的双层细胞增生；近端型肿瘤的腔面上皮细胞主要为黏液细胞和纤毛细胞，远端型肿瘤主要为Ⅱ型肺泡细胞和克拉拉细胞；无核异型性，核分裂象少见或缺失。

（2）理想标准：基底细胞层 P40 和 CK5/6 表达阳性；远端型肿瘤上皮细胞 TTF1 弥漫性阳性而近端型局部阳性或阴性；在形态学的基础上，BRAF（+）或 *BRAF* 基因突变有助诊断。

【预后】良性，术后未见复发和转移的报道。

（五）肺黏液性囊腺瘤

黏液性囊腺瘤是一种充满黏液的囊性肿块，周围为柱状黏液上皮细胞，无显著异型性和浸润性生长。

【临床特征】极为罕见，女性略多发，发病年龄通常在 60～70 岁。病变位于肺的外周，为局部的充满黏液的囊性结构，与气道无关。肿瘤直径<10～70 mm，囊壁较薄，缺乏壁内结节。通常无症状。

【病理特征】肿瘤由充满黏液的囊肿组成，周围可能有纤维样囊壁。囊壁由不连续的单层低立方至柱状产黏液细胞构成。无核异型性或轻微，无核分裂象或罕见。可见轻度的乳头样结构，但无微乳头小叶、坏死、细胞异型性和浸润性生长。细胞外黏液可产生异物巨细胞反应和慢性炎症（图 3-14）。

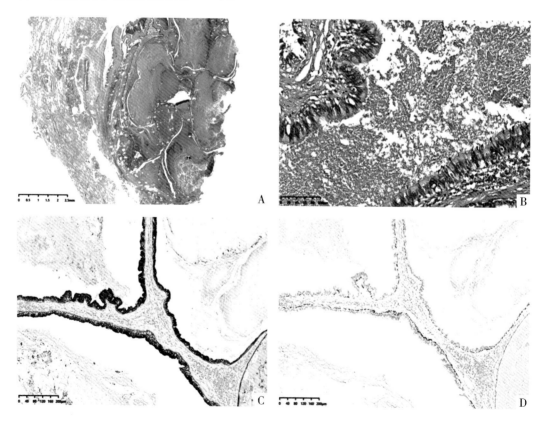

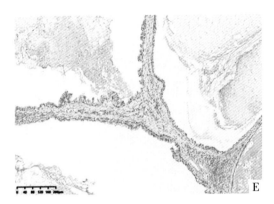

A.胸膜下囊性肿瘤被纤维壁包裹,内含丰富的黏液;B.纤维囊壁被覆柱状细胞,核位于基底,内含黏液;C.免疫组化 CK 显示上皮表达;D.免疫组化示 P63 基底细胞连续阳性表达;E.免疫组化示 TTF1 呈阳性表达。

图3-14　黏液性囊腺瘤病理特征及免疫组化

【免疫组化】囊壁细胞的 pancytokeratin 阳性,CEA、TTF1 和表面活性蛋白通常阴性。

【鉴别诊断】主要与肺胶样腺癌、转移性腺癌和良性囊肿鉴别。充分取材是必要的,因为肿瘤的恶性成分可能仅为局部性的,其余部分表现为良性。肿瘤以贴壁样生长或浸润性延伸至囊壁外,明显的细胞异型性和坏死是恶性的特征。卵巢和消化道的转移性腺癌也需排除。发育性的或感染后支气管囊肿通常含有纤毛细胞。

【细胞学】FNA 样本可能含有黏液或杯状细胞,诊断需术后样本确定。

【诊断标准】黏液细胞包绕界限清楚的充满黏液的囊肿;无明显的细胞异型性和浸润性生长。

【预后】良性,手术切除可治愈。

（六）肺黏液腺腺瘤

黏液腺腺瘤是良性肿瘤,通常为支气管外生性,类似于支气管浆液-黏液型腺体。

【临床特征】极为罕见,无性别偏好,年龄范围广。起源于近端气道,最常在叶或段支气管,呈支气管内外生性结节,局限在软骨板上,少数发生在肺外周,直径在 8~68 mm。通常表现为气道梗阻症状,包括咳嗽、咯血、呼吸困难和复发性肺炎。

【病理特征】大体边界清楚,切面呈褐色至粉色,实性或囊性,多含有黏液。组织学由充满黏液的囊腔组成,可能包含未扩张的微腺泡、腺状或管状结构。乳头样结构不常见。肿瘤细胞为柱状或立方状或产黏液细胞。可见嗜酸性细胞、透明细胞或纤毛细胞。无核深染、多形性和核分裂象(图3-15)。

【免疫组化】上皮细胞 EMA、keratin 和 CEA 阳性,而 TTF1 阴性。间质细胞可偶尔表达 keratin、SMA 和 S100,提示含有肌上皮成分。

【鉴别诊断】主要与其他腺瘤、黏液表皮样癌、浸润性黏液性腺癌和转移性癌等鉴别。黏液腺腺瘤的细胞组分和部位与其他腺瘤不同。黏液腺腺瘤缺乏中间细胞,可与低级别黏液表皮样癌相鉴别。浸润性黏液性腺癌侵犯肺实质,而非局限在支气管内生长。支气管内转移癌应通过临床病史和细胞异型性鉴别。

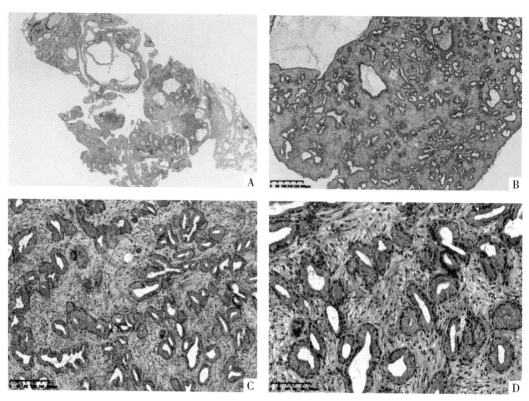

A. 支气管内息肉样肿物,可见大量囊性腺体,内含大量黏蛋白;B. 腺上皮细胞可由扁平、立方到柱状细胞;C. 肿瘤由实性小巢和小腺管组成,细胞内黏液丰富,核小位于基底;D. 中等至大的腺体由柱状细胞组成,顶端含有丰富的细胞内黏液。

图 3-15　黏液腺腺瘤病理特征

【诊断标准】边界清晰的支气管内肿瘤;腺泡、腺管、乳头样生长的黏液细胞,无异型性;至少局部类似于正常的浆液-黏液型腺体。

【预后】良性,切除可治愈。

第三节　肺癌的类型

一、腺癌

近年来,腺癌的发生率有明显上升趋势,成为女性肺癌最常见的类型,多为非吸烟者。肺腺癌通常发生于较小的支气管上皮,故大多数(65%)为周围型肺癌。肿块通常位于胸膜下,界限不甚清晰,浸润性癌常累及胸膜(77%)。腺癌伴纤维化和瘢痕形成较多见,有人称此为瘢痕癌,并认为是对肿瘤出现的间质胶原纤维反应。

（一）腺体前驱病变

腺体前驱病变包括具有癌变潜能的非典型腺瘤样增生和原位腺癌(AIS)。

1. 非典型腺瘤样增生　非典型腺瘤样增生(AAH)是一种小的(通常最大径≤5 mm)局限性增生病变,轻到中度不典型的Ⅱ型肺泡上皮和(或)Club细胞排列在肺泡壁,有时累及呼吸性细支气管。AAH属于一种浸润前病变,并被推测是AIS的前驱病变。

【临床特征】AAH通常很难通过影像学检查被发现,但一些较大的病变可在高分辨率CT上以模糊的、非实性的、几毫米的、局灶性周围型小结节,通常最大径≤5 mm,常靠近胸膜。这种病变大多是在通过高分辨薄层CT扫描时偶然发现,病变一般较小,需保存完整肺结构(图3-16、图3-17)。

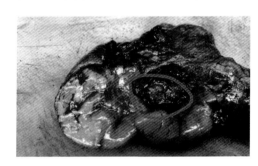

图3-16　非典型腺瘤样增生大体标本

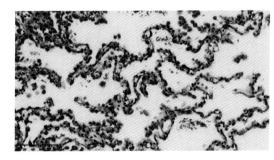

2 mm的结节状非典型肺泡细胞增生,肺泡壁保存,细胞间有间隔,呈"跳跃式"生长。

图3-17　非典型腺瘤样增生病理特征

【病理特征】大多数病变是在镜检时偶然发现的,大体上是一种界限不清的灰白色或黄褐色结节。通常起源于腺泡中央,靠近呼吸性细支气管。轻至中度非典型Ⅱ型肺泡细胞和(或)Club细胞沿肺泡壁呈"跳跃式"生长。可见不明显的假乳头状凸起。Club细胞为柱状,游离面呈圆顶状凸向管腔,细胞质呈弱嗜酸性,电镜下,其顶部细胞质内有发达的滑面内质网和较多的分泌颗粒。Ⅱ型肺泡细胞呈立方或圆顶型,胞质呈微泡、透明或泡沫状,有的可见核内嗜酸性包涵体。常见双核,但极少见核分裂象。基底细胞呈圆形、立方和矮柱状,核呈圆形或椭圆形。在AAH和AIS之间存在连续的形态变化。尽管AAH有时被分为低级别或高级别,但这种分类并不推荐。AAH表达TTF1。

【鉴别诊断】AAH最主要的鉴别诊断是AIS。AIS通常更大(>5 mm),但是大小并非绝对标准,需要结合其他特征包括结构和细胞学特征来帮助进行鉴别。AIS典型表现为细胞增多、拥挤、均匀、立方或柱状。这些细胞通常级别较低,与周围非肿瘤性肺泡壁突然过渡。在AIS中柱状细胞更高,细胞重叠和轻度复层,这一特征不会出现在AAH中。AAH也需要与继发于肺炎的反应性肺泡细胞增生或纤维化相区别,在后两种情况下,衬附肺泡壁生长并非主要特征且分布得更为分散,而炎症或纤维化才是病变主体。AAH也需要与微结节性肺细胞增生区别,后者表现出更少的细胞异型性,特征性的出现在伴有淋巴管平滑肌瘤病和(或)结节性硬化征的女性。

【分子遗传学】AAH 可存在驱动基因突变,包括 *KRAS*、*EGFR* 和 *BRAF*,分别占总病例数的 33%、35%、29%,这说明 AAH 是腺癌的一种前驱病变并且是周围型肺腺癌的早期事件。可检测到 3p、9p、16p、17q 和 17p 杂合性缺失。

【诊断标准】必要标准:单层排列的 II 型肺泡细胞和 Club 细胞沿肺泡壁增生;轻度异型性;小的局限性病变,通常最大径≤5 mm,与周围肺实质分离;周围肺实质无炎症或纤维化。

【预后】当病变被完全切除,无病生存率可达到 100%。由于只有在切除病灶后才能诊断为 AAH,所以尚无关于体内 AAH 进展为 AIS、微浸润腺癌(MIA)或者浸润性腺癌的报道。存在 AAH 的肺腺癌与没有 AAH 的肺腺癌,其预后没有差别。

2. 原位腺癌　在新版病理分类中,WHO 将 AIS 从肺腺癌的大类中分离出来,将其与 AAH 一样,归入腺体前驱病变范畴,相当于癌前病变,不再属于肺腺癌中的一类。AIS 是一种小的(最大径≤30 mm)局限性腺癌,其肿瘤细胞沿着原有的肺泡结构生长(贴壁状生长),缺乏间质、血管和胸膜侵犯。AIS 的诊断需要对手术切除标本完全取样,且无法基于小活检和细胞学标本做出诊断。

【临床特征】AIS 通常是在高分辨率薄层 CT 扫描或筛查时偶然发现的,肿瘤最大径通常≤20 mm,但也可大至 30 mm。AIS 分为非黏液性和黏液性两型,后者极罕见。AIS 发生于肺外周,通常紧邻胸膜。CT 常表现为非实性,但也可表现为部分实性或完全实性,尤其在黏液性 AIS 中,常呈现所谓的气泡样外观。浸润前病变是一种局限性且生长缓慢的肿瘤,无淋巴或血管侵犯以及远处转移。

【病理特征】AIS 大体边界不清,切面呈棕色或苍白色。肿瘤细胞沿原有的肺泡结构生长,缺乏间质、血管、肺泡腔和胸膜侵犯且无坏死。肿瘤细胞呈单层连续排列,有时会出现细胞重叠或轻度复层。与 AAH 类似,不存在乳头状或微乳头状结构,尽管可观察到小细胞簇。无肺泡腔内肿瘤细胞,无肿瘤内或在周围实质通过气道扩散。AIS 分为非黏液性和黏液性两型。实际上,所有 AIS 病例都属于非黏液性,典型表现为 II 型肺泡细胞和(或)Club 细胞分化。在极少数黏液性 AIS 病例中存在实性结节(直径≤30 mm),核位于基底呈高柱状,且含大量胞质黏蛋白,有时像杯状细胞,核异型性通常很小且比较低级,这种现象在黏液性 AIS 中几乎很难见到。AIS 中,肺泡间隔增宽且常伴硬化,尤其是在非黏液性原位腺癌亚型中。在多发性非黏液性腺癌中,无论其他肿瘤是否具有克隆性,凡是形态符合 AIS 标准的病变都应该归为 AIS。AIS 表达 TTF1 和 napsin A。AIS 的诊断需要完全取样以确定无浸润性成分,无法基于小活检或细胞学标本进行诊断(图 3-18 ~ 图 3-20)。

【鉴别诊断】非黏液性 AIS 必须与 MIA、贴壁型腺癌及 AAH 相区别。在诊断为 MIA 时,必须确认存在浸润灶,除此之外,AIS 与 MIA 的病理变化较为相似。此外,黏液性 AIS 应该与细支气管腺瘤、转移性黏液腺癌相区别,细支气管腺瘤缺乏连续的基底层。AIS 通常表现为同步多发性原发病变,这种情况需要与经气道扩散的浸润性病变相区别,包括浸润性黏液性腺癌或者更少见的多发非黏液性腺癌。目前尚无足够的证据表明,形态符合 AIS 但最大径>30 mm 的肿瘤能够达到 100% 无病生存。这些肿瘤应该被归为贴壁型腺癌(分级 T_{1a}),并备注这些肿瘤具有 AIS 表现。

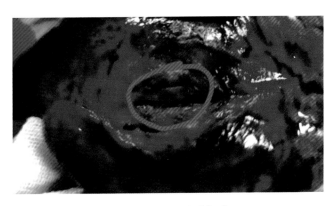

图 3-18　原位腺癌标本

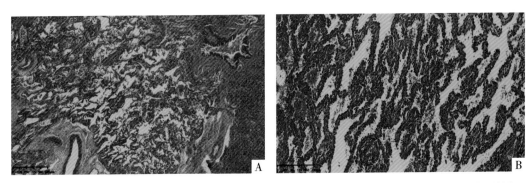

A.原位腺癌是一个界限清楚的结节状非典型肺泡细胞增生,无浸润;B.非典型立方细胞紧密排列于肺泡壁,无浸润。

图 3-19　非黏液性原位腺癌病理特征

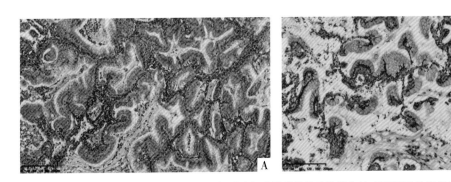

A.界限清楚的肿瘤由黏液肿瘤细胞组成,黏液细胞沿着肺泡壁贴壁生长,无浸润及边界外扩散,肺泡内含丰富的黏蛋白;B.高倍镜显示肿瘤细胞由立方到柱状的黏液细胞构成。

图 3-20　黏液性原位腺癌病理特征

【细胞学】AIS 的细胞学特征与甲状腺乳头状癌非常相似。非黏液性 AIS 的典型细胞学特征包括有相对低级别的细胞核(形态温和,小、单形)、染色质细、不明显的小核仁、核沟、核内假包涵体以及细胞排列呈有序的条状或小的单层扁平状。

49

【分子遗传学】来自亚洲国家的研究表明，AIS 中存在 40% ~86% 的 *EGFR* 突变和 0~4% 的 *KRAS* 突变，然而来自北美的研究表明，*EGFR* 突变率较低(为 24%)，*KRAS* 突变率较高(为 10%)。目前，驱动从 AAH 向 AIS 发展的分子机制尚不清楚。然而，尽管 *EGFR* 突变存在于 1/3 的 AAH 病例中，近一半的 AIS 病例存在此突变，2/3 的 MIA 存在此突变。可见，驱动基因突变比例的提高意味着从 AAH 到 AIS，再向 MIA 的进展。

【诊断标准】

(1)必要标准：一个小(最大径≤30 mm)的局限性病变，纯贴壁样生长；缺乏间质、血管和(或)胸膜侵犯，缺乏气道扩散，无浸润性腺癌模式；腺癌细胞沿肺泡壁表面连续生长，也存在簇状或重叠生长；肿瘤组织应完全取样并进行组织学评价。

(2)理想标准：存在不同程度的核异型性和肺泡间隔增宽。

● 肿瘤应该完全取样。如果在 CT 检查或大体检查时没有发现实性成分且没有高度怀疑的浸润区域，如有必要，应该留取一小片组织冷冻以备后续研究。如果怀疑存在浸润，则送检冷冻切片用于进一步明确。

● 大体检查很容易低估肿瘤大小，所以应该结合 CT 结果来确定肿瘤大小。

● 如果在 CT 检查或大体检查时发现实性结节，则应更谨慎地评估病变，因为这通常与浸润成分有关。

● 对于原位腺癌，尤其是黏液性原位腺癌必须十分小心，确保病变是独立且边界清楚的，无邻近肺实质粟粒状扩散。

● 在多发肿瘤的情况下，只有其他肿瘤被认为是同步原发肿瘤而非肺内转移肿瘤时，才能够采用原位腺癌的诊断标准。

【预后】如果病变被完全切除，AIS 患者应该可达到 100% 无疾病和无复发生存率。当胸部 CT 检测到<10 mm 的纯毛玻璃结节时，应该仔细随访这些非浸润病变。然而，如果病变大小或者密度增加，应该考虑手术切除。近一半的被切除的 AIS 病变在术前观察期内表现出肿瘤生长，体积倍增中位时间为 811 d。与毛玻璃结节生长相关的因素包括肿瘤初始直径、吸烟史以及 *EGFR* 突变。

(二)微浸润性腺癌

MIA 是一种小的(≤30 mm)、以贴壁样生长方式为主的孤立性腺癌，且浸润灶≤5 mm。MIA 的诊断需要根据完全取样来进行病理诊断。小活检标本和细胞标本不能作为诊断依据(图 3-21)。

【临床特征】MIA 通常由 CT 或者筛查时发现。CT 通常表现为肺外周部分实性结节，且实性成分≤5 mm，但黏液性 MIA 通常表现为实性为主的结节(图 3-22、图 3-23)。

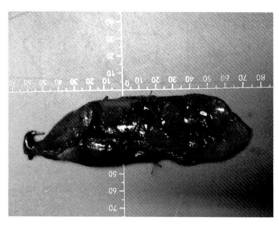

肿瘤实性成分<5 mm 代表浸润性成分，周围界限不清的区域代表贴壁成分。

图 3-21 非黏液性微浸润性腺癌大体标本

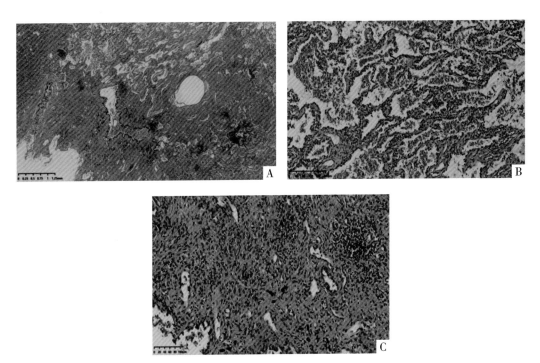

A.贴壁成分最大径约5 mm(上方),而浸润区域约4 mm(下方);B.贴壁成分为原位腺癌;C.浸润区域可见腺泡样结构,可见促纤维性间质。

图3-22 非黏液性微浸润性腺癌病理特征

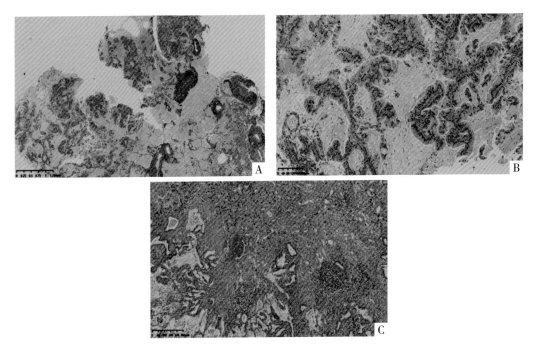

A.贴壁结构为主,具有多灶微小浸润,可见纤维性间质;B.贴壁结构为原位腺癌;C.浸润区域可见黏液腺癌,细胞内含黏液,可见促纤维性间质。

图3-23 黏液性微浸润性腺癌病理特征

【病理特征】MIA 通常是非黏液型的,但偶尔也叮见黏液型或混合型。非黏液型 MIA 表现出典型的Ⅱ型肺泡细胞和(或)Club 细胞分化。黏液型 MIA 表现为杯状细胞的形态。MIA 中浸润成分主要为非贴壁样生长模式(腺泡,乳头,微乳头,实性,少见胶样,肠型,胎儿型或者浸润性黏液腺癌)或者肿瘤浸润肌纤维母细胞间质。如果肿瘤侵犯淋巴管、血管或者胸膜,含有肿瘤性坏死或者通过气道扩散(肿瘤外),则应排除 MIA。

【免疫组化】非黏液型 MIA 中,TTF1 和 napsin A 等肺细胞标志物染色阳性。黏液型 MIA 通常肺细胞标志物染色阴性,而 CK20 和 HNF4α 染色通常为阳性。

【细胞学】无法基于细胞学对 MIA 进行诊断。

【分子病理诊断】分子检测并非诊断所必需。是否需要对 MIA 进行分子检测视具体情况而定。由于 MIA 是一种早期的浸润性腺癌,它的基因改变可能揭示了与浸润早期有关的分子事件。除了 *TGFBR2* 的表达受到抑制以及 *PDCD6* 和 *TERT* 扩增,*EGFR* 突变伴随的 *EGFR* 扩增也参与了从 AIS 向 MIA 的转变。有报道认为,*TP53*、*KRAS*、*NF1* 突变,染色体臂水平的拷贝数变异以及 *HLA* 杂合性缺失都参与了从 AIS/MIA 向浸润性腺癌进展的过程。

【诊断标准】

(1)必要标准:一个小的贴壁样生长为主的腺癌(≤30 mm),其浸润灶≤5 mm。以下情况需要排除:肿瘤侵犯淋巴管、血管或者胸膜,含有肿瘤性坏死或者通过气道扩散(肿瘤外);肿瘤组织应被完整切除取样并进行组织学评价。

(2)理想标准:应该记录每种浸润成分的比例;肿瘤可以是非黏液型的(Ⅱ型肺泡细胞或 Club 细胞),偶尔会有黏液型或者黏液和非黏液的混合型;如果一个单纯贴壁样生长的肿瘤被部分取样,则在做出贴壁型腺癌的诊断时应注明:如果没有完全取样,则无法对 AIS 或 MIA 进行诊断。

【预后】符合 MIA 诊断标准的患者,如果肿瘤被完全切除,则应有 100% 的无病生存及无复发生存率。然而,如果浸润区域表现出低分化成分(如实性或微乳头状腺癌)或者存在并不满足多形性癌诊断标准的巨细胞、梭形细胞或腺癌及鳞状细胞癌成分时,则 MIA 患者是否仍然能够 100% 无病生存还有待研究。

(三)浸润性非黏液性腺癌

浸润性非黏液性腺癌是一种非小细胞肺癌(NSCLC),其形态或免疫组化显示具有腺性分化的特征。

【临床特征】腺癌通常出现的症状包括咳嗽、呼吸困难、咯血,以及一些远处转移的症状(包括脑部转移引起的中枢神经系统症状或者骨转移引起的周围疼痛)。非黏液性腺癌通常在首次 CT 检查中表现为小的毛磨玻璃结节,经过数年的进展变为部分实性最终变为完全实性。有时,首次检查就会呈现为完全实性结节。FDG PET 对于检测局部和远处转移性疾病很重要。示踪剂的标准摄取值具有一定预后意义。MRI 在评价一些胸壁直接浸润的病例中也有价值(图 3-24)。

肺癌中 *ALK* 基因融合特征:①*ALK* 基因见于多种肿瘤,包括肺、甲状腺、食管、软组织、肾脏、结直肠以及膀胱,且融合伴侣在不同癌症类型有所不同。*EML4-ALK* 融合是最常见的,且几乎仅在肺癌中出现。②肺癌中的 *ALK* 重排与腺癌组织学密切相关,尤其与腺泡样和(或)实性生长模式,或者与印戒细胞癌的细胞特征密切相关。③*EML4-ALK* 融

合占肺腺癌中 *ALK* 融合 90% 以上。其他 *ALK* 融合模式（更少见）包括 *KIR5B*、*KLC1*、*TFG* 等。④与 *EGFR* 突变类似，*ALK* 重排更多发生在非吸烟者中，但是与女性的相关性较小。⑤ALK 阳性肺癌患者的年龄中位数比 ALK 阴性癌症患者小10 岁。⑥ALK 阳性肺腺癌占非小细胞肺癌的 4% ~ 5%，且无种族差异，这与 *EGFR* 突变不同。⑦*ALK* 重排是 ALK 抑制剂治疗反应性的预测因素，但不是一个预后因素。

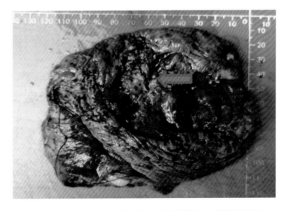

浸润性癌为实性白色结节，贴壁型腺癌为灰白海绵状区域。

图 3-24　浸润性非黏液性腺癌大体标本

【病理特征】大多数浸润性腺癌大体都表现为灰白色结节，结节中央呈纤维瘢痕样，并有炭末沉积的色素沉着和胸膜褶皱。非黏液肺腺癌通常包括复杂的混合结构模式（贴壁样生长、腺泡样、乳头状、微乳头状和实性成分），并根据占更大比例的结构模式将腺癌分为不同亚型。

（1）贴壁型：贴壁型腺癌是一种非黏液腺癌，贴壁样生长占主导成分（图 3-25），应与 IMA 区别，两者的鉴别诊断特征见表 3-4。贴壁样生长可同时存在于 IMA 和转移性肿瘤中，也可由具有更多核异型性的肿瘤细胞组成，类似于邻近的浸润型。贴壁型/原位腺癌与浸润性腺癌的特征差异见表 3-5。

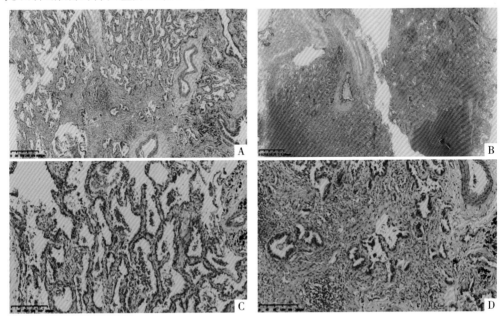

A. 肿瘤最大径为 29 mm，由主要的贴壁成分和 12 mm 的浸润成分构成；B. 左边是贴壁成分，右边是浸润成分；C. 贴壁成分细胞明显异型增生，无浸润；D. 浸润成分可见腺泡状或实性结构，间质促纤维增生。

图 3-25　贴壁为主型腺癌病理特征

表3-4 微浸润性腺癌与贴壁型腺癌的鉴别诊断

诊断特征	微浸润性腺癌	贴壁型腺癌
肿瘤大小	贴壁样生长的肿瘤≤30 mm	任何大小的贴壁型肿瘤或者符合微浸润腺癌的标准,但肿瘤大于30 mm
浸润大小	≤5 mm	>5 mm
侵犯胸膜/血管/淋巴管	无	可能存在
肿瘤坏死	无	可能存在
通过气道扩散	无	可能存在

表3-5 浸润性腺癌与贴壁型腺癌的特征差异

诊断特征	浸润性腺癌	贴壁型腺癌*
组织模式	腺泡样,乳头状,微乳头状或实性	贴壁样生长
肌纤维母细胞间质	可能存在	无
肺泡内巨噬细胞	通常不存在	可能存在
肺泡结构	丧失	保存

注:*包括原位非黏液腺癌或微浸润性腺癌中的贴壁样生长模式腺癌或浸润性非黏液腺癌。

(2)腺泡型:腺泡状结构腺体呈圆形至椭圆形,不规则腺管状或筛状,肿瘤细胞和(或)间质中存在黏蛋白,浸润性生长。在某些情况下,腺泡状腺癌也很难与贴壁型腺癌鉴别,尤其是当肺实质塌陷时,贴壁样生长结构看起来像腺泡状腺癌中的肿瘤性腺体或癌巢。挤压的肺泡腔中可见肺泡巨噬细胞,肿瘤性腺体浸润肌纤维母细胞间质,表明它是一种腺泡型腺癌(图3-26)。筛状结构与不良预后有关。

(3)乳头型:乳头状结构是肿瘤细胞围绕纤维血管轴心生长(图3-27)。如果乳头状结构充满了肺泡腔,周围是腺泡或者贴壁样生长结构,则该肿瘤应被归为乳头型腺癌而非腺泡型或贴壁型腺癌。乳头状结构的大小和核分级与预后密切相关。

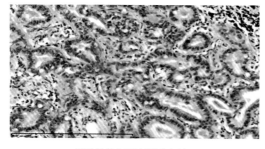

筛状结构与不良预后有关。

图3-26 腺泡型腺癌病理特征

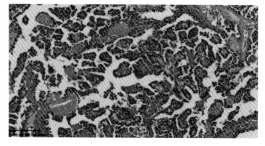

肿瘤由沿纤维血管轴心表面生长的肿瘤性腺上皮组成。

图3-27 乳头型腺癌病理特征

(4)实体型:多角形肿瘤细胞呈片状分布,缺少贴壁样生长、腺泡状、乳头状或微乳头状结构。免疫组化染色显示肺细胞标志物[TTF1 和(或)Napsin A]阳性而 P40 阴性或在每两个高倍镜视野中(约 0.4 mm²)大于 5 个肿瘤细胞胞内黏蛋白阳性(PASD 或黏蛋白卡红染色),可证明实体型肿瘤的腺性分化(图 3-28)。

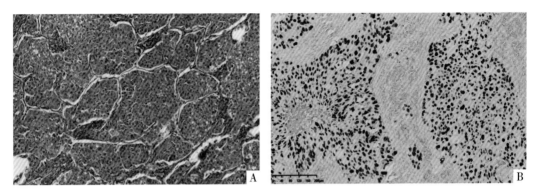

A.肿瘤由未分化的实性巢团构成;B.免疫组化显示 TTF1 阳性。

图 3-28　实体型腺癌病理特征及免疫组化

(5)微乳头型:微乳头结构由 3 个及以上的肿瘤细胞围成花边样结构,没有纤维血管轴心,可与肺泡壁连接或分离。肺泡腔内可见环状腺体结构,可见砂粒体。由于微乳头样腺癌的预后较差,当贴壁状、腺泡状和乳头状结构中包含微乳头状结构时,就应诊断为微乳头型腺癌(图 3-29)。

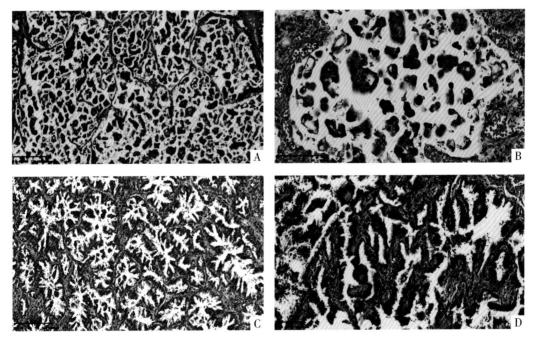

A、B 肿瘤由广泛的微乳头状结构组成,无血管轴心。微乳头状结构可见印戒样结构。C、D 为新版 WHO 新增的丝状微乳头。

图 3-29　微乳头型腺癌病理特征

（6）透明细胞和印戒特征：腺泡型、乳头型和实体型腺癌均可见透明细胞和印戒样改变。因此，这不是单独的一种亚型。然而，记录肿瘤细胞中透明或印戒样改变的百分比对于比较复发或转移癌的组织学特征时可能是有用的（图3-30）。

（7）浸润：浸润定义为除了贴壁样生长的组织学结构、与肿瘤浸润相关的肌纤维母细胞间质、血管或胸膜侵犯、通过气道扩散。

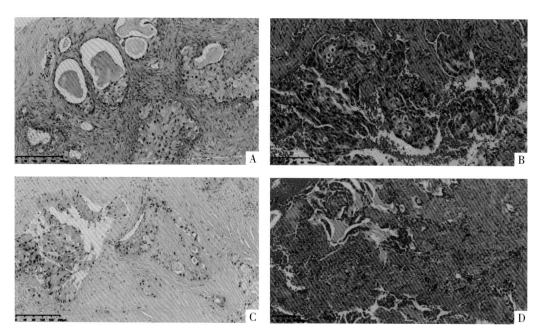

A、B、C、D表现为各种形态均可见透明细胞和印戒样改变。

图3-30　ALK融合性腺癌病理特征

【免疫组化】尽管并没有肺腺癌敏感性和特异性100%的标志物，肺细胞的标志物TTF1和Napsin A在大多数病例中是阳性的（75%～80%），并且推荐优先使用TTF1。TTF1和P40的双阳性提示为腺癌，尽管也需考虑腺鳞癌的可能性。除了肺腺癌外，神经内分泌肿瘤、胸腺瘤和一些女性生殖道肿瘤也可表达TTF1，而肾细胞癌可表达Napsin A。CK7在肺腺癌中特异性不高。

【鉴别诊断】肺腺癌的鉴别诊断包括：①其他肺癌类型，主要是肺鳞状细胞癌和大细胞神经内分泌癌，需要关注形态特征和合适的免疫组化染色。②间皮瘤。③肺内转移癌，对于多发性的原发癌，要点包括完整的组织学亚型以及主要和次要的生长模式、有无贴壁样生长、细胞学特征（细胞大小、透明细胞变、核异型性和核分裂象计数）和间质特征（结缔组织生成程度和炎症）。在复杂病例中，可进行包括临床、影像学、形态学和分子检测等多学科的联合诊断。④肺外部位的转移癌。

【细胞学】尽管腺癌的诊断可基于细胞学检查，组织学亚型的判断可能是困难的。单个的非黏液性腺癌细胞的典型特征是柱状细胞、胞质稀少或空泡状、核沟、核内包涵体、无核深染、疏松染色质和较大的核仁。目前，除了明确的腺泡或乳头状结构外，还没有足够的证据根据单个或多个细胞学特征做出明确的非黏液性腺癌的诊断。

【分子病理诊断】肺腺癌中常见的一些致癌驱动基因包括 *EGFR*、*KRAS*、*BRAF*、*ALK*、*ROS1*、*RET*、*NTRK*1~3、*MET*、*ERBB2*、*MAP2K1*、*NRAS* 和 *NRG1*。靶向治疗可应用于具有 *EGFR*、*ALK*、*ROS1*、*BRAF*、*MET*、*RET* 和 *NTRK* 家族异常的肿瘤。针对 *KRAS* 基因 p. G12C 突变的药物临床试验显示出强大的潜力。因此,肺腺癌患者的最佳治疗需要分析大量的相关癌基因。与其他肿瘤(肉瘤、淋巴瘤和白血病)特异性的基因改变不同,肺癌中组织学改变和相应的分子异常之间不存在特异性的相关性,尽管 *KRAS* 突变与 IMA 及实体型肿瘤、*EGFR* 突变与贴壁型腺癌、*ALK* 和 *ROS1* 重排与筛样、印戒细胞样及砂粒体钙化存在统计学上的相关性。

【诊断标准】必要标准:恶性上皮肿瘤伴有腺性分化(贴壁样生长、腺泡样、乳头样、微乳头样、筛样)或者实性结构,具有:①免疫组化显示表达腺癌相关的肺细胞标志物如 TTF1 或 Napsin A;②实性肿瘤中每两个高倍镜视野(约0.4 mm^2)有 5 个以上的肿瘤细胞胞质内黏蛋白染色阳性。肿瘤不符合其他腺癌(如 IMA)的标准,尽管可能含有其他类型肿瘤的成分(<5%)。分析肿瘤的组织学亚型的占比,并根据主要的亚型成分进行分类。理想标准:在病理报告中记录每种组织学结构的百分比用来判断组织学亚型,并依据高级别结构的比例进行肿瘤分级(表3-6);驱动基因突变的免疫学和分子检测。

表3-6　早期浸润性非黏液性肺腺癌推荐分级

级别	分化程度	结构特征
1	高分化	主要为贴壁样生长结构,无或<20%的高级别结构
2	中分化	主要为腺泡或乳头状结构,无或<20%的高级别结构
3	低分化	任何≥20%的高级别结构(实体状、微乳头状、筛状、复杂腺性结构)

【预后】肺腺癌的组织学亚型和预后相关,贴壁型腺癌预后最好,腺泡和乳头状腺癌次之,筛状、实体状和微乳头状腺癌最差。

对于其他组织类型的肺癌,TNM 分期和临床表现显著影响治疗的选择和生存率。非吸烟者和女性预后较好;肿瘤直径≥25 mm、实体状和微乳头状结构是预后不良的因素。大部分复发的肿瘤都有如下高危因素:病变距切缘近、存在微乳头样结构、侵犯血管或胸膜。

(四)浸润性黏液腺癌

肺原发性腺癌,肿瘤细胞呈杯状或柱状,胞质内含大量黏蛋白。

【临床特征】浸润性黏液腺癌(IMA)比非黏液性腺癌少见,占肺腺癌的 3%~10%。约55%的病例为女性,但可能有地域差异。IMA 与烟草暴露关系密切,病因学和非黏液性腺癌类似。IMA 发生在肺的外周组织,常呈多灶、多肺叶和双肺同发的特点,可能反映了其气道播散特征。和其他肺癌类型的表现类似,常伴有支气管炎(每天痰液产生量>100 mL)。一系列的影像学表现包括实性和部分实性的肺结节或肺炎样表现。支气管充气征很常见。由于肿瘤可引起肺实变,最初可能被误诊为肺炎。

【病理特征】IMA 通常呈边界不清、质地柔软、胶冻样/黏液样外观。肿瘤细胞为杯状

或柱状,胞内含大量黏蛋白,细胞核
小位于基底部。核异型性不明显或
缺失。周围的肺泡腔常充满黏液。
尽管 IMA 通常呈贴壁样生长结
构,多点采样多能发现浸润的癌
巢,包括腺泡样、乳头样、微乳头样、
实体样或筛孔样结构。如果肿瘤组
织中含有黏液型和非黏液型两种成
分,且比例均>10%,那么应归为混
合型浸润性黏液-非黏液性腺癌。
需要注意的是,IMA 的浸润部位通
常比贴壁样生长结构含有更少的胞
内黏蛋白(图 3-32)。

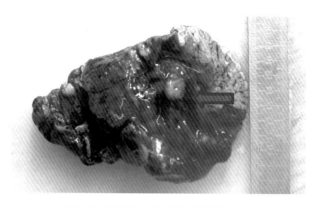

可见界限不清的肿瘤,质软,黏液样外观。

图 3-31 浸润性黏液腺癌大体标本

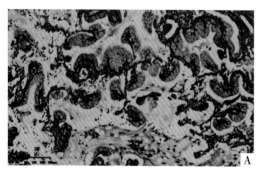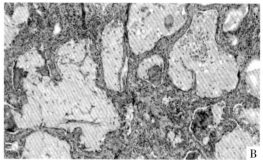

A.柱状黏液细胞具有轻微的异型性,贴壁生长,肿瘤细胞具有丰富的细胞内黏液,核小位于基底;B.浸润性区
域可呈贴壁或腺泡状结构,可见促纤维性间质。

图 3-32 浸润性黏液腺癌病理特征

【免疫组化】IMA 表达 CK7,可能局部表达 CK20 和(或)CDX2,但通常不表达 TTF1
和 Napsin A。最近发现 HNF4α 和 GATA6 在这种腺癌中表达,但这些标志物并不特异。

【鉴别诊断】IMA 需要与原位黏液腺癌、微浸润性腺癌(MIA)、肺外转移癌鉴别。由
于相似的形态学变化,IMA 需要和肺外转移癌相鉴别,来源部位包括肝胆系统、消化道和
卵巢等。黏液性腺癌通常表达 GATA3 和 ER,SATB2 的表达和 CK20、CDX2 的高表达可
区别黏液性结直肠癌,此癌也表达 TTF1。临床特征和影像学检查是很重要的,尤其是诊
断困难的病例。IMAa 与原位非黏液性腺癌(AIS)、微浸润性腺癌以及贴壁型腺癌(LPA)
的鉴别诊断见表 3-7。

【细胞学】IMA 肿瘤细胞表现为轻度异型的柱状细胞复层排列呈喝醉的蜂巢样结构。
细胞缺少纤毛,胞质内含大量黏蛋白。细胞可能呈乳头状或三维实性,可能出现黏液
背景。

表 3-7 浸润性黏液性腺癌和非黏液性腺癌

鉴别	浸润性黏液性腺癌	非黏液性腺癌(AIS、MIA、LPA)
男女比例	55∶45	70∶30
吸烟比例	约45%	约45%
影像学特征	肺炎样肺实变,支气管炎,通常为多病灶多肺叶累及	通常为毛玻璃样改变;MIA 和 LPA 中可见实性成分
细胞类型	柱状细胞胞质内丰富的黏蛋白或呈杯状细胞	Ⅱ型肺泡上皮细胞或 Club 细胞
CK7	约90%	约90%
CK20	约50%	约5%
TTF1	约40%	约75%
Napsin A	约33%	约75%
KRAS 突变	约60%(p. G21D 和 p. G12V 常见)	约15%(p. G12C 常见)
EGFR 突变	约1%	45%
原癌基因融合	约12%(*NRG*>*ALK*>*ERBB*2/4、*RET*、*NTRK*)	*ALK*>*ROS*1>*RET*、*NTRK*

【分子病理诊断】IMA 最常见的分子异常是 *KRAS* 突变(约60%的病例),通常是 p. G21D 和 p. G12V,类似于胃肠道腺癌。与非黏液性腺癌不同,*EGFR* 突变(约1%)和 *TP53* 的突变很罕见。无 *KRAS* 突变的病例约12%出现原癌基因的融合,提供了潜在治疗靶点。常见的融合包括 *NRG*1、*ALK*、*ERBB*2、*ERBB*4、*BRAF*、*RET*、*ROS*1 和 *NTRK*1。

【诊断标准】

(1)必要标准:胞内顶部包含大量黏蛋白的杯状或柱状细胞构成的腺癌,细胞核小,位于基底部;排除其他部分转移的黏液性腺癌;不属于原位癌和微浸润性腺癌。

(2)理想标准:组织化学染色(如 PASD 染色)证实为胞质内黏蛋白。

【预后】IMA 的预后不好判断。早期研究发现,IMA 的预后与黏液性腺癌相当,或更差。然而,最近的研究提示两者预后相似,可能和不同的生长结构有关(肺炎样与实体型相比)。

(五)胶样腺癌

胶样腺癌是特殊类型的浸润性腺癌,广泛的细胞外黏液湖扩张肺泡腔,破坏肺泡壁,直至肺实质完全消失。

【临床特征】大部分肿瘤发生在周围肺实质。通常在影像学检查时偶然发现。肺的黏液性肿瘤大多伴有胃肠道分化,所以它的发病机制与胃肠道的黏液/胶样腺癌有重叠,大多可以产生大量细胞外黏液(图3-33)。

【病理特征】肿瘤无包膜、实性、质软、胶冻样结节,外表黏液样,切面隆起,偶见呈囊性。肿瘤直径在5~100 mm。胶样腺癌形成细胞外黏液湖(图3-34),使肺泡腔膨胀,破坏肺泡壁,表现出明显的向肺泡腔内浸润性生长。肿瘤细胞为充满黏液的立方或柱状细胞,有时表现出印戒样外观。肿瘤细胞可漂浮在黏液湖中,也可沿肺泡壁或纤维组织围绕黏液湖排列。异型性不明显,分化良好,也可形成假复层和细胞异型性,然而,典型的核分裂象很少,无坏死。可见炎症组织细胞和巨细胞对黏液的反应。以前罕见的黏液性囊腺癌目前也归为胶样腺癌。

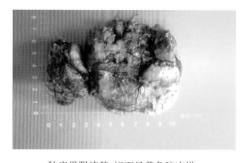

肿瘤界限清楚,切面呈黄色胶冻样。

图3-33　胶样腺癌大体标本

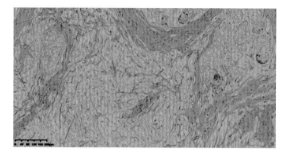

肿瘤可见显著的黏液湖。

图3-34　胶样腺癌病理特征

【免疫组化】胶样腺癌表达肠道标志物(CDX2、MUC2、CK20),通常 CK7 阳性,TTF1、Napsin A 和 EMA 染色可能是阴性或局部弱阳性。

【鉴别诊断】鉴别诊断包括区分其他部位如胃肠道、胰腺和乳腺转移的黏液腺癌。对于肺原发性肿瘤,浸润性黏液腺癌通常肺泡壁结构完整,无胶样腺癌的破坏肺泡壁的黏液湖的改变。尽管胶样腺癌可与其他类型的腺癌同时存在,若胶样腺癌占比>50%,即可诊断为胶样腺癌。

【细胞学】细胞外黏液背景中含有充满黏液的肿瘤细胞,分散或成簇排列,细胞学形态温和。

【分子病理诊断】大于一半的肿瘤表现出 KRAS 突变,与肺浸润性黏液腺癌、胃肠道黏液性腺癌和胰腺导管内乳头样黏液性肿瘤有类似的分子特征。其他常见的突变有 STK11 和 PARP1。

【诊断标准】

(1)必要标准:丰富的细胞外黏液湖,充满肺泡腔,破坏肺泡壁;肿瘤细胞内充满黏液,立方或柱状,漂浮在黏液湖中或在黏液湖周边围着纤维壁排列;其他组织亚型并存时,胶样结构>50%;排除其他器官的转移癌。

(2)理想标准:黏液湖中肿瘤细胞异型性不明显;通常 CK7 和 CDX2 阳性。

【预后】通常临床进展缓慢,完全手术切除后预后相对较好。印戒细胞和非胶样成分的出现提示预后不良,易复发和转移。预测指标如 EGFR 突变和 ALK 重排在胶样腺癌上通常是阴性的。

(六)胎儿型腺癌

胎儿型腺癌是一种类似于发育中的胎儿肺在假腺期的肺腺癌。包括低级别/高分化胎儿型腺癌和高级别胎儿型腺癌两个亚型。

【临床特征】罕见。低级别和高级别胎儿型腺癌分别占肺腺癌的 0.3% 和 0.5%～1.4%。低级别胎儿型腺癌在年轻人多见,无明显性别差异,通常是偶然发现;而高级别胎儿型腺癌在年老吸烟人群中更常见。胎儿型腺癌大部分发生在肺外周,界限清楚,肿瘤直径在 10 ～ 120 mm(图 3-35)。

【病理特征】大体通常边界清晰,实性、白色、灰白色或彩色,经常有分叶结构。肿瘤类似于胎儿肺的气道上皮,表现出复杂的腺样、乳头样或筛孔样结构,由假复层柱状细胞组成,胞质富含糖原,透明或轻度嗜酸性,可见核下空泡。可见片状生长结构。

典型的低级别胎儿型腺癌表现出相对较小的、圆的和单一的核,可见桑葚小体,核异型性较低和核仁不明显。

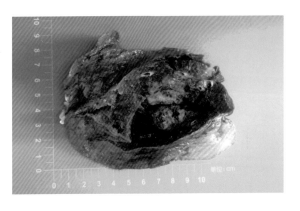

界限清楚,切面呈灰白色到褐色,分叶状。

图 3-35　低级别胎儿型腺癌大体标本

可见点状坏死(图 3-36)。高级别胎儿型腺癌表现出更弥漫的核异型性,无桑葚小体,可见广泛坏死(图 3-37)。高级别胎儿型腺癌通常和其他肺腺癌结构混合出现,如肝样腺癌、肠型腺癌、高级别神经内分泌癌和传统的腺癌,若高级别胎儿型腺癌结构占比超过50% 可达到诊断标准。

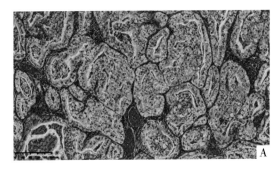
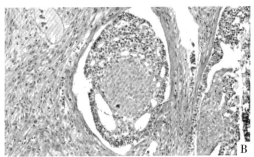

　A. 复杂的腺样结构紧密排列,与周围肺组织有明显的分界;B. 可见桑葚小体,核仁明显。腺细胞规则、单一、圆形,呈低度异型。

图 3-36　低级别胎儿型腺癌病理特征

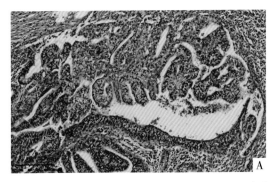
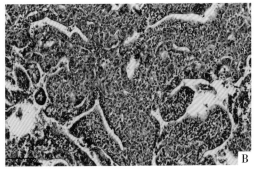

　A. 肿瘤细胞显示重度异型、复杂腺样结构;B. 高级别实性结构。

图 3-37　高级别胎儿型腺癌病理特征

在低级别胎儿型腺癌中可见 β-catenin 在胞核/胞质中的表达,TTF1 阳性,而在高级别胎儿型腺癌中 β-catenin 主要在细胞膜表达,约 50% TTF1 为阴性。两者通常均表达神经内分泌标志物。高级别胎儿型腺癌经常表达癌胚蛋白如 AFP、SALL4 和 glypican-3(GPC3)。必须鉴别胎儿型肺腺癌的低级别和高级别,因为两者预后差异显著。并需要和肺母细胞瘤、有高级别胎儿型腺癌成分的肉瘤和转移性子宫内膜癌鉴别。

【细胞学】特异性的细胞形态学特征包括两种成分——柱状细胞和鳞状细胞,核下空泡、局灶虎斑状和神经内分泌分化。

【分子病理诊断】低级别胎儿型腺癌中 *CTNNB*1 突变常见。有报道 *DICER*1 的突变。其他主要的突变包括 *KRAS*、*EGFR*、*BFAF* 和 *PIK3CA* 在胎儿型肺腺癌中罕见或缺乏。

【诊断标准】

(1)必要标准:类似于胎儿肺假腺管期的气道上皮的腺癌;低级别胎儿型腺癌表现出轻度的核异型性及异常的核/胞质 β-catenin 表达;高级别胎儿型腺癌表现出明显的核异型性,通常和其他组织学亚型的肺腺癌混合存在,胎儿型肺腺癌成分需占>50% 以上。

(2)理想标准:低级别胎儿型腺癌应该表达 TTF1;高级别胎儿型腺癌 β-catenin 主要表达在细胞膜。

【预后】早期的低级别胎儿型腺癌很少有淋巴结转移,预后相对较好,而高级别胎儿型腺癌的预后较差,术后 5 年生存率为 44%。

(七)肠型腺癌

肠型腺癌是一种类似于结直肠腺癌的原发肺腺癌。

【临床特征】肠型腺癌通常发生在肺外周,直径在 10 ~ 115 mm。临床表现和其他类型的肺腺癌类似。大部分患者为进展期,年老男性吸烟者多见。需要进行仔细临床评估,排除更常见的转移的结直肠癌。

【病理特征】大体上界限清楚,呈白色至灰白色,通常伴有淡黄色点状至带状坏死。肿瘤的组织学特征与结直肠腺癌类似。呈腺泡状、筛孔状或乳头状管状结构,常见管腔内坏死。肿瘤细胞为柱状,雪茄烟样细胞核。肿瘤性腺体的管腔表面平坦,偶尔可见刷状缘。核分裂象常见。间质通常存在结缔组织增生,炎症细胞浸润(图 3-38)。肠型结构可与其他腺癌结构混合存在。当肠型结构占肿瘤比例超过 50% 时,可诊断为肠型腺癌。

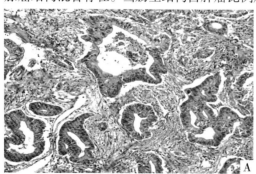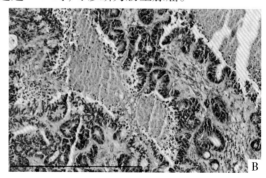

A. 浸润性腺癌由腺泡状和筛状结构组成,伴有明显的促纤维性间质,腔内可见坏死,与结直肠癌类似;B. 细胞质呈嗜酸性,核呈椭圆形至梭形。

图 3-38 肠型腺癌病理特征

【免疫组化】肠型标志物染色阳性支持形态学特征。一半和1/3 的病例表达 CK20 和 MUC2，而大部分都表达 CDX2（图 3-39）、villin 和 HNF4α。新的肠道标志物 SATB2 和 cadherin17 的表达罕见。>80%的肿瘤细胞表达 CK7 有助于鉴别诊断结直肠腺癌。在超过一半的病例中，TTF1 的表达缺失。

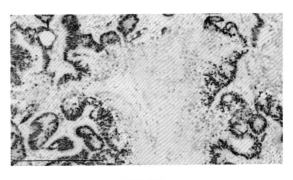

CDX2 阳性。

图 3-39　肠型腺癌免疫组化

【鉴别诊断】类似于结直肠腺癌但仅表达肺细胞标志物最好归类为肺腺癌伴有肠型特征，而非肠型腺癌。

【细胞学】肠型腺癌的细胞学特征类似于结直肠癌。

【分子病理诊断】肠型腺癌的 KRAS 突变比普通腺癌更常见。最近研究发现肠型腺癌具有肺癌分子特征（突变图谱和 DNA 甲基化模式）和结直肠癌特征（高肿瘤突变负荷和 DNA 错配修复突变），但缺少 APC 基因突变。

【诊断标准】必要标准：≥50%的肿瘤组织学类似于结直肠腺癌；至少表达一种肠道标志物（CDX2、CK20、HNF4α 或 MUC2）；临床排除结直肠癌的肺转移。理想标准：拥有肠型形态的肿瘤表达肠道标志物（CDX2、CK20、HNF4α 或 MUC2）和共表达 TTF1 或 CK7。

【预后】无数据比较各期肠型腺癌和其他肺腺癌的预后差异。未发现预测性生物标志物。

二、鳞状细胞肺癌

（一）鳞状细胞癌前病变

鳞状细胞异型增生和鳞状细胞原位癌是起源于支气管上皮细胞的非浸润性鳞状细胞病变，是鳞状细胞癌（SCC）的前驱病变，伴随着体细胞基因异常的积累。

【临床特征】鳞状细胞异型增生发生在40%的重度抽烟者或阻塞性气道疾病患者，常发生在男性以及暴露于石棉和其他职业致癌物的人群中。胸部 CT 和 PET 不能发现，无明显症状，通常在支气管镜检时偶然发现，呈结节/息肉样（25%），可小至 1～2 mm。扁平型病变（占75%）>10 mm，表现为局灶性增厚、血管增多或者黏膜明显不规则。肺鳞状细胞原位癌经常出现在段支气管分叉处，随后延伸到附近的肺叶和下级支气管（图3-40）。

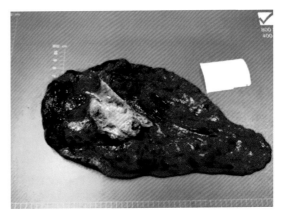

支气管分叉处可见灰白色斑块状病变。

图 3-40　鳞状细胞原位癌大体标本

【病理特征】在刺激物或致癌物的作用下,支气管上皮可表现为基底细胞增生或鳞状细胞化生并伴随着杯状细胞和纤毛细胞的缺失。这些改变本身不认为是癌前病变。持续的暴露导致演进为轻度、中度及重度异型增生乃至原位癌。异型增生可分为低级别(轻度、中度)和高级别(重度)。异型增生可出现血管生成和乳头状结构,但这些表现和预后无关。不同程度的异型增生和原位癌的区别在于细胞的大小和分化程度、细胞核特征、细胞极向和上皮厚度(图3-41、图3-42)。

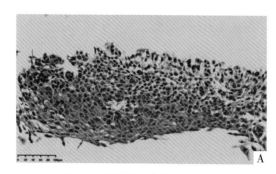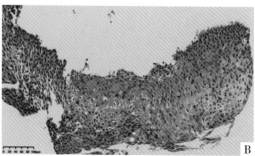

A.支气管黏膜被显著异型增生的鳞状上皮取代,细胞成熟现象消失;B.核重度异型,极向紊乱。

图3-41　重度异型增生病理特征

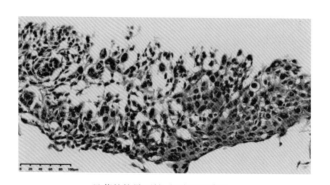

显著的核异型性,细胞极向紊乱。

图3-42　鳞状细胞原位癌病理特征

【免疫组化】免疫组化特征和浸润性鳞状细胞癌比较类似(CK5/6⁺,P63/P40⁺),Ki-67增殖活性随着异型增生的严重程度增加而增加,经常出现P53蛋白表达的增加。Cyclin D1、Cyclin E、VEGF和MDM2、BCL2 :BAX比值等反映致癌基因激活程度的标记蛋白的表达水平也伴随病变严重程度的增加而增加,而肿瘤抑制基因标记蛋白(FHIT、P16、P14ARF)的表达逐步缺失。

【鉴别诊断】轻度异型增生必须和基底细胞增生、鳞状细胞化生鉴别。鳞状细胞原位癌和浸润性鳞状细胞癌通过较小组织样本进行区分可能较为困难,因为鳞状细胞原位癌可累及支气管腺体,和浸润性鳞状细胞癌表现类似。然而,内镜下发现肿块和坏死提示可能发生了浸润。鳞状细胞异型增生和原位癌可与小细胞肺癌并存,表现为小细胞迁徙至异型增生的上皮层中。

【细胞学】异型增生和鳞状细胞原位癌的细胞学特征主要是进行性核异常。随着异型增生严重程度的增加,细胞核质比增加,核不规则,染色质粗颗粒状或更深染。胞质可能出现角化,尤其是病变严重时。从细胞学角度无法可靠区分原位癌和浸润癌。

【分子病理诊断】最近,基因组、转录组和表观遗传组的联合分析发现 *TP53*、*CDKN2A*、*SOX2* 和 *AKT2* 基因发生体细胞突变和拷贝数改变,烟草特征性突变以及与细胞周期和 DNA 修复通路的相关染色质稳定性发生异常。

【诊断标准】必要标准:支气管上皮鳞状分化,伴核特征、细胞大小、成熟度、细胞极向、上皮厚度进行性异常,与异型增生和原位癌的程度相关。见表3-8。

表3-8 异型增生和鳞状细胞原位癌诊断标准

异常程度	厚度	细胞大小	成熟度/细胞极向	细胞核
轻度异型增生	轻度增加	轻度增加,轻度大小不一或多形性	从基底到表面不断成熟基底层扩大,上皮层下1/3细胞密集,有明显的棘层和扁平的表层上皮细胞	核质比轻度异常,轻度颗粒状染色质,轻度扭曲,核仁不明显或缺失,细胞核在下1/3纵向排列,核分裂象无或罕见
中度异型增生	中度增加	轻度增加,细胞常小,可有中度大小不一或多形性	从基底到表面部分成熟基底层扩大,上皮层下2/3细胞密集,中间层局限在上皮层的上1/3,表面为扁平的上皮细胞	核质比中度异常,轻度颗粒状染色质,扭曲、核沟和分叶结构可见,核仁不明显或缺失,核纵向排列在下2/3部位,下1/3层可见有丝分裂象
重度异型增生	显著增加	显著增加,可有明显的大小不一或多形性	少见从基底到表面的成熟过程,基底层扩大,细胞密集至上皮层上1/3,中间层显著缩小,表面为扁平的上皮细胞	核质比显著增加且变化明显染色质粗、不均一,核扭曲、折叠现象明显,核仁常明显,核纵向排列在下2/3部位,下2/3层可见有丝分裂象
原位癌	可能增加也可能不增加	可能显著增加,可有明显的大小不一或多形性	无从基底到表面的成熟过程,上皮层可倒转,外观无明显变化,基底层扩展,全层细胞密集,中间层消失	核质比显著增加且变化明显,染色质粗、不均一,核仁可能出现或不明显,相对于上皮层表面细胞核排列方向不一致,全层可见核分裂象

【预后】多达37%的重度异型增生和88%的原位癌会持续存在或进一步演变。原位癌比浸润性鳞状细胞癌的预后好很多,因此治疗成功的关键是早期诊断。尽管多灶性意味着气道其他部分可能也存在着病灶,此期切除可获得100%的治愈。

（二）鳞状细胞癌

鳞状细胞癌（简称鳞癌）是恶性上皮肿瘤，特征是角化、细胞间桥和鳞状细胞分化标记物的表达。包括角化型鳞状细胞癌、非角化型鳞状细胞癌和基底样鳞状细胞癌3个亚型。

【临床特征】肺鳞状细胞癌是肺癌中第二常见的亚型，约占20%。与吸烟强烈相关，男性多见，致癌因素包括氡、某些金属（砷、镉、铬）、射线、空气污染和感染等。其他危险因素有年龄、家族史和二手烟暴露。中央型肿瘤经常在气道内外生性息肉样生长。经常引起支气管阻塞，造成邻近的肺不张和阻塞性肺炎，可伴有细菌/真菌感染。肺鳞状细胞癌通常起源于主/段支气管，2/3发生于中央，1/3发生在外周。周围型鳞状细胞癌在患有肺间质性疾病的患者中更常见。肺鳞状细胞癌的症状和体征与肿瘤位置相关，气管内梗阻症状，包括咯血、咳嗽及反复肺炎。周围型鳞状细胞癌可能发生空洞并伴有细菌、真菌感染（图3-43）。

【病理特征】大体切面质硬，白色、浅棕色或灰色，中央偶有炭末沉积，周围有星状瘢痕，可见局灶性出血或空洞。可分为角化型、非角化型和基底样鳞状细胞癌3种亚型，都有鳞状细胞癌的组织学特征。角化型鳞状细胞癌的形态特征是出现角化，包括细胞内角化、角化珠、细胞间桥的形成。角化程度随细胞分化程度的不同而各异（图3-44）。

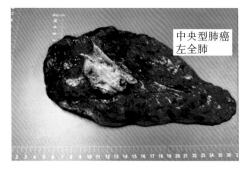

图3-43 鳞状细胞癌大体标本

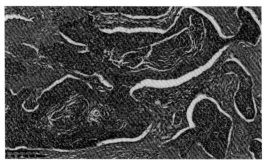

可见角化珠。

图3-44 角化型鳞状细胞癌病理特征

非角化型鳞状细胞癌是缺乏角化的实性非小细胞肺癌，这种肿瘤的鳞状分化需要进行免疫组化确认。部分细胞内出现胞质内黏液不能排除是该类型肿瘤。一些非角化的鳞状细胞癌形态上类似于尿路上皮癌（图3-45）。

基底样鳞状细胞癌的特征是细胞体积较小，呈分叶状结构，外周细胞层呈栅栏状排列，缺乏鳞状细胞形态，但表达鳞状细胞标志物。核分裂象15~50/2 mm^2，Ki-67指数很高（50%~80%）。可能出现角化珠，可见玫瑰花环结构，间质可透明变性或黏液样外观，原位癌很常见。基底样成分≥50%的鳞状细胞癌可被划为此类（图3-46）。

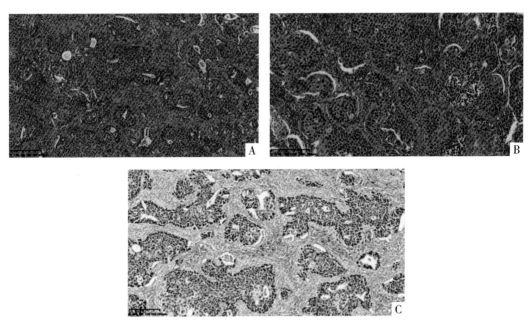

A. 切除标本的非角化型鳞状细胞癌；B. 低分化鳞状细胞癌,实性排列,无角化；C. 鳞状分化显示 P40 细胞核弥漫阳性。

图 3-45　非角化型鳞状细胞癌病理特征及免疫组化

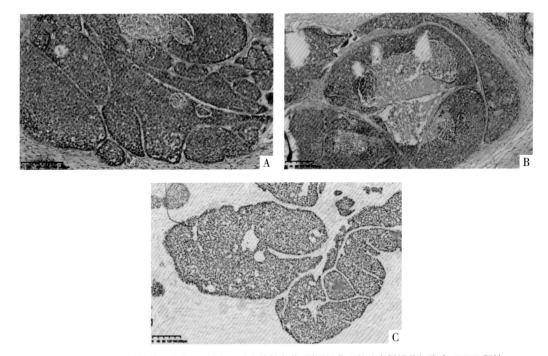

A. 切除标本的基底样鳞状细胞癌；B. 肿瘤显示突然的角化,周围呈典型的基底样鳞状细胞癌；C. P40 阳性。

图 3-46　基底样鳞状细胞癌病理特征及免疫组化

所有亚型的鳞状细胞癌均可表现出一些不常见的组织学特征,包括梭形细胞、透明细胞、乳头状、假血管样和肺泡充盈样等变化。

【免疫组化】鳞状细胞标记物弥漫阳性而 TTF1 阴性可诊断为鳞状细胞癌,在活检中,P40 阳性的肿瘤细胞应>50%。P40 是鳞状细胞癌最特异性的标志物,而高分子量角蛋白(CK5/6、34βE12)、桥粒蛋白、桥粒芯蛋白和 P63 是鳞状细胞分化特异性稍差的标志物。神经内分泌标志物(尤其是 CD56)偶尔呈阳性,但如果 P40 是弥漫阳性,肿瘤仍被划为鳞状细胞癌。

【鉴别诊断】主要诊断难点在于区别低分化或基底样鳞状细胞癌和低分化非小细胞肺癌(NOS)或零表型大细胞癌,活检组织上有限的肿瘤样本更增加了诊断难度。主要的鉴别诊断包括鳞状细胞乳头状瘤/瘤病、腺癌、腺鳞癌、黏液表皮样癌、淋巴上皮癌、SMARCA4 缺陷型肿瘤、转移性癌,如头颈部鳞状细胞癌、食管癌、尿路上皮癌、胸腺癌等。基底样鳞状细胞癌需和大细胞神经内分泌癌、小细胞肺癌、高级别腺样囊性癌、NUT 癌、低分化的鳞状细胞癌/腺癌相区别。

【细胞学】细胞学特征取决于鳞状细胞分化程度和取样方式,典型细胞表现为单个或成簇的异型细胞分散在坏死碎片的背景下。分化好的恶性细胞通常是分散的,多形性的(多边形、圆形、梭形、蝌蚪样),胞质丰富、光滑、致密。巴氏染色胞质呈绿色、黄色或橙色,罗氏染色呈蓝色。细胞核较小、染色质粗,核仁通常不明显。中分化和低分化的鳞状细胞癌,角化不明显,胞质淡染,肿瘤细胞聚集,核拉长或梭形。细胞核深染,核仁明显,染色质分布不规则。

【分子遗传学】肺鳞状细胞癌的常见分子改变包括染色体 3q(*SOX2*、*TP63*)、7p(*EGFR*)、8p(*FGFR1*)的扩增和 9p(*CDKN2A*)的缺失。常见的突变基因包括 *TP53*、*CDKN2A*、*PTEN*、*PIK3CA*、*KEAP1*、*KMT2*(*MLL2*)、*HLA-A*、*NFE2L2*、*NOTCH*1 和 *RB*1。基因表达谱分析确定了 4 种亚型:原发型、经典型、分泌型和基底型。然而基底型基因表达和基底样鳞状细胞癌的基因表达并无相关性。肺鳞状细胞癌也可出现 *EGFR* 突变和 *ALK* 重排。青年非吸烟患者,尤其是具有肺腺癌病史伴有其中之一的基因改变的患者。

【诊断标准】必要标准:明确的形态学特征如细胞间桥、角化,或者低分化的肿瘤用免疫组化证据如 P40 阳性和 TTF1 阴性;角化型鳞状细胞癌的诊断可不进行免疫组化染色;基底样癌的诊断需基底样成分占比超 50%。理想标准:排除肺外鳞状细胞癌或者其他有鳞状细胞分化的原发肿瘤(如 NUT 癌、SMARCA4 缺陷型肿瘤和胸腺鳞癌)的肺转移癌。

【预后】肺鳞状细胞癌的预后主要取决于患者临床表现评分和诊断时肿瘤的临床分期。目前缺乏可靠的临床指标或标志物可预测肿瘤局部或系统治疗的反应。组织学亚型与预后无关。

(三)淋巴上皮癌

淋巴上皮癌是一种低分化的鳞状细胞癌,混有不同数量的淋巴及浆细胞浸润,通常伴随着 EBV 感染。

【临床特征】淋巴上皮癌很罕见(占非小细胞肺癌的 0.92%),主要发生于年轻的亚洲非吸烟者,年龄中位数为 51(范围 9~74 岁),大小 10~110 mm。>90% 亚洲患者伴有EBV 感染,而欧洲患者的感染率显著降低。肿瘤通常分布在外周,少数病例可见支气管内成分。多达 1/3 的病例是在影像学检查时偶然发现的。咳嗽、咳痰（可见痰中带血）是最常见的症状。其他症状包括胸痛、体重减轻和咯血,胸腔积液不常见（图3-47）。

【病理特征】大体上呈实性,圆形或卵圆形,边界清楚,切面为粉白色、鱼肉样。组织学上类似非角化型鳞状细胞癌,大多呈合体样生长,胞质中等嗜酸性,大的泡状核,嗜酸性核仁明显,瘤巢内部和瘤巢之间有大量的淋巴及浆细胞浸润,少数病例淋巴浆细胞浸润不明显。可见局灶角化、梭形细胞和淀粉样物质沉积,间质可出现非坏死性肉芽肿反应。核分裂象多变,罕见坏死（图3-48）。

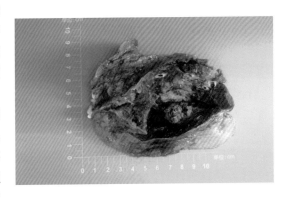

边界清楚,切面实性、均匀、鱼肉样。

图 3-47　淋巴上皮癌大体标本

【免疫组化】肿瘤细胞可弥漫性表达细胞角蛋白、CK5/6、P40 和 P63,提示其鳞状细胞分化。伴随的浸润性淋巴细胞包括 CD3[+]T 细胞和 CD20[+] B 细胞。EBV 感染者原位杂交检测 EBER 阳性。

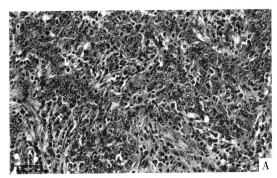 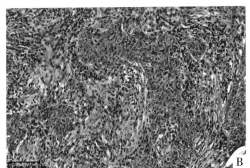

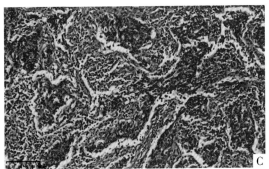

A.肿瘤细胞合体样生长,泡状核、核仁明显,大量淋巴细胞浸润;B.可见局灶的鳞状分化,鳞状细胞癌巢伴有明显的淋巴细胞浸润;C.可见明显的梭形细胞。

图 3-48　淋巴上皮癌病理特征

【鉴别诊断】来源于鼻咽部的转移性的非角化性癌、低分化的非小细胞肺癌和肺 NUT 癌、非霍奇金淋巴瘤均和肺淋巴上皮癌类似。年轻的非吸烟者尤其是亚洲人表现出非角化型鳞状细胞癌时需考虑是否为淋巴上皮癌。要通过仔细评估鼻咽部情况排除鼻咽癌的肺转移。NUT 癌有明显的中性粒细胞浸润和 NUT 染色阳性,淋巴瘤上皮细胞标志物为阴性,而淋巴标记物为阳性。

【细胞学】肿瘤表现为体积较大的均一的肿瘤细胞簇,有合体样外观,核为圆形或卵圆形,核仁明显,广泛的淋巴细胞浸润,但在部分病例也可不明显,有时可见梭形细胞生长、显著的核分裂象和细颗粒样到絮状的胞质。

【分子病理诊断】与传统的非小细胞肺癌不同,无 *TP53*、*KRAS* 和 *EGFR* 突变和 *ALK*、*ROS1* 的转位。

【诊断标准】

(1)必要标准:非角化鳞状细胞癌伴有合体样外观,泡状核,核仁明显;癌巢内和癌巢间可见淋巴浆细胞浸润;排除鼻咽癌的肺转移。

(2)理想标准:EBV 相关的肿瘤中 EBER 原位杂交阳性,EBV 不相关的肿瘤中 EBER 原位杂交阴性(图 3-49)。

【预后】转移通常发生在肺门和纵隔淋巴结,其次是心包、肝、骨和脑。无论在早期还是晚期,淋巴上皮癌的生存率比传统的非小细胞肺癌

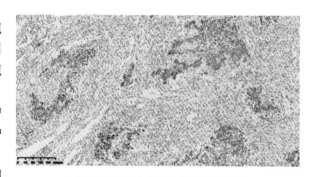

肿瘤细胞 EBER 杂交阳性,淋巴细胞阴性。

图 3-49　淋巴上皮癌免疫组化

高。早期患者进行完全切除是获得治愈的主要方式。局部进展期的患者可接受新辅助放化疗和免疫治疗。肿瘤坏死、淋巴细胞浸润较少和复发是预后不良的重要因素。肿瘤细胞附近出现大量 CD8$^+$ 的细胞毒性 T 细胞、肿瘤细胞低表达 P53、ERBB2 以及肉芽肿性炎可能预示较好的预后。PD-L1 的表达与无病生存期的延长有关。相反,血浆较高的 EBV DNA 浓度是独立的不良预后因素。

三、大细胞癌

大细胞癌(LCC)是一种未分化的非小细胞癌(NSCC),缺乏小细胞癌、腺癌或鳞状细胞癌的细胞学形态、组织学结构、免疫组化表型特征。诊断需要对手术切除的标本充分取材,不能通过非手术活检或细胞学检查进行诊断,另外,还应除外巨细胞癌、梭形细胞癌或多形性癌。

【临床特征】LCC 通常是周围型肿块。其症状、影像学和肿瘤的扩散与其他 NSCC 类似。患者诊断时的平均年龄约为 65 岁,多为男性。大多数患者为吸烟或既往吸烟者。

【病理特征】LCC 通常是大的、界限清楚的实性肿块,常伴有坏死,少数可见空洞形成。LCC 肿瘤由片状或巢状分布的多边形大细胞组成,具有泡状核,可见显著的核仁和

中等量的胞质。可见透明细胞和（或）横纹肌样细胞学特征，出现这些特征，诊断时应报出相应成分的百分比（图3-50）。

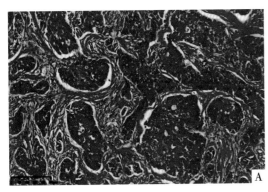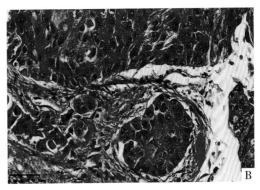

A.未分化非小细胞癌，TTF1、P40阴性，归为大细胞癌，零表型；B.大细胞癌可见片状或巢状分布的多边形大细胞，可见显著的核仁和中等量的胞质。

图3-50　大细胞癌病理特征

【免疫组化】免疫组化检测是必须的，只有当所有的腺癌及鳞状细胞癌的免疫标记，如TTF1、P40等均阴性，黏液染色阴性或两个高倍视野（~0.4 mm^2）<5个阳性细胞时才能做出大细胞癌的诊断。角蛋白染色需要确定为上皮源性。

如果TTF1、P40均阴性，则归为大细胞癌，零表型；如果染色不确定，则归为大细胞癌，表型不确定型；如果免疫组化不能进行，则归为大细胞癌，未进行检测型。另外，肉瘤样癌和大细胞神经内分泌癌应先被排除（表3-9）。

表3-9　未分化非小细胞癌免疫组化分型

TTF1	P40	黏液染色	手术标本诊断	活检诊断
阳性（局灶或弥漫）	阴性	阳性	腺癌	非小细胞癌，倾向腺癌
阳性（局灶或弥漫）	阳性（局灶）	阳性	腺癌	非小细胞癌，倾向腺癌
阴性	阳性（弥漫）	阴性	鳞状细胞癌	非小细胞癌，倾向鳞状细胞癌
阴性	阴性	阴性	大细胞癌	非小细胞癌，非特指型
阴性	阳性（局灶）	阴性	大细胞癌，表型不确定	非小细胞癌，非特指型
未进行检测	未进行检测	阴性	大细胞癌，未进行检测	非小细胞癌，非特指型（未进行检测）

注：弥漫，指>10%肿瘤细胞阳性；局灶，指1%~10%肿瘤细胞阳性。

【鉴别诊断】大细胞癌的主要鉴别诊断见表3-10。实性型腺癌，TTF1［和（或）

NapsinA]及黏液染色阳性。非角化型鳞状细胞癌,P40 和(或)CK5/6 阳性。腺鳞癌,大多数病例形态学显示两种分化,但少数病例形态学可能显示未分化,不同细胞分别表达 TTF1 和 P40。大细胞神经内分泌癌,通过神经内分泌形态学和神经内分泌免疫标记[Syn、CgA 和(或)CD56]阳性而识别。缺乏神经内分泌形态学时,不推荐使用神经内分泌标记。然而,如果形态学为未分化非小细胞癌染色呈角蛋白阳性,TTF1 和 P40 阴性,神经内分泌标记阳性,则应诊断为大细胞癌伴神经内分泌分化(或大细胞癌伴有神经内分泌表型)。横纹肌肉瘤样分化有时会增加癌肉瘤的可能性,但大细胞癌伴有横纹肌样细胞其角蛋白阳性,而 desmin 和 myogenin 阴性。类似大细胞癌的肿瘤具有横纹肌样形态时,应考虑胸腔 SMARCA4 缺陷型未分化肿瘤。角蛋白阳性,其他标记以及临床放射学相关性,通常需要逐个排除胸外的低分化癌、淋巴瘤、黑色素瘤或间皮瘤的可能性。根据患者性别和肿瘤形态,以及临床相关性,转移性癌也需要排除。肿瘤显示>10% 的多形性特征(梭形细胞、巨细胞、腺癌或鳞状细胞癌)时,应归为多形性癌。

表 3-10　大细胞癌的主要鉴别诊断

亚型	免疫组化
实性型腺癌	TTF1 和(或)NapsinA 和(或)黏液染色阳性,P40、P63、CK5/6 阴性或局灶阳性
非角化型鳞状细胞癌	TTF1、NapsinA 和黏液染色阴性,P40、P63、CK5/6 弥漫阳性
腺鳞癌	不同细胞分别表达腺癌和鳞状细胞癌标记,每种成分均≥10%
大细胞癌(零表型)	角蛋白阳性,相关特异标记阴性
大细胞癌(表型不确定型)	角蛋白阳性,不确定免疫表型

【细胞学】大细胞癌的诊断不应在细胞学标本中进行。如果缺乏清晰的形态学或免疫组化分化,首选非小细胞癌,非特殊类型的诊断。细胞学上,肿瘤细胞具有高级别、显著恶性的细胞学特征,与其他低分化非小细胞癌类似。恶性细胞呈横纹肌样形态,胞质丰富、核偏位和大核仁。

【分子遗传学】手术切除标本诊断 LCC,如果在初始手术切除和诊断时未进行分子检测,则伴有晚期疾病复发的肿瘤,分子检测的目的在于明确靶向基因治疗。大约 2/3 的 LCC 存在致癌驱动因子的改变,类似于腺癌。通常与腺癌相关的基因改变(*KRAS*、*EGFR*、*BRAF* 突变和 *ALK* 重排)可能在免疫表型为裸型的 LCC 中出现。

【诊断标准】

(1)必要标准:未分化的非小细胞癌,缺乏任何腺体、鳞状细胞或神经内分泌分化的证据;诊断只能在手术切除标本进行,不能在活检或细胞学标本进行;腺癌(TTF1 或 NapsinA)、鳞状细胞癌(P40 或 CK5/6)和神经内分泌癌(只有当神经内分泌形态以及免疫标记 Syn、CgA、CD56 阳性时方可诊断)等相关免疫标记阴性。

(2)理想标准:如果可能的话,通过分子检测来寻找可能指导治疗的基因改变。

【预后】LCC 的系统性治疗与其他 NSCC 类似。在存在预测性遗传异常和 PDL1 免疫组化的基础上,可以使用酪氨酸激酶抑制剂、单药免疫治疗或免疫化疗联合治疗。与其他 NSCC 一样,预后取决于患者诊断时的状态及 TNM 分期。与以前被归为 LCC 的实性型腺癌和非角化型鳞状细胞癌相比,零表型大细胞癌可能与较差的无病生存率和总生存率相关。横纹肌样特征与预后较差有关。

四、肺腺鳞癌

腺鳞癌是一种同时具有鳞状细胞癌和腺癌两种成分的癌,每种成分均≥10%。

【临床特征】肺腺鳞癌占所有肺癌的2%~3%,在过去几十年中变化不大。多见于男性,平均年龄 65~67 岁,与吸烟有关,但也可发生在无吸烟史的女性。腺鳞癌通常形成结节。其临床表现与其他 NSCC 类似,多为周围型而非中央型,CT 上呈不均匀衰减。周围型肿瘤可表现为中央瘢痕形成、周围有毛刺或胸膜凹陷,有些可表现为周围毛玻璃影和支气管充气征,但这些表现都不是特异性的。

【病理特征】腺鳞癌表现为灰褐色不规则肿块,位于外周或中央,可有空洞形成。组织学上由不同比例的腺癌和鳞状细胞癌组成,每种成分均≥10%。这可以发生4种不同的方式(表 3-11)。腺癌的任何组织学成分都可以在腺癌成分中见到,鳞状细胞癌成分可以是角化的,也可以是非角化的。如果每一种癌都有分化良好的成分,则很容易诊断腺鳞癌。如果肿瘤具有实性型腺癌或非角化型鳞状细胞癌成分,则诊断就更加困难。如果肿瘤内的成分是分散的,诊断就比较容易,如果肿瘤成分是合并的和混杂的,诊断就比较困难。但如果成分不够10%,也应在报告中写出比例(图 3-51)。

【免疫组化】每种成分分别显示传统腺癌或鳞状细胞癌的免疫表达谱,如果形态学上是明确的,免疫组化则不需要。腺癌最好的标记是 TTF1,鳞状细胞癌是 P40。因为 10%~20% 的肺腺癌 TTF1 阴性,则需要黏液染色来证实实性以及 TTF1 阴性的区域是否为腺癌。目前尚不清楚如何对同一肿瘤细胞 TTF1 和 P40 共表达的罕见肿瘤进行分类,这些病例不符合当前的腺鳞癌标准。一些低分化的实性型腺癌可能局灶表达 P40 和 TTF1。另外,腺鳞癌中实性成分为零免疫表型也是可以出现的,但它的存在并不影响诊断结果。

表 3-11 腺鳞癌中 4 种不同的腺癌和鳞状细胞癌成分组合

腺癌成分	鳞状细胞癌成分
腺样形态	角化型鳞状细胞癌
腺样形态	非角化型或基底样鳞状细胞癌,需要免疫组化证实(通常是 P40)
实性型腺癌,需要 TTF1 阳性或黏液染色至少 2 个高倍视野内>5 个细胞内存有黏液	角化型鳞状细胞癌
实性型腺癌,需要 TTF1 阳性或黏液染色至少 2 个高倍视野内>5 个细胞内存有黏液	非角化型或基底样鳞状细胞癌,需要免疫组化证实(通常是 P40)

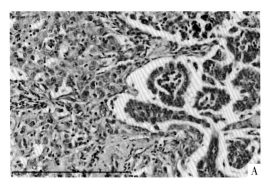
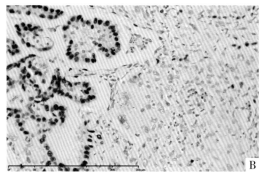
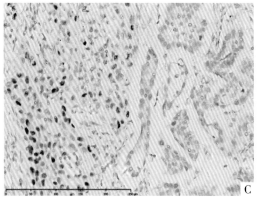

A.肿瘤具有鳞状细胞癌和腺癌两种成分;B.腺癌成分,具有乳头样结构,TTF1 阳性;C.鳞状细胞癌成分,P40 阳性。

图 3-51　腺鳞癌病理特征和免疫组化

【鉴别诊断】鉴别诊断包括鳞状细胞癌、腺癌、高级别黏液表皮样癌和反应性非肿瘤性病变。当鳞状细胞癌或腺癌具有广泛实性(未分化)成分时,可用 TTF1 和(或)黏液染色或 P40 来证实是否存在第二种成分,从而确定是否为腺鳞癌。如果实性成分所有标记均阴性,则根据腺泡状或角化型鳞状细胞成分对肿瘤进行分类。此外,内陷的 TTF1 阳性的肺泡上皮细胞和内陷的支气管结构的鳞状上皮化生应与腺鳞癌区分。桑葚或桑葚样结构与乳头状腺癌有关,区分这种癌免疫组化尤为重要,如实性型腺癌具有鳞样特征,和鳞状细胞癌的假腺样特征。黏液表皮样癌,特别是高级别类型,是腺鳞癌主要的鉴别诊断。黏液表皮样癌通常表现为:①黏液细胞、鳞状细胞和中间细胞的混合组成;②主要位于近端外生支气管;③具有经典的低级别黏液表皮样癌区域;④缺乏角化或角化珠的形成;⑤无原位的鳞状细胞癌;⑥不存在管状、腺泡状和乳头状生长模式。黏液表皮样癌缺乏 TTF1 的表达,也可用于鉴别诊断。MAML2 重排仅见于黏液表皮样癌。少数腺鳞癌与黏液表皮样癌具有形态学重叠,肿瘤细胞巢周边的鳞状成分表达 P63 或 P40,产黏液的腺癌成分显示筛状或管状结构,并且缺乏 TTF1 或 NapsinA 表达,以及 MAML2 重排。一些腺鳞癌具有 ALK 重排。

【细胞学】腺鳞癌的细胞学诊断只有在这两种成分都大量取样时才有可能。然而,这样的例子并不多见,大多数来自真正的腺鳞癌的标本,可能只包含一种成分,如果存在很少的成分,可能会被忽略或误认为是反应性。在某些小活检或细胞学标本中,对于从不吸烟的患者,诊断鳞状细胞癌时应考虑到腺鳞癌的可能性。

【分子遗传学】腺鳞癌的基因特征介于腺癌和鳞状细胞癌之间,因此没有明确的分子结果。腺鳞癌可具有 *ALK*、*ROS*1 或 *RET* 重排,*EGFR*、*KRAS*、*AKT*1、*ERBB*2(*HER*2)、*PIK*3*CA* 或 *STK*11 突变,*FGFR*1 扩增。

【诊断标准】

(1)必要标准:肿瘤具有腺癌和鳞状细胞癌成分,每种成分≥10%;当肿瘤含有非角化或基底样鳞状成分(P40)或者实性型腺癌(TTF1 或黏液染色)成分时,需要做免疫组化或黏液染色。

(2)理想标准:通过免疫组化或分子检测排除黏液表皮样癌和其他类似的癌;肺腺癌驱动基因突变的分子检测可能是有用的。

【预后】腺鳞癌具有侵袭性,与其他 NSCC 的组织学亚型相比预后较差,手术切除后5年生存率为37%~60%。

五、肉瘤样癌

(一)肺多形性癌

多形性癌是一种低分化的非小细胞癌[腺癌、鳞状细胞癌和(或)大细胞癌],至少含有10%的梭形细胞、巨细胞、腺癌或鳞状细胞癌,或完全由梭形细胞和(或)瘤巨细胞组成的癌。多形性癌的明确诊断只能通过手术标本进行。

【临床特征】肺多形性癌占所有手术标本中 NSCC 的2%~3%,但在流行病学研究中占不到1%。发病高峰出现在70岁左右(年龄范围:29~83岁),男性占优势。大多数患者都有吸烟史或既往吸烟史。多位于右肺上叶,常侵犯外周的胸壁,支气管内不常见。其体征和症状与其他 NSCC 相似,包括咳嗽、疼痛、咯血和呼吸困难。影像学显示一个大的中央或外周的肿块,通常位于肺叶上部,显示低衰减的中心坏死,频繁的胸膜侵犯,边缘不清伴毛玻璃影(图3-52)。

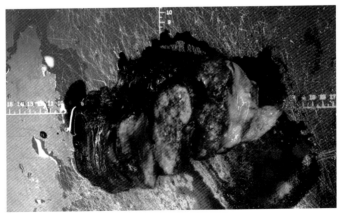

图3-52　肺多形性癌大体标本

【病理特征】多形性癌通常是边界清楚的肿块,切面呈灰白色,有时呈胶冻状,平均 50 mm(范围:10 ~ 180 mm)。一些肿瘤可见中央坏死和(或)空洞形成。它们常侵犯胸壁或纵隔。组织学上多形性癌有≥10%的梭形细胞和(或)巨细胞,以及混合腺癌(31% ~ 72%)、鳞状细胞癌(12% ~ 26%)或大细胞癌(高达43%)。有些肿瘤仅由梭形细胞和(或)肿瘤巨细胞组成。当存在腺癌、鳞状细胞癌或大细胞癌成分时,应当在报告中写出来(如多形性癌合并腺癌)。间质胶原样或黏液样,常见坏死、出血和血管侵犯。巨细胞癌由高度多形性的巨细胞组成,有多个不规则的核或分叶核,胞质丰富嗜酸性颗粒状,并常见炎症细胞浸润。梭形细胞癌仅由形态各异的梭形细胞组成,缺乏分化成分。细胞可轻至重度异型,呈束状或旋涡状排列,伴有各种慢性炎症细胞浸润,有时类似于炎性肌纤维母细胞瘤(图 3-53)。

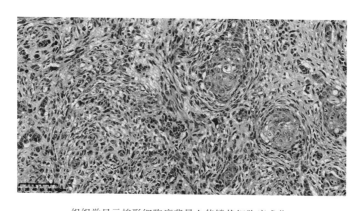

组织学显示梭形细胞癌背景上伴鳞状细胞癌成分。

图 3-53　多形性癌病理特征

【免疫组化】NSCC 成分广谱角蛋白阳性,梭形细胞和巨细胞成分广谱角蛋白呈不同程度的阳性或阴性。有些病例可能需要多种角蛋白来识别上皮分化。其他谱系标记物,如 NapsinA、TTF1 或 P40,根据不同分化方向而有不同的表达。

【鉴别诊断】鉴别诊断包括癌肉瘤、肺母细胞瘤、来自不同部位的转移性肉瘤样癌(乳腺、胃肠道、膀胱、子宫、卵巢)、肉瘤(滑膜肉瘤、上皮样血管内皮细胞瘤、黏液样肉瘤、横纹肌肉瘤)、炎性肌纤维母细胞瘤、生殖细胞肿瘤、黑色素瘤、树突状细胞肉瘤和双相/肉瘤样间皮瘤。如果存在明确的腺癌、鳞状细胞癌或大细胞癌成分,即使梭形细胞和(或)巨细胞成分角蛋白完全阴性,则也可以诊断为多形性癌。如果存在恶性异源性成分,如骨肉瘤、软骨肉瘤或横纹肌肉瘤,则应诊断为癌肉瘤。多形性癌与传统腺癌形态不同,肺母细胞瘤的腺癌成分显示出子宫内膜样形态。强而弥漫的 GATA3 阳性更支持肉瘤样/促纤维性间皮瘤,而不是多形性癌,但它并不特异。不常见的反应性纤维化过程(如机化性肺炎、瘢痕等)也可作为伴有明显炎症的淡染的梭形细胞癌的鉴别诊断。如果具有梭形细胞和(或)巨细胞成分的肿瘤含有小细胞癌或大细胞神经内分泌癌的成分,则应诊断为复合性小细胞癌或复合性大细胞神经内分泌癌,并提及其他组成成分,而不是诊断多形性癌(图 3-54)。

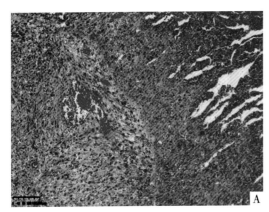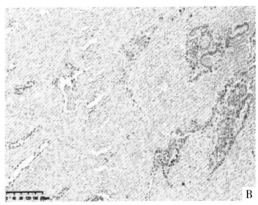

A. 腺癌和梭形细胞癌成分混合紧密;B. TTF1 在腺癌成分中阳性表达。

图 3-54 多形性癌病理特征和免疫组化

【细胞学】细胞学上肿瘤细胞松散,增大,高度异型性,胞质嗜酸性,核仁明显。通常可见坏死碎片、炎症细胞浸润和黏液样或富含胶原的间质。

【分子病理诊断】与其他 NSCC 类似,特别是肺腺癌。复杂的染色体异常和 TP53 突变较常见,如果考虑患者的种族和吸烟史,*KRAS* 和 *EGFR* 突变的频率与肺腺癌相似,*ALK* 重排很少发生。部分病例存在 *MET* 外显子 14 跳跃性突变。多形性癌有较高的 PDL1 表达(60% ~90%),通常肉瘤样区域表达更强。

【诊断标准】必要标准:手术切除标本显示非小细胞癌,包括腺癌、鳞状细胞癌和(或)大细胞癌,由≥10% 的梭形细胞、巨细胞、腺癌或鳞状细胞癌组成,或完全由梭形细胞或巨细胞组成;梭形细胞癌完全由恶性梭形细胞组成;巨细胞癌完全由恶性巨细胞组成,包括或不包括多核巨细胞(图 3-55、图 3-56)。

【预后】多形性癌的预后较其他 NSCC 差,5 年生存率是依赖分期的,报道的是25% ~68%。转移灶常见于肺、骨、脑、胸膜、肝、胸椎和颈部淋巴结、肾上腺以及(少见于)胃肠道和皮肤。更差的预后与年龄偏大、并发症和更高的 TNM 分期、血管侵犯和通过气道传播有关。肿瘤具有 *MET* 外显子 14 跳跃性突变可能对酪氨酸激酶抑制剂有反应。

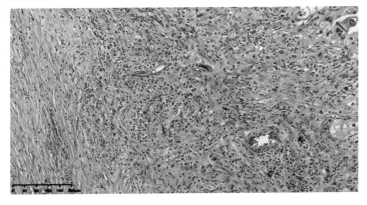

炎症型梭形细胞癌显示不典型的梭形细胞伴有炎症细胞浸润。

图 3-55 炎症型梭形细胞癌病理特征

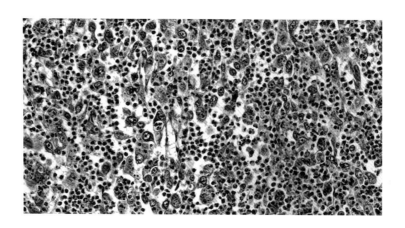

巨细胞癌黏附性差,可见大的肿瘤细胞不连贯排列。

图 3-56　巨细胞癌病理特征

(二)肺母细胞瘤

肺母细胞瘤是一种双相性肿瘤,由低级别/分化良好的胎儿型腺癌和原始间充质细胞组成。也可能存在局灶异源性间叶分化(如骨肉瘤、软骨肉瘤或横纹肌肉瘤),但这不是诊断所必需的。尽管名字相似,但它与胸膜肺母细胞瘤是不同的两种肿瘤。

【临床特征】肺母细胞瘤一种非常罕见的肉瘤样癌的亚型,占手术切除肺癌<0.1%。这些肿瘤好发于40~50岁,没有明显的性别趋势,很少见于儿童。吸烟是很重要的危险因素。常见于外周肺。其体征、症状和影像学与其他 NSCC 类似。常见咳嗽、疼痛、咯血等症状。影像学上,典型表现为边界清楚的巨大肿块。其侵袭性强,可延伸至纵隔或肺内转移,淋巴结受累相对少见(约10%)(图 3-57)。

【病理特征】肿瘤通常较大,平均直径为 100 mm,典型的周围型肿瘤是界限清楚的实性肿块,切面呈

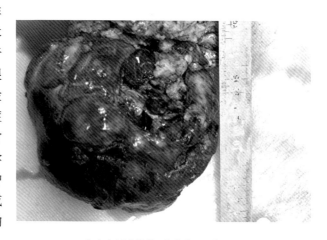

灰白色巨大肿块,具有出血及坏死。

图 3-57　肺母细胞瘤大体标本

灰色、白色、黄色和(或)粉色,坏死及出血常见。组织学上呈双相模式,包括分支的腺样结构和原始的间质细胞。腺样结构基本与低级别/分化良好的胎儿型腺癌相同,由假复层柱状上皮组成,核相对较小,均匀,圆形至卵圆形,胞质透亮或嗜酸,类似于子宫内膜癌。细胞可见显著的核下空泡,类似于分泌期子宫内膜。约 40% 的病例出现桑葚小体。局灶的角化较少见。1/3~1/2 的病例表现为高级别进展,伴有不典型腺样结构,类似于

传统腺癌,或低分化片状结构。间叶成分表现为紧密排列的原始卵圆形至梭形的小的胚胎样细胞,以及不同数量的更成熟的、排列松散的成纤维细胞样细胞,二者逐渐过渡。间质细胞可见局灶的奇异形核。25% 可见未成熟的横纹肌、软骨和骨病灶(图 3-58)。据报道,极少数病例可见异常分化,包括各种生殖细胞肿瘤、小细胞癌和黑色素瘤成分。

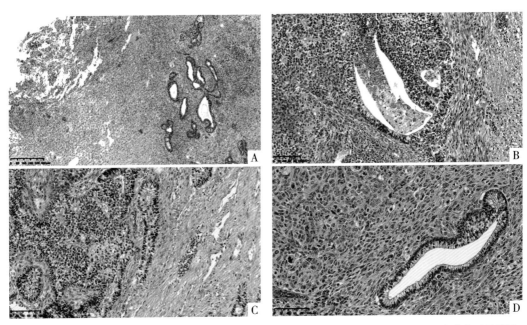

A. 低倍镜可见散在分布的腺体,类似于子宫内膜样外观,间质具有不同密度或成熟度。B. 高倍镜显示低级别/分化良好的胎儿型腺癌成分,可见密集排列的胚胎样细胞。C. 局灶可见类似于颅咽管瘤的湿性角化。D. 间质细胞也可显示出局灶的横纹肌母细胞样特征,丰富的嗜酸性胞质。

图 3-58　肺母细胞瘤病理特征

【免疫组化】上皮样成分表现出与低级别/分化良好的胎儿型腺癌相同的免疫表型,表达角蛋白(AE1/AE3、CAM5.2、CK7)、EMA、和 TTF1。神经内分泌标记物常散在表达。间质成分表达波形蛋白和组织特异性抗原,如 S100 和 desmin 分别在软骨肉瘤和横纹肌肉瘤成分中表达。腺样成分、桑葚样和胚胎样细胞显示 β-catenin 的胞质和细胞核阳性(图 3-59)。

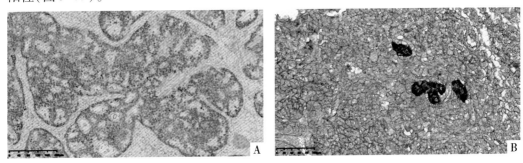

A. 上皮成分表达 TTF1;B. β-catenin 主要是胞核和胞质的阳性。

图 3-59　肺母细胞瘤免疫组化

【鉴别诊断】鉴别诊断包括胎儿型腺癌、癌肉瘤、多形性癌,甚至是子宫内膜异位。癌肉瘤伴有腺癌成分类似于高级别胎儿型腺癌,可能易误诊为肺母细胞瘤;仔细检查形态学(高级别异型性和缺乏桑葚样结构)和免疫组化(β-catenin 膜阳性,TTF1 缺乏或表达减少),以及基因分析(没有 *CTNNB1* 突变),可能有助于鉴别。

【细胞学】细胞学涂片细胞密度很高,有两种细胞类型。有黏附性差的或单个散在分布的椭圆至梭形的细胞,细胞核均匀,染色质细,核仁不清楚;卵圆形或柱状的呈簇排列的上皮细胞轻度增大,胞质嗜碱性或双色性。两种细胞的核特征很相似。

【分子遗传学】肺母细胞瘤常发生 *CTNNB1* 外显子 3 的错义突变,免疫组化 β-catenin 蛋白核定位异常可能有助于诊断。*TP53* 突变也发生在肺母细胞瘤。肺腺癌中发生的其他基因改变(*ROS1*、*EGFR*)也可与肺母细胞瘤中的 *CTNNB1* 突变同时存在。一些成人肺母细胞瘤携带体细胞 *DICER1* 突变和 *CTNNB1* 突变,表明与儿童胸膜肺母细胞瘤具有潜在的遗传联系。

【诊断标准】

(1)必要标准:双相形态包括低级别/分化良好的胎儿型腺癌和原始间叶成分。

(2)理想标准:胎儿型腺癌成分 TTF1 阳性和 β-catenin 核表达;*CTNNB1* 突变;恶性异源性成分可能存在,如骨肉瘤、软骨肉瘤或横纹肌肉瘤。

【预后】远处转移和复发较常见,预后差,与分期有关。初次治疗后 2 年内死亡率特别高。目前还没有确定的预后因素。

(三)肺癌肉瘤

癌肉瘤是一种恶性肿瘤,包含非小细胞癌成分(通常是鳞状细胞癌或腺癌)和至少一种肉瘤异源性成分,如横纹肌肉瘤、软骨肉瘤或骨肉瘤。

【临床特征】肺癌肉瘤是少见的肿瘤,占肺癌的<0.2%。常见于男性,男女比是 7:1。中位年龄是 65 岁。与吸烟重度相关。肿瘤最常见于中央,也可发生于支气管或外周。患者可伴有咳嗽,中央型肿瘤可有咯血,周围型肿瘤可有胸痛。影像学与其他 NSCC 类似,典型表现为大而不均匀的肿瘤,伴有增强、坏死或偶见钙化。多数患者(>75%)在就诊时不止有局部疾病(图 3-60)。

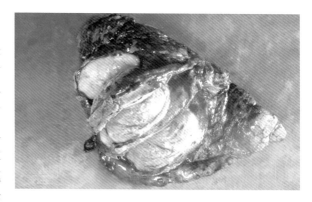

大体显示切面鱼肉样,可见出血点。

图 3-60　肺癌肉瘤大体标本

【病理特征】肿瘤通常体积庞大,伴有坏死及出血。组织学呈双相型,主要是癌,同时包含癌(最常见的是鳞状细胞癌,其次是腺癌和大细胞癌)和肉瘤(主要是横纹肌肉瘤、软骨肉瘤和骨肉瘤,少数可见脂肪肉瘤或血管肉瘤)成分,肉瘤显示了异源性成分。小细胞癌和大细胞神经内分泌癌在有异源性成分的肿瘤中很少见,如果有则应诊断为复合性小细胞癌或复合性大细胞神经内分泌癌,而不是癌肉瘤。高级别胎儿型或透明细胞腺癌伴有异源性成分,而没有肺母细胞瘤的分子特征时,应诊断为"癌肉瘤,母细胞瘤样亚型"(图3-61、图3-62)。

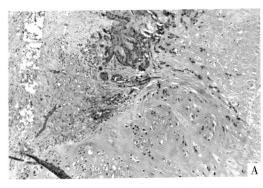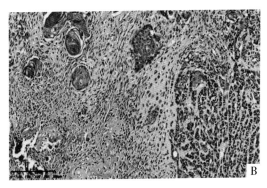

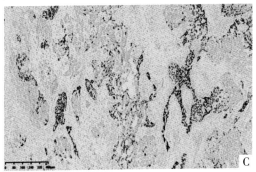

A.低分化腺癌和未成熟的软骨样基质;B.鳞状细胞癌+骨肉瘤+梭形细胞癌+神经内分泌癌;C.P40染色。

图3-61 癌肉瘤病理特征和免疫组化(1)

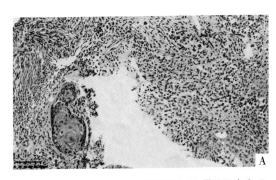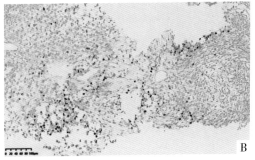

A.鳞状细胞癌+横纹肌肉瘤;B.myogenin显示横纹肌肉瘤分化。

图3-62 肺癌肉瘤病理特征和免疫组化(2)

【免疫组化】癌的免疫组化与传统的肿瘤类型相同,腺癌TTF1和NapsinA阳性,鳞状细胞癌P40阳性。异源性肉瘤成分,对于横纹肌肉瘤,desmin或myogenin阳性,对于软骨肉瘤,S100阳性。梭形区域可能角蛋白阳性或阴性,这些区域通常TTF1、NapsinA、P40或P63阴性;然而,肉瘤也可以少数表达P63,P40可能会好一些,要避免这一陷阱。肺母细胞瘤在胎儿型或间叶区域可显示β-catenin核阳性,癌肉瘤无论是高级别区域和透明细胞区域,或是类似胎儿型腺癌区域均显示 β-catenin 膜阳性,而 CDX2 阳性(图 3-63)。

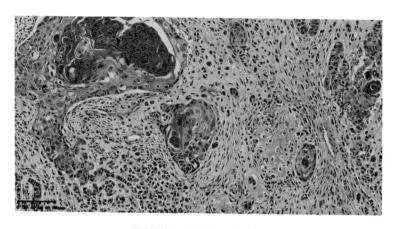

可见鳞状细胞癌及骨肉瘤成分。

图 3-63　肺癌肉瘤病理特征

【鉴别诊断】鉴别诊断包括多形性癌、肺母细胞瘤、肉瘤或间皮瘤。多形性癌缺少异源性成分。肺母细胞瘤具有胎儿型腺癌成分(β-catenin 核阳性)和母细胞样区域。肉瘤可以有高级别上皮区域,但无腺体或角化。间叶肿瘤可以有反应性肺泡上皮内陷,类似癌。一个特殊的鉴别是双相型滑膜肉瘤,然而腺样成分 TTF1 阴性,梭形成分也不是异源性成分。如果仍有疑问,*SS18-SSX* 融合有利于滑膜肉瘤的诊断。双相型间皮瘤,其上皮样成分表达间皮的标记物。有广泛上皮样成分时,做免疫组化是非常重要的。

【细胞学】上皮成分鳞状细胞癌比腺癌更常见,虽然两者均可发生。恶性肉瘤样成分常表现为梭形细胞混合软骨肉瘤、骨肉瘤和(或)横纹肌肉瘤。

【分子遗传学】腺癌成分可能有相应的突变。两种成分具有相同的等位基因丢失和致癌性 *EGFR* 突变。少数 *TP53* 突变,但 *KRAS* 突变较少。

【诊断标准】必要标准:必须具有非小细胞癌(通常为鳞状细胞癌或腺癌)和带有异源性成分的肉瘤(横纹肌肉瘤、软骨肉瘤和骨肉瘤)两种成分。

【预后】癌肉瘤预后很差,像其他肉瘤样癌具有高 T 和总 TNM 分期一样。肿瘤局部切除对预后是有效的。

六、其他上皮肿瘤

(一)NUT 癌

NUT 癌是一种以睾丸核蛋白(NUTM1)基因重排为遗传学改变的低分化癌。

【临床特征】据报道,目前已有 200 多例病例。NUT 癌无性别差异,最初认为发生于儿童和年轻人(中位 23.6 岁),但 NUT 癌可发生于任何年龄,年龄范围 0～80 岁,>18 岁患者明显较多。病因尚不清楚,没有证据表明与环境因素有关。胸部/纵隔 NUT 癌占所有病例的 51%,但由于大多数病例都累及肺和纵隔,因此无法确定这些病例是否起源于纵隔/胸腺。头颈部原发部位占 NUT 癌的 41%,骨组织和软组织原发占 6%。少数病例发生于肾、胰腺、甲状腺和膀胱。NUT 癌通常处于晚期,表现为胸膜炎性胸痛、干咳、体重减轻和呼吸急促。胸部 X 线检查通常表现为纵隔增宽,并由于肿瘤肺扩展导致部分或完全半胸腔浑浊。据报道,该病进展极其迅速,在最初表现后 2 ~ 8 周内出血完全胸腔浑浊。CT 显示 NUT 癌呈低衰减、不均匀强化、广泛坏死肿块,边界不清,浸润性生长。侵犯邻近结构,常见坏死和钙化。MRI 显示 T1 加权像低信号,T2 加权像高信号。NUT 癌具有高 FDG 摄取,因此 PECT 是确定 NUT 癌患者全身疾病负荷的最佳选择,而且有助于监测治疗反应。NUT 癌通常通过局部侵犯和淋巴及血管转移。常见胸膜侵犯及远处转移,骨转移较早,多器官扩散较晚(如卵巢、肝和脑组织)(图 3-64)。

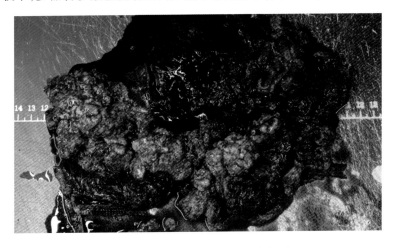

全肺切除标本显示广泛浸润性肿瘤,伴有大量坏死。

图 3-64　NUT 癌大体标本

【病理特征】通常表现为一个或多个大的肺或纵隔肿块,并延伸至肺门、胸膜和(或)胸壁。切面呈棕褐色至白色,常伴有广泛的地图样坏死。组织学典型表现为小至中等大小的单形性未分化细胞呈片状或巢状分布,细胞核大小均匀,轮廓不规则,染色质呈泡状,核仁明显。胞质弱嗜酸性至嗜碱性不等,可呈颗粒状外观。核分裂象易见,常出现坏死。约 33% 的病例可出现特征性的局灶性突然角化。间质可见明显的中性粒细胞浸润,伴或不伴坏死,常与肿瘤细胞混合,部分病例仅可见轻微的慢性炎症。NUT 癌没有明确的腺性分化,可作为排除标准。间叶分化可发生在涎腺、软组织和骨组织原发部位,胸部 NUT 癌还未见报道(图 3-65、图 3-66)。

【免疫组化】约 87% 患者 NUT(C52B1)免疫组化染色阳性,阳性标准为>50% 的细胞核阳性,特异性为 100%,敏感性为 87%。典型的染色模式为核斑点状阳性。大多数病例全角蛋白阳性,少数病例阴性。其他上皮标记物不同程度表达,如 EMA、BerEP4 和 CEA。多数病例 P40、P63 核阳性,提示鳞状分化。偶见 CgA、Syn 甚至 TTF1 阳性。NUT 癌常表达造血干细胞标记物 CD34,这可能导致误诊为急性白血病。生殖细胞、淋巴和髓系标记物均阴性。Ki-67 通常表达很高(图 3-67)。

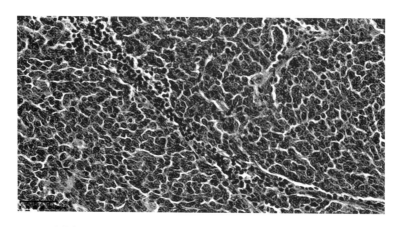

片状排列的单形性细胞,小至中等大小,细胞黏附性略差,核不规则。

图3-65　NUT癌病理特征(1)

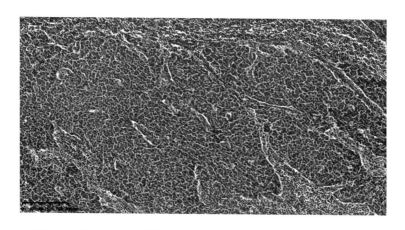

显示在未分化细胞中无显著角化或骤然角化,肿瘤周围出现较多淋巴细胞浸润。

图3-66　NUT癌病理特征(2)

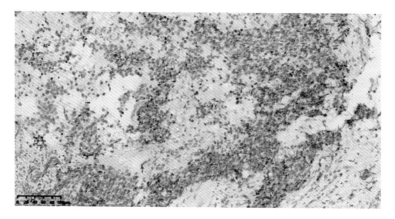

克隆号C52B1,兔单抗,>50%肿瘤细胞核阳性可被诊断为NUT癌。

图3-67　NUT癌免疫组化

【鉴别诊断】鉴别诊断主要为低分化鳞状细胞癌、小细胞癌、复合性小细胞癌和鳞状细胞癌。有时还需与未分化癌、小蓝圆细胞肿瘤(包括白血病)、SMARCA4 缺陷型肿瘤鉴别。一组新出现的具有肉瘤组织学形态的 NUTM1 重排恶性肿瘤和新的 NUTM1 融合伴侣目前为分类。

【细胞学】抽吸物细胞涂片主要由松散的细胞簇和孤立的单个细胞组成,明显的单形性,中等大小,不规则核,染色质呈颗粒状或泡状,离散的核仁。根据鳞化的程度不同,细胞呈圆形或棱形。胞质淡染或嗜酸性,可见致密的嗜酸性颗粒,细胞可呈空泡状但不含黏液。核分裂象、坏死碎片和挤压常见。

【分子遗传学】NUT 癌的特征是染色体易位 t(15;19)(q14;p13.1)并导致 NUTM1 与 BRD4 融合(占>75%)或 BRG3(9q34.2;~15% 病例)、NSD3(8p11.23;~5% 病例)和其他(ZNF532、ZNF592 或其他不明基因,~5%)(图 3-68)。

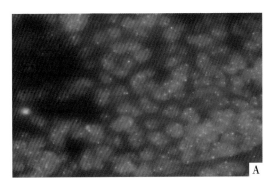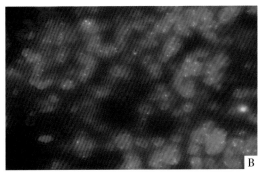

A.BRD4,FISH 显示红绿信号分离,BRD4 信号断裂;B.NUTM1,FISH 显示红绿信号分离,NUTM1 信号断裂。

图 3-68　NUT 癌染色

【诊断标准】必要标准:低分化鳞状细胞癌或其他低分化癌,且通过分子检测或免疫组化证实 NUTM1 重排。

【预后】NUT 癌是一种极其侵袭性的癌症,患者在所有分子亚型和解剖部位的中位生存期是 6.5 个月。与非胸部 BRD4-NUTM1 NUT 癌(中位生存期 10 个月)以及非胸部非 BRD4-NUTM1 NUT 癌(中位生存期 36.5 个月)相比,胸部 BRD4-NUTM1 NUT 癌中位生存期更差,仅 4.4 个月。完整切除和初始治疗时放疗对延长生存期有独立的显著相关性。总生存期在有转移的情况下明显较差,但与年龄或性别没有显著相关性。大多数化疗方案在 NUT 癌患者中未能提供持久的反应,然而,有报道显示以异环磷酰胺为基础的方案,特别是 SSG IX 方案,可以在一小部分儿童病例中导致长期的完全缓解,甚至治愈。使用靶向 BRG4(属于 BET 蛋白家族)的 BET 小分子抑制剂治疗 NUT 癌的试验正在进行中。

(二)胸腔 SMARCA4 缺陷型未分化肿瘤

胸腔 SMARCA4 缺陷型未分化肿瘤(SMARCA4-UT)是一种高度恶性的肿瘤,主要累及成人胸部,表现为未分化或横纹肌样表型,以及 SMARCA4 缺失,SMARCA4 是 BAF 染色体重塑复合物的关键亚基。

【临床特征】SMARCA4-UT 常见于年轻人到中年人,中位年龄为 48 岁,但年龄范围很广(27~90 岁),男性较多。绝大多数患者为重度吸烟患者。病变累及纵隔、肺门、肺和(或)胸膜,有或无胸壁侵犯。大多数病例肺部至少有局灶性受累,但可能被明显的纵隔受累掩盖。罕见病例似乎无肺部受累。临床表现为呼吸困难、疼痛、上腔静脉综合征、体重减轻和转移相关症状。影像学典型表现为一个大的、边界不清的、有侵袭性的 PET 高摄取肿块。肿瘤侵袭性强,初发时经常已转移到淋巴结、骨、肾上腺、脑组织和腹腔/骨盆。

【病理特征】肿瘤通常是大的、灰白色、质软、伴坏死。组织学上由弥漫片状、大圆形至上皮样细胞组成,染色质呈泡状、核仁明显、核相对单一,偶见细胞表现为轻至中度多形性。可见横纹肌样细胞,核分裂象和坏死常见。罕见梭形、黏液样变性、硬化、腺泡状结构和透明细胞变。大多数病例中缺乏明确的上皮分化证据(如腺体、乳头状或角化),但是约 5% 的病例在组织学上与传统的非小细胞癌类似(图 3-69)。

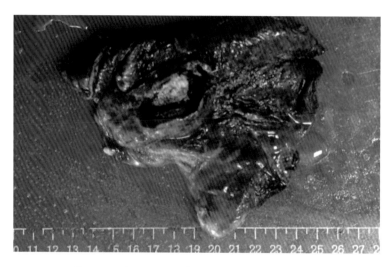

图 3-69　SMARCA4 缺陷型未分化肿瘤大体标本

【免疫组化】典型的表现为 SMARCA4(BRG1)表达完全缺失。然而,约 25% 的病例表现为弥漫性的 SMARCA4 染色减少,而不是完全缺失,大多数病例 SMARCA2(BRM)染色丢失,保留 SMARCB1(IN1)表达。多数病例表达 CD34、SOX2 和(或)SALL4,P53 在大多数病例中过表达,角蛋白通常局灶弱表达或弱表达,可能完全阴性,而缺乏强而弥漫性表达。Syn 表达可能显著。Claudin-4 在几乎所有病例中均阴性或局灶阳性。少数病例可同时表达 TTF1、P63、P40 或 WT1。错配修复蛋白显示正常模式。

【鉴别诊断】鉴别诊断包括淋巴瘤、NUT 癌、生殖细胞瘤、神经内分泌癌、大细胞癌、黑色素瘤和肉瘤(例如 *CIC* 重排肉瘤、恶性横纹肌样瘤和上皮样肉瘤)。约 5% 的传统非小细胞肺癌具有 SMARCA4 缺失,应通过上皮样结构(腺样)、细胞黏附性和弥漫的角蛋白表达来区别。辅助标记 SMARCA2、Claudin-4、CD34、SALL4 和 SOX2 可能有帮助,尽管它们都不是完全敏感和特异的。由于 SMARCA4-UT 与其他部位转移(如子宫、卵巢、胃、肾和胰腺)至胸部的肿瘤具有相似的表型,结合临床是必须的。

【细胞学】细胞学涂片是典型的坏死背景下的高密度细胞,细胞单个或松散呈簇。细胞呈圆形至卵圆形,典型的核偏位和明显的核仁。尽管整体呈单形性,但单个的多形性细胞也很常见。在细胞学涂片上不能很好地显示透明样内容物,但在一些细胞可见明显致密的胞质和核凹陷(图3-70、图3-71)。

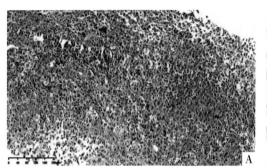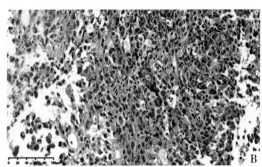

A. 显示弥漫呈片分布的圆形至上皮样细胞,浸润纵隔脂肪组织,可见坏死;B. 上皮样肿瘤细胞可见相对均匀的核及显著的核仁。

图3-70 胸腔SMARCA4缺陷型未分化肿瘤病理特征

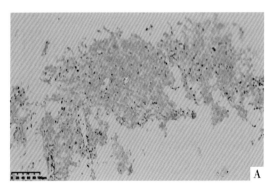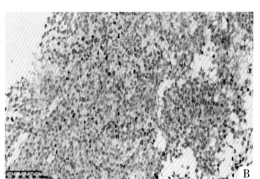

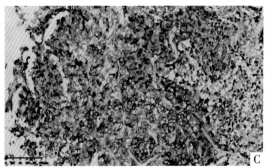

A. 肿瘤细胞SMARCA4染色完全丢失;B. 多数肿瘤细胞SALL4阳性表达;C. 肿瘤细胞CD34阳性表达。

图3-71 胸腔SMARCA4缺陷型未分化肿瘤免疫组化

【分子遗传学】存在 SMARCA4 突变。肿瘤发生是由 SMARCA4 的双等位基因失活驱动的,主要包括无义和移码突变、错义突变、剪接位点突变或缺失。TP53 失活较常,见约44% 的病例显示了 KRAS、STK11 和(或)KEAP1 的额外突变,这是吸烟相关非小细胞癌的常见驱动因素,少数 NF1 突变。

【诊断标准】必要标准:肿瘤发生于成人,明显累及胸部;弥漫片状的失黏附性圆形至上皮样细胞,形态相对单一,泡状核,核偏位,核仁明显;没有明确的上皮分化证据(除了合并癌的病例);组化证实 SMARCA4(BRG1)缺失。理想标准:组化证实 SMARCA2(BRM)缺失,表达 CD34、SOX2 和(或)SALL4;Claudin-4 阴性或灶性表达。

【预后】SMARCA4-UT 表现出普遍的侵袭性行为和差的预后,中位生存期为 4~7 个月,它们比 SMARCA4 缺陷型传统非小细胞肺癌预后更差。

七、肺-涎腺型肿瘤

(一)多形性腺瘤

多形性腺瘤是一种良性肿瘤,上皮细胞和肌上皮细胞混合软骨黏液样间质。

【临床特征】多形性腺瘤的发病年龄在 8~74 岁,但大多是成人,没有性别优势。常发生于近端支气管或气管。支气管内的肿瘤患者可出现呼吸困难或咯血,常伴有阻塞性肺炎和(或)肺不张。实质内肿瘤通常无症状。影像学显示边界清楚的实性肿块,CT 和MRI 的异质性对应不同的组织学成分。肿瘤可能 PET 阳性。

【病理特征】肿瘤大小为 10~160 mm,支气管内为息肉状,实质肿瘤为边界清楚的结节。切面呈灰白色、黏液样、质软或橡胶状。组织学上与涎腺多形性腺瘤相似。由管状或导管成分和梭形到浆细胞样的肌上皮细胞组成,间质呈软骨黏液样,可见鳞状上皮化生。也可呈实性岛状上皮细胞伴局灶性黏液样间质(图3-72)。

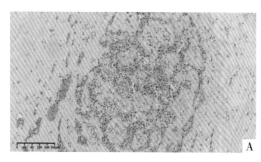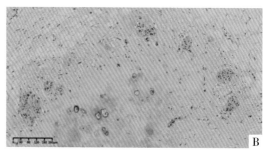

A.软骨样和透明间质内可见明显的导管结构;B.软骨黏液样间质。

图3-72　多形性腺瘤病理特征

【免疫组化】免疫组化不特异,但支持双相型肿瘤。细胞角蛋白、S100、GFAP、P40、P63、calponin、α-SMA 和 SMMHC 均呈不同程度阳性。

【鉴别诊断】关键的鉴别诊断是转移性涎腺肿瘤(所谓的良性转移性多形性腺瘤)。其他鉴别诊断包括肺错构瘤和肺癌肉瘤。肺错构瘤由发育良好的间叶成分组成。肺癌肉瘤有明显的恶性成分。在特殊情况下,多形性腺瘤可出现恶性肿瘤,癌成分可以是上皮性、肌上皮性或混合性,并表现出恶性特征,如坏死、细胞异型性、≥5 个核分裂/2 mm²,血管和(或)神经侵犯。这些肿瘤应称为癌在多形性腺瘤中,并应报告其类型。

【细胞学】虽然在肺中没有报道,但发现温和的导管上皮细胞和肌上皮细胞与软骨黏液样间质密切混合时,应考虑这种肿瘤。

【分子遗传学】关于肺多形性腺瘤的分子研究报道非常罕见,目前还没有关于已知发生在涎腺的 *PLAG*1 和(或)*HMGA*2 融合的报道。

【诊断标准】良性混合性涎腺型肿瘤,有导管细胞、肌上皮细胞和软骨黏液样基质。

【预后】小而边界清楚的肿瘤是良性的。肿瘤具有浸润性边界可能复发或转移,生物学行为是低度恶性的。

(二)腺样囊性癌

腺样囊性癌是一种由上皮细胞和肌上皮细胞组成的恶性双相型涎腺肿瘤。由 3 种主要结构形成:管状、筛状和实性。

【临床特征】腺样囊性癌占所有肺肿瘤<1%,且无性别优势。没有证据表明其与吸烟有关。典型的肿瘤位于支气管内。常见的症状包括气道阻塞引起的呼吸短促、咳嗽、喘息和咯血。影像学显示一个位于中央的肿块,可能有支气管内成分。腺样囊性癌体积更大,更常累及中央气道,比黏液表皮样癌中位 FDG 摄取率高。腺样囊性癌呈隐匿性浸润性生长,有时可延伸至肺实质和纵隔。周围神经侵犯使肿瘤难以完整切除,局部复发常见。转移至远处器官的病例不多见(图 3-73)。

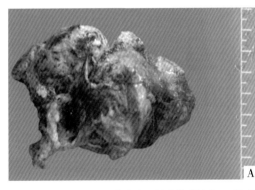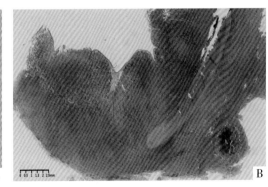

A. 支气管内发生的腺样囊性癌;B. 肿瘤在支气管内生长,并浸润支气管周围软组织。

图 3-73　腺样囊性癌大体标本及临床特征

【病理特征】肿瘤通常<40 mm,切面呈灰白色,质均匀。建议对支气管周围组织取样,因为镜下软组织的扩散往往超过肉眼所见的切缘。组织学由小的、成角的细胞组成,胞质稀少,通常是均匀的,核深染,常见神经侵犯,有丝分裂少见。结构上,显示 3 种结构:筛状、管状和实性。最常见的是筛状结构,特征是肿瘤细胞排列呈巢状,形成凿孔样管腔,腔内可见嗜碱性基质。管状结构有两层细胞,管腔细胞呈立方形,外周细胞形成肌上皮层。实性结构为肿瘤细胞巢,没有管腔形成(图 3-74)。

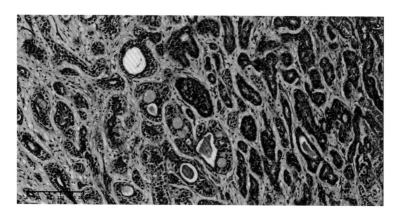

肿瘤排列成筛状或巢状，有明显界限的圆形空隙，腔内可见浅色的嗜碱性基质，偶尔可见管状结构形成。

图3-74　腺样囊性癌病理特征

【免疫组化】免疫组化显示导管和肌上皮两种表型，包括 CKT、肌动蛋白、S100、P63、CD117、Sox 10 及 C-myb、KIT。基质包含基底膜样特征，如Ⅳ型胶原、层粘连蛋白、硫酸乙酰肝素。

【鉴别诊断】鉴别诊断包括类癌、基底样鳞状细胞癌和小细胞癌，这些都可以通过免疫组化来鉴别。此外，基底样鳞状细胞癌与大多数腺样囊性癌不同，具有高增殖指数。多形性腺瘤具有局灶筛状结构，可能类似腺样囊性癌。应仔细排除其他器官转移。

【细胞学】细胞学可见三维微腺泡形态，粉色至苍白不透明的小球，对应腔内基底膜样物质。

【分子遗传学】主要的基因改变，包括 *MYB* 原癌基因和 *NFIB* 转录因子 t(6;9)(q22-q23;p23-p24)的融合，以及较少见的 t(8;9)/*MYBL1-NFIB* 基因融合。在支气管腺样囊性癌中，染色体 3p14 和 9p 杂合性缺失的报道很少。高分辨率比较基因组杂交分析显示，3p、4p 和 15q 缺失，12q15(*MDM2* 位点)获得。尽管 *KIT* 具有免疫反应性，但没有 *KIT* 突变。尽管头颈部腺样囊性癌的全外显子组测序发现了 *PIK3CA*、*ATM*、*CDKN2A*、*SF3B1*、*SUFU*、*TSC1*、*CYLD*、*NOTCH*1/2、*SPEN* 和 *FGFR2* 突变，但支气管腺样囊性癌没有相似的报道。

【诊断标准】

（1）必要标准：腺样囊性癌是双相涎腺型癌，细胞核深染且呈角状，同时表现为导管和肌上皮表型；其他器官转移应被排除。

（2）理想标准：*MYB-NFIB* 基因融合。

【预后】肿瘤表现为惰性，切除后 10～15 年内可局部复发（常为多发性）。最终可能发生远处转移。预后差与肿瘤诊断时的分期、手术切缘阳性、年龄大的患者和实性结构有关。

（三）上皮-肌上皮癌

上皮-肌上皮癌是一种双相涎腺型恶性肿瘤，由形成管状结构的内层上皮细胞和外层肌上皮细胞组成。

【临床特征】上皮-肌上皮癌是一种罕见的肿瘤,仅占原发性涎腺型肺肿瘤的 3.8%。年龄范围为 7~81 岁,平均 56 岁,没有性别优势。与其他肺癌相关的因素无关。常位于肺中央,累及主支气管,20%~30% 的病例只发生于肺实质。主要表现为支气管阻塞的症状,包括咳嗽、发热和呼吸困难。也可能无症状,特别是发生于肺实质的病例。影像学显示边界清楚的均匀肿瘤,PECT 通常没有 FDG 摄取。

【病理特征】通常是边界清楚、实性、均匀、白色至灰褐色的肿瘤,一例报道空洞形成。组织学上是双相的,具有上皮和肌上皮成分。最常见的模式为由内层的立方上皮细胞形成管状结构和外层的肌上皮细胞。上皮细胞有均匀而小的细胞核,嗜酸性胞质。肌上皮细胞常呈透明的胞质。有丝分裂少,无坏死。第二种常见的模式是肌上皮细胞包质更嗜酸性,形态呈梭形,排列呈实性。最不常见的模式是以肌上皮细胞为主,核异型性增加(肌上皮间变),这往往与更恶的生物学行为有关(图 3-75)。

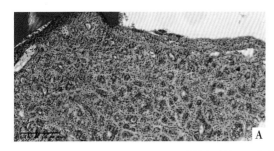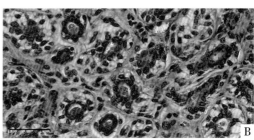

A. 肿瘤具有双相形态,内层为形成管状结构的上皮细胞,外层为小的一致的肌上皮;B. 显示嗜酸性的上皮细胞和透亮的肌上皮细胞。

图 3-75 上皮-肌上皮癌病理特征

【免疫组化】内层上皮细胞角蛋白强阳性,肌上皮细胞角蛋白阴性。肌上皮细胞通常 S100 强阳性(尽管也有 S100 阴性的病例报道)、P40、P63 和 actin 强阳性,而 CEA 和 HMB45 阴性。偶尔也会出现大量与肌上皮肿瘤相关的肺细胞性增生,最初称为肺细胞性腺肌上皮瘤(图 3-76)。

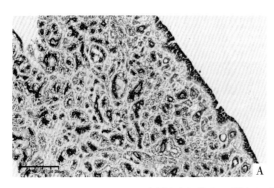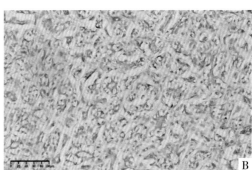

A. 内层上皮细胞 CK7 阳性;B. 外层肌上皮细胞 Calponin 阳性。

图 3-76 上皮-肌上皮癌免疫组化

【细胞学】FNA 显示致密的基底样细胞形成的三维细胞簇,胞质稀少,偶见上皮样细胞簇,胞核大且重叠。背景中可见裸核细胞。

【分子遗传学】无临床相关。

【诊断标准】必要标准:低级别涎腺型肿瘤;双相形态,内层上皮细胞形成导管和外层的肌上皮细胞,两种成分比例不同。理想标准:肌上皮细胞 S100、P40/P63 和 actin 阳性。

【预后】大多数上皮-肌上皮癌是低级别的,完全切除后无复发。肿瘤可能复发和(或)转移到纵隔淋巴结。高的有丝分裂计数、肿瘤坏死、核多形性和肌上皮成分伴有显著异型性是不利的预后因素。

(四)黏液表皮样癌

黏液表皮样癌(MEC)是一种由产黏液细胞、鳞状上皮样细胞核中间型细胞组成的恶性涎腺型肿瘤。

【临床特征】黏液表皮样癌占肺癌<1%。有些报道女性占优势,年龄范围很广。病因尚不清楚,与吸烟无关。常发生于支气管内,多见于中央气道。症状通常继发于气道阻塞或刺激,表现为咳嗽、咯血和反复感染,症状有时会被误认为哮喘,有些患者无症状。CT 显示肿瘤为圆形或分叶状肿块,常伴梗阻相关症状。

【病理特征】低级别肿瘤在气道内边界清楚,有时呈息肉状,平均直径为 30 mm。高级别肿瘤浸润性更强。切面由软到硬,由白色/灰色到黄色,取决于纤维化的程度和黏液的多少,肿瘤有时呈囊性。组织学上,低级别肿瘤由不同数量的产黏液细胞、鳞状细胞样细胞和中间细胞组成。囊性区域通常由产黏液细胞组成。实性区由中间细胞和(或)非角化鳞状上皮样细胞组成。透明细胞和嗜酸细胞改变通常是局灶的。核分裂像是罕见的。背景间质可表现为钙化、骨化、黏液外渗的肉芽肿反应,有时还表现为宿主炎症反应。高级别肿瘤是罕见的,主要由不典型鳞状上皮样和中间型细胞组成,常有核分裂象和坏死,并伴有不同数量的产黏液细胞(图 3-77)。

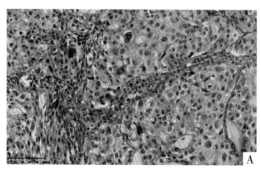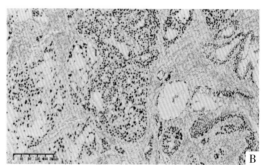

A. 高级别黏液表皮样癌显示细胞核不典型和显著的核仁;B. 肿瘤的表皮样成分表达 P63。

图 3-77　黏液表皮样癌病理特征和免疫组化

【免疫组化】所有细胞类型均角蛋白阳性,TTF1、NapsinA、SMA、和 S100 阴性。鳞状上皮样细胞 P40、P63 和 CK5/6 阳性。

【鉴别诊断】主要的鉴别诊断是头颈部转移性涎腺肿瘤。*MAML2* 基因重排几乎只出现在黏液表皮样癌中,在某些病例中可排除腺鳞癌。跟腺鳞癌相比,高级别黏液表皮样癌的诊断标准更典型,包括:①近端外生性支气管内;②可见低级别向高级别转化过渡区;③无原位鳞状细胞癌;④缺乏细胞内角化或角化珠形成;⑤缺乏管状、腺泡状和乳头状结构。缺乏中间型细胞和鳞状上皮样细胞是鉴别黏液腺腺瘤和低级别黏液表皮样癌的标志。

【细胞学】3 种细胞类型可能混杂在一起,腺细胞可单独存在或呈腺泡状,中间型细胞圆形或细长形,胞质均匀而致密。鳞状上皮样细胞较大,圆形细胞核位于中央(图 3-78)。

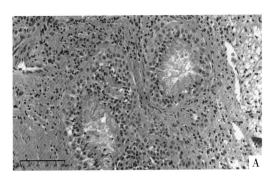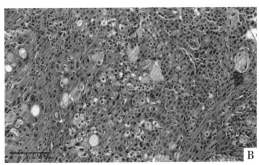

A. 显示肿瘤以黏液腺体为主,散布在致密的纤维间质中;B. 肿瘤主要由中间型细胞为主,散在黏液腺体及黏液细胞。

图 3-78　低级别黏液表皮样癌病理特征

【分子遗传学】具有 t(11;19)(q21;p13),涉及 CRTC1 和 MAML2 基因,分别位于染色体 19P13 和 11q21。CRTC1-MAML2 融合是 CRTC1 的外显子 1 和 MAML2 的外显子 2~5 融合。

【诊断标准】

(1)低级别必要标准:细胞学上温和的产黏液细胞、鳞状上皮样细胞和中间型细胞。

(2)高级别必要标准:非典型产黏液细胞、鳞状上皮样细胞和中间型细胞;可见低级别向高级别转化过渡区;无角化,位于中央,无原位癌。

(3)理想标准:CRTC1-MAML2 基因融合。

【预后】低级别黏液表皮样癌预后好,高级别黏液表皮样癌预后与其他非小细胞癌相似。不完全切除和淋巴结转移是不良预后因素。CRTC1-MAML2 基因融合病例与更好的生存率相关。

(五)玻璃样变性透明细胞癌

玻璃样变性透明细胞癌是一种低级别恶性上皮来源肿瘤,索状、梁状和巢状排列的透明细胞和嗜酸性细胞浸润于黏液透明变性和细胞性纤维间质背景中。

【临床特征】玻璃样变性透明细胞癌是罕见的肺癌,目前只有 11 例报道。年龄范围是 30~66 岁,女性偏多。病因未知。肿瘤位于中央气道支气管内,主要引起梗阻、咳嗽和呼吸困难的症状,咯血罕见。大体上是一种灰白色、相对界限清楚、无包膜的肿瘤。可以浸润支气管软骨。大小为 9~35 mm。

【病理特征】肿瘤由小到中等大小的透明细胞或嗜酸性细胞组成,排列呈索状、梁状和巢状。细胞浸润于黏液透明变性和细胞性纤维间质背景中。核分裂象罕见,未见坏死。偶尔可见细胞内黏液。可见神经侵犯和瘤周淋巴细胞浸润(图3-79、图3-80)。

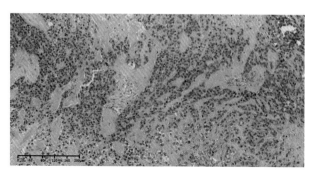

细胞呈梁状或巢状浸润,背景为致密、嗜酸性、玻璃样变性间质,与黏液纤维化区域相连。

图3-79 玻璃样变性透明细胞癌病理特征(1)

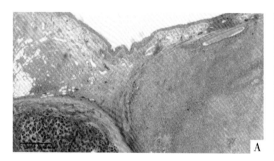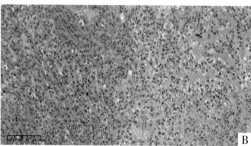

A.全切片显示玻璃样变性透明细胞癌位于支气管内,以支气管内方式生长,浸润支气管周围软组织,产生大量炎症反性;B.显示两种细胞,左边是嗜酸性细胞,右边是透明细胞。

图3-80 玻璃样变性透明细胞癌病理特征(2)

【免疫组化】肿瘤细胞 CK7、高分子量角蛋白(34βE12)、CK5/6、P63 和 P40 阳性。部分病例 EMA、CAM5.2、CK19 和 CK14 阳性。TTF1、NapsinA、CK20、S100、SMA、Syn 和 CgA 均阴性。

【细胞学】肿瘤细胞小至中等大小,具有透明或嗜酸性胞质,呈松散的细胞簇,细胞核圆而均匀,小核仁,胞质丰富而纤细。

【分子遗传学】所有病例均具有 *EWSR*1-*ATF*1 融合。一例病例报道 *EWSR*1-*CREM* 融合,但仅在原发头颈部病例报道。

【诊断标准】

(1)必要标准:低级别上皮源性肿瘤,多数不等的透明细胞或嗜酸性细胞,具有黏液透明样变性和硬化性间质。

(2)理想标准:*EWSR*1-*ATF*1 融合检测。

【预后】玻璃样变性透明细胞癌是低级别,惰性病程,目前无术后复发报道。

（六）肌上皮瘤和肌上皮癌

胸腔肌上皮肿瘤是非常罕见的,其形态、免疫表型和基因特征与软组织、涎腺、骨组织、皮肤的同类肿瘤相同。"肌上皮瘤"适用于良性肌上皮肿瘤,"肌上皮癌"适用于恶性肌上皮肿瘤。

【临床特征】胸部肌上皮肿瘤非常少见,常发生于成人(平均年龄为52岁),肌上皮癌在儿童较多见。与吸烟及其他致癌物无关。大约一半的肺肌上皮肿瘤发生于大气道(支气管内或支气管),其余为肺实质,也可发生于胸壁、纵隔和心脏。影像学显示中央支气管内肿瘤边界清楚,均匀,息肉样,无蒂;而实质内肿瘤为边界清楚的结节或伴有钙化的不规则肿块。症状为咳嗽伴或不伴咯血及呼吸困难,提示中央肿瘤梗阻。实质内肿瘤可能无症状。

【病理特征】肌上皮肿瘤边界清楚或浸润,切面呈黄褐色。大小为15～<130 mm不等,恶性肿瘤偏大一些。恶性肿瘤可见坏死及出血。组织学上与混合性肿瘤相反,肌上皮瘤和肌上皮癌完全由肌上皮组成,没有导管或管状结构。肌上皮肿瘤是分叶状,细胞形态多样,有上皮样细胞、圆形细胞、透明细胞、浆细胞样细胞和梭形细胞,可呈片状、巢状、网状或梁状排列,嵌于黏液样、黏液软骨样或玻璃样变性间质中。内陷的Ⅱ型肺泡上皮肥大,类似腺样结构。肌上皮癌常具有显著的核异型性,显著的多形性,核分裂象及坏死增多,浸润性生长。一些儿童病例圆形细胞呈片状分布。肿瘤细胞表达角蛋白、EMA和S100,P63、P40、SOX10、SMA和GFAP不同程度阳性(图3-81)。

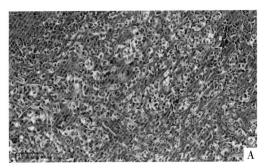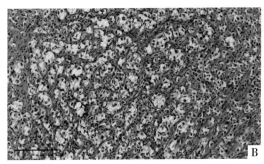

A.儿童肌上皮癌常表现为圆形细胞排列密集;B.肿瘤细胞呈空泡状,脊索瘤样外观。

图3-81　肌上皮癌病理特征

【分子遗传学】约50%具有 *EWSR*1 重排,与不同的基因融合,包括 *POU5F*1、*PBX*1、*ZNF*444、*KLF*17、*PBX*3 和 *ATF*1。偶尔可见 *FUS* 基因重排。一部分肌上皮癌具有 *SMARCB*1 纯合性缺失。

【诊断标准】

(1)必要标准:上皮或梭形细胞排列成梁状、网状、索状和(或)实性结构,间质常黏液样变性或玻璃样变性;肌上皮癌核异型性增加,核分裂象活跃,可见坏死;EMA或角蛋白、S100、SOX10或GFAP阳性;排除其他部位转移。

(2)理想标准:*EWSR*1 重排。

【预后】坏死和≥5个核分裂象/2 mm² 与预后差相关。

八、肺神经内分泌肿瘤

肺神经内分泌肿瘤(NEN)分为神经内分泌肿瘤(NET)和神经内分泌癌(NEC),神经内分泌肿瘤包括低级别类癌,即典型类癌(TC)和中级别类癌,即不典型类癌(AC),以及神经内分泌癌包括大细胞神经内分泌癌(LCNEC)和小细胞癌(SCLC)。根据2019 WHO胰腺神经内分泌肿瘤(PanNET)分类,低级别TC和中级别AC纳入高分化的类型,类似于PanNET G1和G2,然而LCNEC和SCLC类似于胰腺神经内分泌癌(PanNEC)。

多达25%的手术切除SCLC和LCNEC具有其他非小细胞癌(NSCC)的组织学成分,比如腺癌或者鳞状细胞癌,这些肿瘤分别归类为复合性SCLC或者复合性LCNEC(表3-12)。这些病例比在消化道和胰腺更常见,消化道使用"混合型神经内分泌非神经内分泌肿瘤(MiNEN)"和"混合型腺神经内分泌癌(MANEC)"。与SCLC和LCNEC相比,典型类癌没有NSCC的成分。

表3-12　肺神经内分泌肿瘤的主要临床病理特征

项目		典型类癌	非典型类癌	LCNEC	SCLC
平均年龄		60岁	60岁	70岁	70岁
性别优势		女性	女性	男性	男性
诊断标准	每2 mm^{2}核分裂象计数	<2	2~10	>10(中位数:70)	>10(中位数:80)
	坏死	无	可见局灶性	有	有
	神经内分泌形态	有	有	有	有
	Ki-67增殖指数	≤5%	5%~30%	30%~100%	30%~100%
	TTF1表达	大多数外周型阳性,大多数中心型阴性	大多数外周型阳性,大多数中心型阴性	阳性(70%)	阳性(85%)
	P40表达	阴性	阴性	阴性	阴性
	复合性NSCC成分	无	无	多达25%的切除LCNEC	多达25%的切除SCLC

注:LCNEC,大细胞神经内分泌癌;NSCC,非小细胞癌;SCLC,小细胞癌。

类癌和LCNEC的诊断几乎均在切除标本中进行,它们的病理学、遗传学以及临床预后都是基于切除标本,包括诊断标准以及TC和AC的鉴别。然而,在未切除标本中则不同,详情见表3-13肺神经内分泌肿瘤的诊断标准。

【流行病学】95%的肺NEN是高级别低分化肿瘤,包括SCLC(79%)和LCNEC(16%),类癌只占很小的比例(2%~5%TC和0.2%~0.5%AC)。低分化NEC常发生于老年患者,与吸烟密切相关,预后非常差。据报道3%~10%的EGFR抑制剂治疗的*EGFR*突变的腺癌患者,复发时为SCLC,提示肿瘤向神经内分泌分化。

表 3-13 肺神经内分泌肿瘤的诊断标准

分类	诊断标准
典型类癌	肿瘤直径≥5 mm,有类癌形态特征且核分裂计数<2/2 mm^2,无坏死
不典型类癌	肿瘤有类癌形态且核分裂计数(2~10)/2 mm^2,和(或)点状坏死,或两者兼有
大细胞神经内分泌癌	1. 肿瘤具有神经内分泌形态(器官样、栅栏状、玫瑰花环样、小梁状) 2. 高核分裂计数,核分裂数>10/2 mm^2,中位数 70/2 mm^2 3. 坏死(通常大片坏死) 4. 具有非小细胞癌的细胞学特征:大细胞;低核质比;泡状、粗糙的或细腻的染色质;和(或)明显的核仁;有些肿瘤有细腻的核染色质且缺乏核仁,但细胞体积大,胞质丰富,属于非小细胞癌 5. 免疫组化染色一个或多个神经内分泌标志物阳性(除了 NSE)和(或)电镜显示神经内分泌颗粒
小细胞癌	1. 小细胞(通常小于 3 个静息状态淋巴细胞的直径) 2. 胞质少 3. 细胞核:核染色质细腻,无或模糊的核仁 4. 高核分裂计数,>10/2 mm^2,中位数 80/2 mm^2 5. 常见坏死(通常大片坏死)

【遗传学】NEC(SCLC 和 LCNEC)和肺类癌相比有更多的基因改变,包括扩增、缺失和突变。*TP*53 和 *RB*1 双等位基因失活是 SCLC 的典型特征,25% 的病例显示 NOTCH 家族基因的失活突变。然而 LCNEC 比 SCLC 显示更多的遗传异质性,SCLC 样组显示 *TP*53 和 *RB*1 双等位基因失活,而 NSCC 样组显示 *KRAS* 和 *STK*11/*KEAP*1 突变。肺类癌(NET)和高级别 NEC 有很大区别,它们缺乏 *TP*53、*RB*1、*KRAS* 和 *STK*11/*KEAP*1 的突变。然而 40% 的病例有染色质重构基因的突变,比如共价组蛋白修饰物,22% 的病例有 SWI/SNF 复合物亚基的突变,包括 *MEN*1、*PSIP*1 和 *ARID*1*A* 基因。罕见的肿瘤有类癌样形态和遗传特征(如 *MEN*1 突变)的出现,并且有人认为这与具有类癌形态但核分裂计数和 Ki-67 指数升高的肿瘤一致。

(一)前驱病变

弥漫性特发性肺神经内分泌细胞增生(DIPNECH)是一种与小瘤相关的肺神经内分泌细胞的多灶性增生。这是一种浸润前病变,可能发展成类癌肿瘤。神经内分泌细胞结节性增生,侵犯细支气管壁<5 mm 的被分类为小瘤。

【临床特征】DIPNECH 是一种细支气管/小气道疾病,累及次级肺小叶。临床表现主要有两种:有临床症状和无症状患者。有临床症状的 DIPNECH 与狭窄性细支气管炎有关。表现为长时间的咳嗽,呼吸困难和喘息,常误诊为哮喘。影像学表现具有特征性的马赛克灌注征,肺活检显示 DIPNECH 病变,则可确诊。此外,即使没有活检,具有特征性临床和影像学特征的患者也可能被怀疑诊断。无症状患者出现 DIPNECH 通常是 CT 偶然发现的。这些患者常由于多发双肺结节而被怀疑为转移瘤。

DIPNECH 综合征通常发生在 50~60 岁的非吸烟者中,女性更常见。该病是特发性的,可能是原因不明的慢性肺损伤的结果,也可能继发于增生的神经内分泌细胞所释放分子的刺激。

【病理特征】DIPNECH 肉眼不可见,但小瘤可以看到灰白色的结节,大小可达 5 mm。病理性 DIPNECH 以神经内分泌细胞增生和(或)累及小气道的小瘤为特征。神经内分泌细胞呈圆形、卵圆形或梭形,核内含有椒盐样染色质,胞质适量嗜两色性或嗜酸性。在 DIPNECH 综合征中,细支气管纤维化伴有管腔狭窄或狭窄性细支气管炎。与类癌相关的 DIPNECH 显示肺实质中除了神经内分泌细胞增生和符合上述标准的小瘤外,还有一个或多个类癌肿瘤。DIPNECH 的病理诊断需要外科肺活检或切除标本;不能通过小活检做出明确的病理诊断。

【免疫组化】DIPNECH 表达神经内分泌标记物(CgA、突触素、CD56)、全细胞角蛋白和 TTF1(通常比肺泡上皮细胞表达弱),而 P40/P63 和高分子量细胞角蛋白表达阴性。

【鉴别诊断】DIPNECH 必须与类癌肿瘤相关的局部反应性神经内分泌细胞增生或继发于气道炎症、肉芽肿、纤维化或高海拔所引起的神经内分泌细胞增生/小瘤鉴别。

【细胞学】单凭细胞学不能诊断 DIPNECH。

【分子遗传学】DIPNECH 缺乏可重复的遗传改变,尽管偶尔与多发性内分泌肿瘤 1 型有关。

【诊断标准】在有临床特征和影像学表现的患者中,不需要活检就可以怀疑为临床病理性 DIPNECH。在无症状患者中,诊断主要基于病理表现。必要标准:神经内分泌细胞增生和(或)小瘤,通常是多灶性的。理想标准:狭窄性细支气管炎很常见,尤其是在临床 DIPNECH 中;类癌肿瘤,单发或多发都有可能存在;多学科排除与肺肿瘤相关而非类癌相关的反应性神经内分泌细胞增生,或与非肿瘤性肺疾病相关的反应性神经内分泌细胞增生,比如间质纤维化或小气道疾病而非椒盐样染色质(图 3-82)。

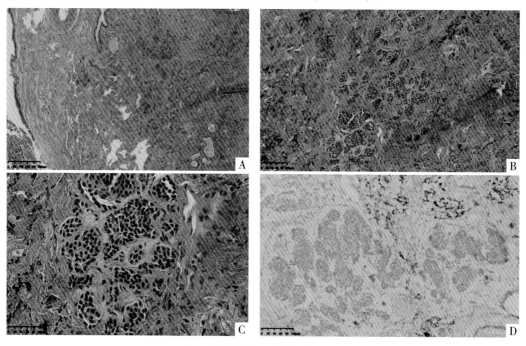

A、B、C. 不同倍数;D. 免疫组化 CgA。

图 3-82 微小类癌病理特征和免疫组化

【预后】与狭窄性细支气管相关的 DIPNECH 综合征通常使用类固醇和(或)β 激动剂治疗。伴神经内分泌增生的 DIPNECH 患者预后良好,肺结节生长缓慢。生长抑素类似物治疗似乎不能控制肿瘤进展,尽管有报道称生长抑素类似物、阿奇霉素和依维莫司对衰弱症状的治疗有反应。目前尚无 DIPNECH 患者发展为肺高级别神经内分泌肿瘤(NEN)的报道,如大细胞 NEC (LCNEC)或小细胞癌。

(二)肺神经内分泌肿瘤

类癌是神经内分泌恶性肿瘤,有分化良好的器官样结构,分两个亚型:典型类癌(TC;核分裂数<2/2 mm² 且缺乏坏死)和不典型类癌[AC;核分裂数(2 ~ 10)/2 mm² 和(或)灶状坏死,通常呈点状]。

【临床特征】肺类癌是一种相对少见的肿瘤,在恶性肺肿瘤中≤2%。TC 和 AC 的比例是(8 ~ 10):1。类癌好发于女性,白种人以及五六十岁的中老年人(平均年龄:TC 是 45 岁,AC 约 55 岁)。肺类癌占儿童肺肿瘤的很大一部分,大多发生在青春期晚期。病因不明,遗传的原因包括遗传性多发性内分泌瘤 1 型中的 MEN1 基因突变,其中 AC 更常见。

原发性类癌可位于中央(TC 多见)或外周(AC 多见)。累及节段性和大气道的中央型类癌患者可能出现与支气管阻塞的相关症状,包括咳嗽、喘息、咯血和复发性肺炎,症状可能类似哮喘。周围型类癌通常是无症状的,通过胸部影像学偶然发现。与激素分泌(如类癌综合征和库欣综合征)相关的症状较罕见。

TC 通常形成中央结节或肿块,边界清晰,通常在支气管内形成带蒂的息肉。周围型类癌形成边界清楚的肺实质内病变,且通常是 AC。TC 通常比 AC 小,但大小不是鉴别点。

TC 的远处转移较少见(<5%),但 AC 较常见(20% ~ 30%)。典型的远处转移部位包括肝、骨和脑组织。特别是脑转移,在 20% ~ 30% 的Ⅳ期肺类癌中可见。极少数可转移至皮肤、眼睛和卵巢(图 3-83、图 3-84)。

【病理特征】类癌切面从灰色到黄色且可见出血,实性质软,如果包含骨也可质硬。神经内分泌形态包括小梁状、玫瑰花环状、岛状、栅栏状、带状、滤泡状、假腺样或者实性排列的器官样,但真正的腺腔样或乳头状是不常见的。肿瘤细胞是均一的,核染色质呈细颗粒状,嗜酸性细胞质中度至丰富,核仁明显或不明显,染色质细至粗颗粒状。肿瘤细胞小至中等大小,立方到多边形或梭形。可见嗜酸细胞,透明细胞以及富含黑色素的类癌。梭形细胞更常见于周围型病变。

罕见一种肺类癌(NET),具有 AC 的形态学特征,但核分裂计数>10/2 mm² 和(或) Ki-67 指数>30%。但基于缺乏 RB1 或 TP53 突变、低的总突变负荷和(或)存在 MEN1 突变,它支持与类癌相关,而不是 SCLC 或 LCNEC,这些肿瘤通常对应于胰腺 NET G3。目前,此类肿瘤通常被归类为 LCNEC,但其预后被认为与传统 LCNEC 不同。在这些肿瘤被更好地定义之前,我们建议添加一个备注,说明类癌肿瘤的组织学特征,并记录核分裂计数,如果可以的话同时记录 Ki-67 增殖指数。在转移性肺类癌患者的活检标本中,应该使用"转移性类癌肿瘤 NOS"(NET),而不是指定为 TC 或 AC,并应记录核分裂计数和任何坏死的存在(图 3-85、图 3-86)。

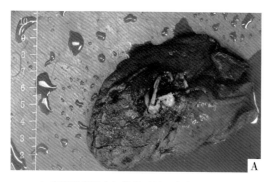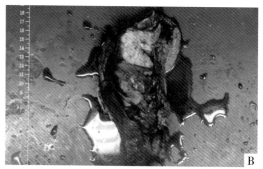

A.典型类癌的支气管镜可见一个息肉样支气管内肿块；B.局限的支气管内肿块引起支气管完全阻塞并导致支气管末端梗阻后扩张。

图3-83　典型类癌病理特征

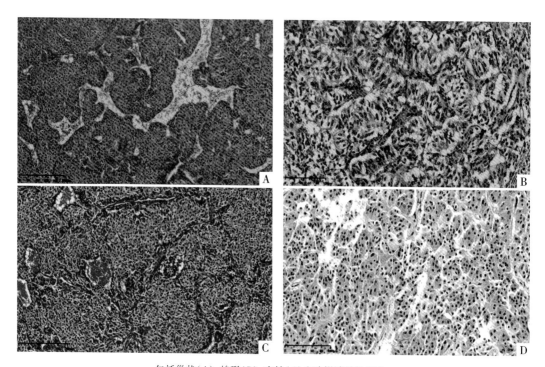

包括巢状(A)、梭形(B)、实性(C)和弥漫嗜酸性(D)。

图3-84　典型类癌的各种生长模式

【免疫组化】类癌肿瘤的低分子量细胞角蛋白呈阳性，但高分子量细胞角蛋白常阴性。神经内分泌标志物强阳性，比如 CgA、突触素、CD56 和 INSM1。TTF1 倾向于在周围型肿瘤呈阳性，而在中央型肿瘤呈阴性(图3-87)。

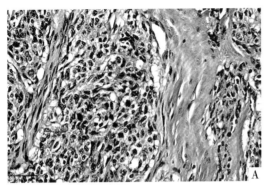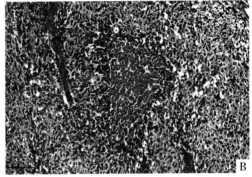

A.实性生长区域具有轻微的异型性;B.不典型类癌可见点状坏死。

图 3-85　不典型类癌病理特征

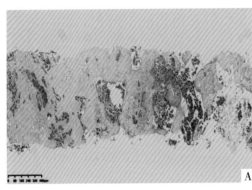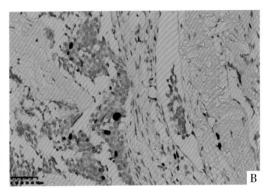

A.肺肿瘤的支气管镜活检显示均匀的小细胞;B.Ki-67 指数在肿瘤细胞中很低,排除了小细胞癌的可能。

图 3-86　类癌病理特征

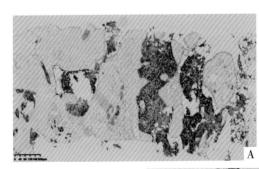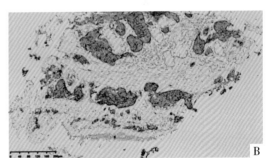

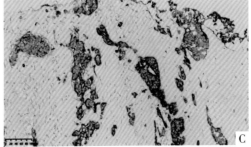

A.CD56 染色;B.Syn 染色;C.CgA 染色。

图 3-87　类癌免疫组化

【鉴别诊断】肺类癌的鉴别诊断包括来自其他地方的转移性类癌,特别是来自胃肠道的转移性类癌。胃肠胰来源类癌通常可见腺管状结构,TTF1 阴性,但经常表达 CDX2 或 PAX8。还需与涎腺型肿瘤(黏液表皮样癌、腺样囊性癌)、转移性乳腺小叶癌、转移性甲状腺癌、副神经节瘤、黑色素瘤和血管球瘤等鉴别。

【细胞学】类癌的典型细胞学特征包括淡染、单一的细胞核,核轮廓光滑,椒盐样染色质,缺乏明显的核仁。在涂片中,细胞往往是松散的,黏附性差,形成单细胞模式或松散的细胞团。在细胞学样本中一般不能可靠地区分 TC 和 AC(图 3-88)。

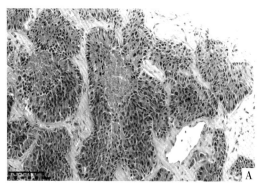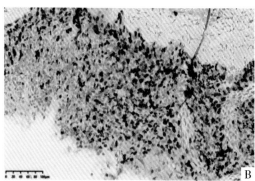

具有类癌/神经内分泌肿瘤(NET)的形态特征,具有高增殖指数。实性生长模式存在于核分裂活性高的区域(每 2 mm² 核分裂数为 21)(A),该区域的 Ki-67 指数为 60%(B)。

图 3-88　大细胞神经内分泌癌病理特征

【分子遗传学】目前还没有公认的肺类癌分子检测方法。染色体重塑基因突变约在 50% 的病例中出现,比如涉及组蛋白甲基化和乙酰化的突变,以及 SWI/SNF 复合体。总的来说,*MEN*1 是最高频的突变基因,11%～22% 的病例中有体细胞突变。与 SCLC 和 LCNEC 不同,*TP*53 和 *RB*1 肿瘤抑制基因的突变在肺类癌(NET)中极其罕见,显示 *TP*53 突变的少数 AC 缺乏 SCLC 和 LCNEC 中发现的吸烟相关的 G>T 和 C>A 的典型转换。

肺类癌中已经被鉴定出 3 个分子组,所有的 *MEN*1 突变在富含 AC 的群组中被发现,该组 *UGT* 和 *CYP* 基因水平高,*ANGPTL3* 和 *ERBB*4 水平高以及 *OPT* 和 *TTF*1 水平低。其他两个组大多由 TC 组成:一个显示高水平的 *ASCL*1 和 *DLL*3,伴随 *EIF1AX* 突变;另一组显示低水平的 *SLIT*1 和 *ROBO*1,伴随 *HNF1A* 和 *FOXA*3 的表达。少数类癌(NET)有不寻常的遗传特征,有高水平的免疫检查点受体和配体(包括 PDL1 和 CTLA-4),相似于甚至高于 LCNEC 和 SCLC。需要更多研究证实以及确定这些遗传学发现的临床相关性。

【诊断标准】

(1)必要标准:NET 具有分化良好的结构,通常由巢状、小梁状、玫瑰花环状、栅栏状或器官样结构组成;肿瘤细胞胞质中度至丰富,嗜酸性,核染色质细小颗粒状;低级别 TC 核分裂数<2/2 mm² 且缺乏坏死,中级别 AC 核分裂数(2～10)/2 mm² 和(或)点灶状坏死;核分裂计数的高倍视野的数量应根据显微镜目镜视野而定,评估每 2 mm² 核分裂数。

(2)理想标准:神经内分泌标记物(CgA、突触素、CD56、INSM1)阳性;Ki-67 指数可用于区分类癌和高级别 LCNEC 及 SCLC,特别是在小活检中;尽管 Ki-67 指数可能在肺类癌(NETs)中有用,并在报告中记录被认为是可取的,但鉴别这些肿瘤的主要诊断标准仍然是每 2 mm² 核分裂计数和(或)坏死的存在;在非切除标本,包括转移活检,推荐诊断为"类癌肿瘤 NOS",而不是 TC 或 AC,记录每 2 mm² 核分裂计数,有无坏死(包括程度-点状或广泛),Ki-67 指数;TC 和 AC 之间的鉴别需要切除标本。

【预后】TC 和 AC 的 5 年生存率分别为 82% ~ 100% 和 50% ~ 68%。此外,10% ~ 23% 的 TC 和 40% ~ 50% 的 AC 有淋巴结转移。核分裂计数是预后最重要的预测因素,其次年龄、性别、第八版 TNM 分期、既往存在恶性肿瘤,外周部位,以及 ECOG 分级、手术、区域淋巴结检查都是报道的预后因素。淋巴结转移作为 TNM 分期的一个独立预后因素,与 TC>20 mm 和 AC 的较差生存相关,鼓励在手术切除期间进行根治性淋巴结切除术,特别是对 AC 患者。通过气道传播与肿瘤分期高、淋巴结阳性、Ki-67 指数高,存在血管侵犯以及总生存期和进展时间短相关。据报道 Ki-67 指数≥5% 和≥10% 分别为 TC 和 AC 的预后因素,但需要更多的数据来定义它们在实践中的应用。

(三)肺神经内分泌癌

1. 小细胞肺癌　　小细胞肺癌(SCLC)是一种恶性上皮肿瘤,由小细胞组成,胞质稀少,核染色质细小颗粒状,无核仁或不明显,核分裂计数高,常伴有坏死。大多表达神经内分泌标记物。复合性 SCLC 伴有 NSCC 成分,可能包括 LCNEC、腺癌、鳞状细胞癌(SCC)、大细胞癌(LCC)、梭形细胞癌,以及巨细胞癌。

SCLC 一般位于主气道的中心,常累及纵隔淋巴结。常见肝、骨骼、大脑、同侧和对侧肺以及肾上腺转移,且常与发病时共存。恶性胸膜和心包积液也很常见。患者通常表现出快速起病的体征和症状,和其他肺癌相似,更易伴发副肿瘤综合征。异位激素分泌物可以导致低钠血症或者库欣综合征,免疫介导的副肿瘤综合征可以导致 Lambert-Eaton 肌无力综合征,周围神经病变或者边缘性脑病。迄今为止,血清肿瘤标志物用于诊断、监测和评估 SCLC 的治疗反应几乎没有临床影响(图 3-89)。

【病理特征】SCLC 典型表现是肺门周围不可切除的大肿块,可能伴有支气管受压以及结节受累。肿瘤切面呈褐色,可见坏死,可沿支气管上皮下分布。约 5% 发生于外周,呈边界清楚的结节。

肿瘤细胞缺乏细胞质,细胞边界不清晰,核染色质细颗粒状。细胞直径通常小于3 个静息淋巴细胞的大小,呈卵圆形或梭形。核仁缺失或不明显(图 3-90)。肿瘤细胞通常较密集,呈片状生长。常见广泛的坏死和凋亡。偶然可见较大细胞融合,包括多形性瘤巨细胞,可能较混杂但不会超过肿瘤组织的 10%。核分裂数较高, >10/2 mm²(平均60/2 mm²,中位 80/2 mm²)。

复合性 SCLC 是由 SCLC 和 NSCC 组成的肿瘤,包括 LCNEC。最常见的第二种成分是 LCC、腺癌或 SCC。梭形细胞癌或者巨细胞癌少见,SCLC 混有等量或更大量梭形细胞癌和(或)巨细胞癌或者异源性肉瘤成分的肿瘤被归类为复合性 SCLC,并提及已确定的各种组织学成分。其中复合 LCNEC 或 LCC 的肿瘤,大细胞的组成应>10%。

【免疫组化】SCLC 细胞角蛋白(如 AE1/AE3 和 CAM5.2)通常呈核旁点状阳性,但是高分子量细胞角化蛋白阴性。小于 50% 的病例 CK7 阳性,CK20 通常阴性。大多数

SCLC 神经内分泌标志物染色阳性,比如 CgA、Syn 和 CD56(NCAM),CD56 是高度敏感,但特异性较差。CgA 可能局灶弱阳。5%～10% 的病例,这 3 种标志物可能是阴性的。INSM1 是可靠的标志物,特别是在 SCLC 中。90%～95% 的病例 TTF1 阳性,Napsin A、P63 和 P40 通常阴性。Ki-67 指数较高,多为 65%～100%(图 3-91、图 3-92)。

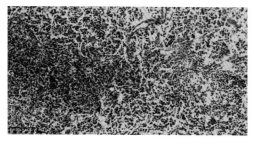

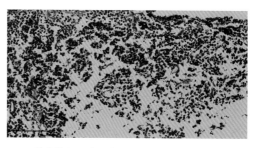

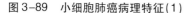

癌细胞由梭形和卵圆形肿瘤细胞组成,胞质少,细颗粒状核染色质,核仁缺乏以及核分裂易见。

图 3-89 小细胞肺癌病理特征(1)

肿瘤特征是小到中等大小的细胞,细颗粒状核染色质以及胞质少。细胞通常呈卵圆形到梭形。核仁不明显或缺失。核分裂象易见。

图 3-90 小细胞肺癌病理特征(2)

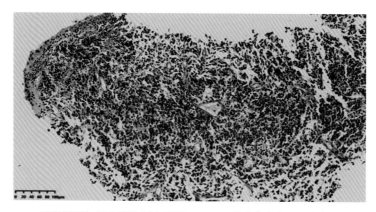

肺穿刺活检,患肺腺癌 1 年,*EGFR* p.L858R 突变的患者。此肿瘤显示小细胞癌的典型特征包括,核分裂计数高,片状小细胞缺乏细胞质,缺乏核仁。免疫组化染色显示 RB1 缺失,Ki-67 指数为 90%。通过高通量测序,该肿瘤显示 *EGFR*、*TP53* 和 *RB1* 突变。

图 3-91 小细胞肺癌免疫组化(1)

【**鉴别诊断**】SCLC 的鉴别诊断包括其他神经内分泌癌(NEC),特别是 LCNEC、基底样鳞状细胞癌、Merkel 细胞癌、小圆细胞肉瘤、淋巴瘤以及黑色素瘤。

根据细胞大小来区分 LCNEC 和 SCLC 可能特别有挑战性,诊断主要依靠形态学特征,LCNEC 通常有更丰富的细胞质,多角形的细胞,细胞边界清晰,泡状核(常伴有核仁)。

Merkel 细胞癌,一种皮肤神经内分泌癌,通常 CK20、NFP 和 Merkel 细胞多瘤病毒呈阳性,而 TTF1 呈阴性。基底样鳞状细胞癌以巢状基底细胞为特征,通常肿瘤巢周边呈栅栏样排列,核分裂计数高,P40 或者 P63 弥漫强阳性,角蛋白 34BE12 呈阳性,而在 SCLC

中为局灶阳性或阴性。值得注意的是,CD56 可能在很少的基底样鳞状细胞癌中呈现弥漫强阳性。在 TTF1 阴性的 SCLC 中,应进行 P40 染色来排除基底样鳞状细胞癌。

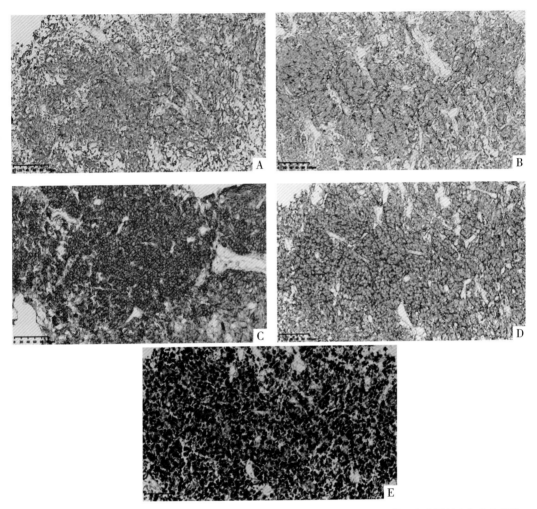

A. 该肿瘤的细胞角化蛋白通常是阳性的,有时可见核旁点状阳性(CAM5.2);B. 神经内分泌标志物 CgA 阳性;C. 神经内分泌标志物 CD56 阳性;D. 神经内分泌标志物 Syn 阳性;E. 小细胞癌有典型高增殖率,Ki-67 广泛核染色。

图 3-92　小细胞肺癌免疫组化(2)

SMARCA4 缺陷型未分化肿瘤可能有小的肿瘤细胞。这些肿瘤经常表达 Syn,且可能有局灶性 TTF1 的表达。免疫组化 SMARCA4(又称为 BRG1)蛋白的缺失有助于诊断。

小圆细胞肉瘤,既属于尤文肉瘤家族(例如尤文肉瘤)和最近描述的形态相似但缺乏 *EWSR*1 基因重排的肿瘤(例如 *CIC-DUX*4 重排和 *BCOR-CCNB*3 重排肿瘤),它们可能偶尔显示神经内分泌标志物特别是 CD56 染色阳性。患者年龄,肿瘤形态以及吸烟史,甚至是细胞角蛋白阴性,诊断 SCLC 应该提高警惕,避免误诊(图 3-93)。

【细胞学】涂片标本显示松散的圆形、卵圆形,或者偶然可见梭形细胞,胞质极少,单个或小簇出现。通常仍可见大量的凋亡或固缩深染的细胞核。坏死的背景通常很明显。

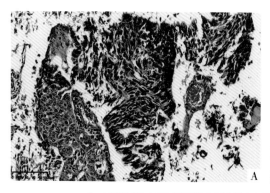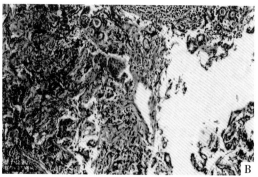

A. 小细胞癌(右侧)以及鳞状细胞癌(左侧);B. 腺癌(右侧)以及小细胞癌(左侧)。

图3-93　复合性小细胞癌病理特征

在乙醇固定的标本中,核染色质有独特的细小或粗颗粒状的特性,缺乏明显的核仁。可以看到核成型。

【分子遗传学】SCLC 诊断中还没有确认分子检测的作用,全基因组测序显示 *TP*53 和 *RB*1 双等位基因的突变。据报道体细胞基因拷贝数变异包括 *MYCL*(*MYCL*1)、*MYCN*、*MYC*、*FGFR*1 和 *IRS*2 等 MYC 家族基因以及 3p 染色体:*FHIT*(3p14)和 *ROBO*1(3p12)的缺失。

【诊断标准】

(1)必要标准-SCLC:肿瘤由小细胞(一般小于 3 个静息淋巴细胞的大小),胞质稀少,卵圆形到梭形,核分裂计数高(>10/2 mm^2,但通常更高,最高可达 60/2 mm^2),通常伴有坏死;染色质细颗粒状;核仁缺失或不明显。

(2)必要标准-复合性 SCLC:SCLC 的特征伴有 NSCLC 的成分(LCC,LCNEC,腺癌,SCC,一般有少量的梭形或巨细胞癌);SCLC 混合 LCNEC 或者 LCC 的情况下,第二种成分比例≥10% 。

(3)理想标准:低分子量细胞角化蛋白免疫组化阳性;神经内分泌标志物的高表达(>90% 的病例);在复合性 SCLC 中,缺乏 P40 弥漫性表达,除了 SCC 区域。

【预后】Ⅳ 期 SCLC 预后不良,使用顺铂和依托泊苷常规化疗的 2 年生存率大约 8% ,5 年的生存率大约2%。然而两个Ⅲ 期的研究显示,与单独化疗相比,转移性 SCLC 患者用 PDL1 抑制剂进行一线化疗可延长患者 2~3 个月的生存期。在临床实践中,还没有用于联合化疗和 PDL1 抑制反应的前瞻性验证的预测性生物标志物;在回顾性研究中,在使用免疫检查点抑制剂的患者中,PDL1 结合阳性评分>1 和高肿瘤突变负荷与改善预后相关。有限分期 SCLC 的患者中,同步化疗和放疗是标准治疗,中位总生存率为 25~30 个月,5 年总生存率为 31% ~34%。对于无淋巴结累及的 T1~T2 SCLC,外科手术切除是一种选择,并且患者可能从辅助化疗中获益。年龄小、女性,以及手术可切除的局限性病灶是有利的预后特征。

2.大细胞神经内分泌癌　　大细胞神经内分泌癌(LCNEC)是一种高级别非小细胞癌,具有神经内分泌形态,核分裂数>10/2 mm^2,表达一种或多种神经内分泌标记物。复合性 LCNEC 是一种含有腺癌、鳞状细胞癌、梭形细胞癌或巨细胞癌成分的 LCNEC。

【临床特征】LCNEC 约占切除肺癌的 3%，好发于男性和年龄>65 岁的人群中，≥90% 的患者是重度吸烟者。临床表现通常与 NSCLC 相似，极少数可伴发副肿瘤综合征。肺门或纵隔淋巴结常累及，但肿大淋巴结病则少见。约 25% 的患者发生气道梗阻，导致梗阻性肺炎。40% ~ 50% 的患者出现远处转移，常见的转移部位包括脑（50%）、肝和骨骼。大多数（>75%）的 LCNEC 位于肺外周，但也可出现在靠近中央腔室的部位或累及中央气道，大小为 10 ~ 100 mm（图 3-94）。

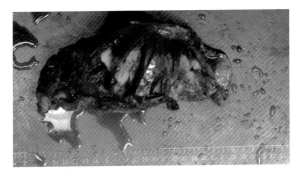

肿瘤边界清楚，切面呈黄褐色，有灶性出血和坏死。

图 3-94　大细胞神经内分泌癌大体标本

【病理特征】LCNEC 切面呈棕红色，边界清楚，可见坏死，空洞少见。形态特征是器官样、小梁状生长模式，周围栅栏状和玫瑰花环状等神经内分泌形态。常见中等到突出的核仁和（或）中度到丰富的细胞质，细胞边界清晰，可见胞膜。细胞通常大于 3 个小的静息淋巴细胞的大小，且超过 SCLC。染色质一般为粗颗粒状/点状，但也可能是泡状或中等量。一些 LCNEC 具有类似 SCLC 的核特征（颗粒状染色质，没有明显核仁），但它们具有丰富的细胞质，符合 LCNEC 的诊断。几乎所有 LCNEC 都有广泛的坏死，可见大片融合区，但在某些情况下坏死可能较为局限。核分裂数>10/2 mm^2（中位数 70/2 mm^2），少数病例核分裂数<30/2 mm^2（图 3-95）。

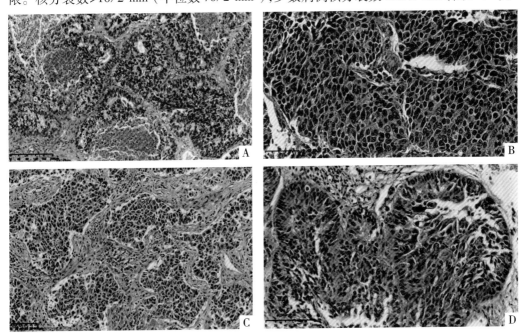

A. 器官样结构，周围栅栏状和玫瑰花环状，伴有坏死；B. 高倍镜可见染色质粗块状，核仁清晰可见，胞质适量，核分裂象和凋亡易见；C. LCNEC 染色质从颗粒状到泡状不等；D. LCNEC 完全缺乏核仁，胞质适量，可见细胞间膜。

图 3-95　大细胞神经内分泌癌病理特征

复合性 LCNEC 最常发生于腺癌,但任何非神经内分泌 NSCLC 的组织学类型都可能存在。复合性肿瘤占切除 LCNEC 的 20% ~25%。在神经内分泌形态和(或)标记物表达不明确的 NSCLC 活检样本中,应诊断为"非小细胞肺癌,大细胞神经内分泌癌可能性大"。活检中如果没有保存完好的区域来评估细胞学特征,则应诊断"高级别神经内分泌癌 NOS"。但是,这个词应尽量少用。

"具有神经内分泌形态学的大细胞癌"是指具有 LCNEC 形态但免疫组化缺乏明显的神经内分泌标志物表达的罕见肿瘤。其侵袭性生物学行为类似于 LCNEC。术语"非小细胞肺癌具有神经内分泌分化"通常指肺腺癌、鳞状细胞癌和大细胞癌、梭形细胞癌或巨细胞癌,在缺乏神经内分泌形态的情况下表达神经内分泌标志物。由于缺乏一致的数据来支持临床相关性,不推荐在没有神经内分泌形态学的情况下对神经内分泌标记物进行染色。

【免疫组化】神经内分泌标记物的表达是诊断 LCNEC 的必要条件。大多数肿瘤表达 3 种神经内分泌标志物[CgA,Syn,CD56(NCAM1)]中的 2 种或 3 种,其中至少 1 种标志物弥漫性表达。然而,如果形态学特征支持 LCNEC,则任何程度的神经内分泌标志物的表达都可以支持诊断。

约 50% 表达 TTF1、Napsin A 通常阴性或局灶阳性。部分可见鳞状标记灶性表达(P40/P63、CK5/6、34βE12),但与鳞状细胞癌合并时鳞状细胞癌成分弥漫阳性,全角蛋白通常弥漫强阳性,少数可颗粒状(点状)表达,类似于 SCLC。LCNEC 中 Ki-67 指数始终>30%,且通常>40%,部分可达到 SCLC 的典型范围≥80%(图 3-96)。

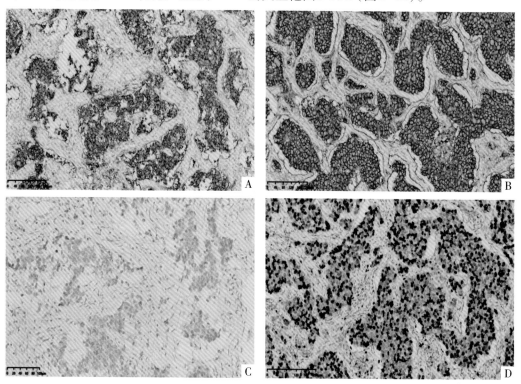

A. 大细胞神经内分泌癌的免疫组化 Syn 强表达;B. 大细胞神经内分泌癌的 CD56 强表达;C. 大细胞神经内分泌癌 CgA 弱表达;D. 大细胞神经内分泌癌 Ki-67 高增殖活性(约 70%)。

图 3-96　大细胞神经内分泌癌复合腺癌免疫组化

【鉴别诊断】LCNEC 需要与 SCLC、实性/巢状或筛状肺腺癌、实性/巢状大细胞癌、AC、基底样鳞状细胞癌、胸部 SMARCA4 缺陷型未分化肿瘤等鉴别。

LCNEC 与 SCLC 的区别在于存在显著的核仁和(或)丰富的细胞质,在大多数情况下,细胞体积更大。在主要成分为 LCNEC 的病例中出现任何数量的 SCLC 都应诊断为复合性 SCLC 和 LCNEC。

LCNEC 与实性/巢状或筛状肺腺癌和实性/巢状大细胞癌的区别在于核栅栏状和玫瑰花环样排列,以及神经内分泌标记物的表达。尽管 10%~20% 缺乏神经内分泌形态的 NSCLC 表达神经内分泌标志物,但这种表达通常是局灶性的且局限于单一标志物。

LCNEC 与 AC 的区别在于较高的核分裂计数(核分裂数>10/2 mm²),核膜不规则,核仁中等到突出,大多数情况下见广泛坏死。由于核分裂数>10/2 mm²(通常是轻度的),具有类癌形态的 LCNEC 在肺原发肿瘤中很少发生,但在转移灶中相对常见。

基底样鳞状细胞癌可有巢状、栅栏状和玫瑰花环状结构。它们与 LCNEC 的区别在于鳞状标记物(P40/P63,高分子量细胞角蛋白 34βE12)的一致表达,尽管一些神经内分泌标记物(特别是 CD56)偶尔可能呈阳性。

胸部 SMARCA4 缺陷型未分化肿瘤通常表达 Syn,在临床和病理上可能类似 LCNEC,特别是在小的组织活检中,SMARCA4 (BRG1)表达缺失,以及其他一些独特的形态学和免疫组化特征可与 LCNEC 鉴别(图 3-97)。

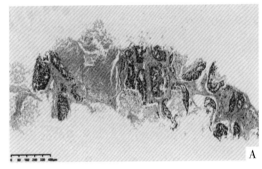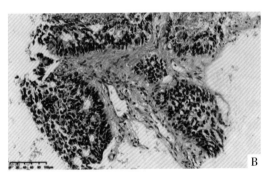

A. 低倍镜显示肿瘤广泛坏死,巢状,周围栅栏状或玫瑰花环状排列;B. 高倍镜显示非小细胞肺癌细胞特征(核仁明显,细胞质适量),染色质呈颗粒状到泡状,核分裂象易见。肿瘤神经内分泌免疫组化标记阳性。

图 3-97　大细胞神经内分泌癌病理特征和免疫组化

【细胞学】在细胞学样本中明确诊断 LCNEC 是困难的。

【分子遗传学】鉴于对患者管理的影响和区分 LCNEC 亚群的工具仍处于研究阶段,目前不推荐在常规诊断中进行分子研究或 RB1/P53 免疫组化来识别 LCNEC 的亚型。最近的研究显示,在 LCNEC 中 *TP*53 和 *RB*1 失活频率很高。肿瘤主要包含两个不同的基因亚型:一个带有 SCLC 样基因谱[*RB*1/*TP*53 失活,*MYCL*(*MYCL*1 放大)],另一个 NSCLC 样基因谱主要与腺癌相似,表现为 *STK*11(*LKB*1)、*KEAP*1、*KRAS* 和其他 RAS 途径基因改变。但它们不同于传统的 SCLC 和 NSCLC。流行的靶向性 NSCLC 致癌驱动因素,比如 *EGFR* 和 *ALK*1 改变,在 LCNEC 中的发生率较低,但这种改变确实发生,而且有这些改变的患者可能对靶向治疗有反应。

【诊断标准】

（1）必要标准：①具有神经内分泌形态，即器官样、小梁样、周围栅栏样、玫瑰花环样；②具有非小细胞的细胞特征，即明显的核仁和（或）中等到丰富的细胞质，细胞大于 SCLC（>3 个静息淋巴细胞），染色质为颗粒状/点状或泡状；③高增殖率，即核分裂数 >10/2 mm^2，中位数 70/2 mm^2，一种或多种神经内分泌标志物（NSE 除外）阳性。

（2）理想标准：①坏死，一般为大的融合区，但可能局限于肿瘤巢中心；②高 Ki-67 指数>30%，一般为 40%~80%；③P40 阴性。

【预后】LCNEC 是一种临床侵袭性疾病。即使是 I 期肿瘤，手术切除后也更易局部复发或转移，且与其他组织学亚型的 NSCLC 患者相比，生存期更短（复发率为 40%~70%）。在非手术转移的情况下，结果通常与 SCLC 相似，中位生存时间约为 10 个月。即使对于 I 期患者，辅助化疗也可能有益，但这需要临床验证。IV 期 LCNEC 的治疗是有争议的，实践中仍普遍使用 SCLC 和 NSCLC 化疗方案。最近的几项研究表明，识别 LCNEC 基因组亚群可能有助于选择系统疗法；然而，还需要进一步的验证。LCNEC 免疫治疗的效果尚不明确，但在个别病例中已经报道具有明显反应。PDL1 在约 15% 的 LCNEC 中表达，在 *RB*1 突变和野生型肿瘤中分布均匀。

（四）异位组织肿瘤

1.**肺黑色素瘤** 肺黑色素瘤是一种发生于肺的恶性黑色素细胞肿瘤。

【临床特征】原发性肺黑色素瘤是极其罕见的，占所有肺恶性肿瘤及所有黑色素瘤的比例<0.1%。无种族倾向。通常发生在气管支气管树内，呈单发的息肉，或发生在肺实质内，呈局限性结节状肿块。需要仔细地临床评估以前或目前肺外原发性黑色素瘤的可能性，包括皮肤和皮肤外黑色素瘤。

【病理特征】息肉表面通常有溃疡。切面常呈棕褐色并出血。组织学上，肿瘤通常由大的多形性上皮样片状或膨胀性结节形成，细胞核通常有泡状染色质和突出的核仁，梭形恶性黑素细胞不常见，常见坏死。在侵袭性成分附近的支气管或气管上皮中可见黏膜内原位成分，呈派杰样生长方式（图 3-98）。

【细胞学】肺黑色素瘤的 FNA 标本通常取自转移瘤。与其他地方发生的黑色素瘤相似，典型的细胞学表现包括大量游离的大的上皮样细胞或有时为梭形细胞，偶尔出现巨细胞和核内假包涵体。黑色素可以存在于肿瘤细胞的细胞质中，也可以存在于着色的巨噬细胞中。

【分子遗传学】最近一项关于单纯性肺黑色素瘤的研究显示，常见突变与皮肤黑色素瘤相关，包括 *BRAF*、*NRAS*、*NF*1、*KIT* 和 *KRAS* 突变和 *UV* 突变特征，表明这些肿瘤为皮肤黑色素瘤转移到肺。

【诊断标准】必要标准：恶性肿瘤和黑色素细胞分化明显；与肺黏膜有关；没有证据表明肺外曾有或同时有黑色素瘤。

【预后】与皮肤黑色素瘤不同，非常有限的数据表明肺黑色素瘤患者的预后通常很差。预后的主要决定因素是是否存在局部（支气管周围和肺门）淋巴结和远处转移。

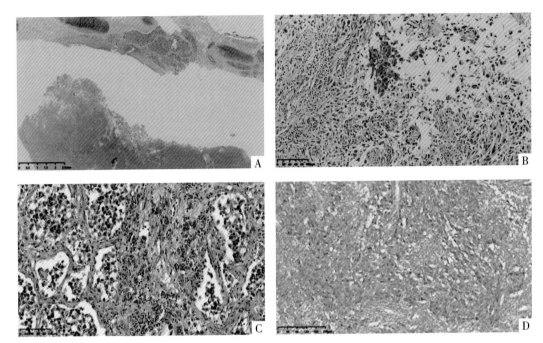

A. 支气管内息肉样肿块向支气管腔内突出；B. 肿瘤细胞呈巢状排列，具有恶性细胞学特征，可见大的不典型核，突出的核仁和局灶性丰富的黑色素；C. 支气管黏膜下层可见细胞淡染的黑色素细胞巢，部分含有棕色黑色素；D. S100 染色显示黑色素细胞在支气管黏膜内呈派杰样生长。

图 3-98　黑色素瘤病理特征

2. 肺脑膜瘤　　肺脑膜瘤与起源于颅内硬脑膜的脑膜皮样细胞（蛛网膜）肿瘤相同，但没有明显的中枢神经病变。

【临床特征】女性略多，年龄中位数为 56 岁（范围：18～108 岁）。在肺中无特定的解剖部位。大多数病例是偶然发生的，部分患者出现包括咯血在内的呼吸系统症状。影像学 CT 显示生长缓慢、边界清楚的结节，FDG PET 显示高代谢活性。

【病理特征】大体上多为单发的边界清楚的实性结节，切面呈棕黄色到灰色。大小为 4～150 mm（中位数 24 mm）。组织学，大多数肿瘤边界清楚，肿瘤细胞呈旋涡状或实性巢团状，多呈过渡型或纤维型。罕有间变性和脊索瘤样脑膜瘤病例报道。CNS 标准已用于评分。

脑膜皮样结节与脑膜瘤的区别在于其间质性和常为静脉周围的生长方式和边界不清。与脑膜瘤相比，它们通常缺乏实性的生长模式和明显的边界。大多数脑膜皮样结节大小≤3 mm，但也可大至 5 mm。

【细胞学】FAN 很少能诊断该肿瘤。核内包涵体和砂粒体的存在可与甲状腺癌混淆（图 3-99）。

【分子遗传学】在中枢神经系统中，大多数脑膜瘤在 22 号染色体上有等位基因丢失和 NF2 突变。

【诊断标准】必要标准：肿瘤细胞呈旋涡状或实性巢状生长，边界清楚，通常呈过渡型

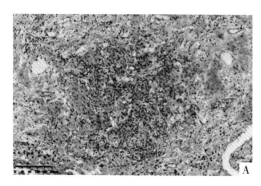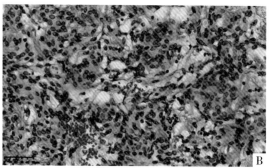

A. 与脑膜瘤不同的是,它边界不清,呈间质性生长;B 细胞学上淡染的圆形到卵圆形肿瘤细胞呈器官样排列,胞质中等嗜酸性。核染色质呈细颗粒状。有些细胞有模糊的核仁。形态与脑膜瘤的肿瘤细胞相似。

图 3-99　脑膜皮样结节病理特征

或纤维型脑膜瘤;没有中枢神经系统疾病,但有中枢神经系统脑膜瘤的组织学和免疫组化特征;无明显的间质性或静脉周围分布;大小通常>4 mm。

【预后】大多数肿瘤生长缓慢。罕见的侵袭性生物学行为与不典型或间变性特征有关。

参考文献

[1]MOREIRA A L,OCAMPO P S S,XIA Y,et al. A grading system for invasive pulmonary adenocarcinoma:a proposal from the international association for the study of lung cancer pathology committee[J]. J Thorac Oncol,2020,15(10):1599-1610.

[2]PLANCHARD D,POPAT S,KERR K,et al. Metastatic non-small cell lung cancer:ESMO clinical practice guidelines for diagnosis,treatment and follow-up [J]. Ann Oncol,2018,29 Suppl 4:iv192-iv237.

[3]TRAVIS W D, BRAMBILLA E, NICHOLSON A G. Testing for neuroendocrine immunohistochemical markers should not be performed in poorly differentiated NSCCs in the absence of neuroendocrine morphologic features according to the 2015 WHO classification[J]. J Thorac Oncol,2016,11(2):e26-e27.

[4]ALLEN C T,LEE S,NORBERG S M,et al. Safety and clinical activity of PD-L1 blockade in patients with aggressive recurrent respiratory papillomatosis[J]. J Immunother Cancer,2019,7(1):119.

[5]KAMATA T, SUNAMI K, YOSHIDA A, et al. Frequent BRAF or EGFR mutations in ciliated muconodular papillary tumors of the lung[J]. J Thorac Oncol,2016,11(2):261-265.

[6]ENGLAND D M,HOCHHOLZER L. Truly benign " bronchial adenoma". Report of

10 cases of mucous gland adenoma with immunohistochemical and ultrastructural findings[J]. Am J Surg Pathol,1995,19(8):887-899.

[7]PARK E, AHN S, KIM H, et al. Targeted sequencing analysis of pulmonary adenocarcinoma with multiple synchronous ground-glass/lepidic nodules[J]. J Thorac Oncol,2018,13(11):1776-1783.

[8]SIVAKUMAR S, SAN LUCAS F A, JAKUBEK Y A, et al. Genomic landscape of allelic imbalance in premalignant atypical adenomatous hyperplasias of the lung[J]. E Bio Medicine,2019,42:296-303.

[9]YOSHIZAWA A, SUMIYOSHI S, SONOBE M, et al. Validation of the IASLC/ATS/ ERS lung adenocarcinoma classification for prognosis and association with EGFR and KRAS gene mutations:analysis of 440 Japanese patients[J]. J Thorac Oncol,2013,8(1):52-61.

[10]QIAN J, ZHAO S, ZOU Y, et al. Genomic underpinnings of tumor behavior in in situ and early lung adenocarcinoma[J]. Am J Respir Crit Care Med,2020,201(6):697-706.

[11]KOBAYASHI Y, MITSUDOMI T, SAKAO Y, et al. Genetic features of pulmonary adenocarcinoma presenting with ground-glass nodules:the differences between nodules with and without growth[J]. Ann Oncol,2015,26(1):156-161.

[12]MACMAHON H, NAIDICH D P, GOO J M, et al. Guidelines for management of incidental pulmonary nodules detected on CT images:from the Fleischner Society 2017[J]. Radiology,2017,284(1):228-243.

[13]SHOLL L M, YEAP B Y, IAFRATE A J, et al. Lung adenocarcinoma with EGFR amplification has distinct clinicopathologic and molecular features in never-smokers[J]. Cancer Research,2009,69(21):8341-8348.

[14]CHEN H, CARROT-ZHANG J, ZHAO Y, et al. Genomic and immune profiling of pre-invasive lung adenocarcinoma[J]. Nat Commun,2019,10(1):5472.

[15]ALY R G, REKHTMAN N, LI X, et al. Spread through air spaces(STAS) is prognostic in atypical carcinoid,large cell neuroendocrine carcinoma,and small cell carcinoma of the lung[J]. J Thorac Oncol,2019,14(9):1583-1593.

[16]LYNCH T J, BELL D W, SORDELLA R, et al. Activating mutations in the epidermal growth factor receptor underlying responsiveness of non-small-cell lung cancer to gefitinib[J]. N Engl J Med,2004,350(21):2129-2139.

[17]YIP P Y, YU B, COOPER W A, et al. Patterns of DNA mutations and ALK rearrangement in resected node negative lung adenocarcinoma[J]. J Thorac Oncol, 2013,8(4):408-414.

[18]BROSE M S, VOLPE P, FELDMAN M, et al. BRAF and RAS mutations in human lung cancer and melanoma[J]. Cancer research,2002,62(23):6997-7000.

[19]SODA M, CHOI Y L, ENOMOTO M, et al. Identification of the transforming EML4-

ALK fusion gene in non-small-cell lung cancer[J]. Nature,2007,448(7153):561-566.

[20]RIKOVA K, GUO A, ZENG Q, et al. Global survey of phosphotyrosine signaling identifies oncogenic kinases in lung cancer[J]. Cell,2007,131(6):1190-1203.

[21]LIPSON D, CAPELLETTI M, YELENSKY R, et al. Identification of new ALK and RET gene fusions from colorectal and lung cancer biopsies[J]. Nat Med,2012,18(3):382-384.

[22]ROSEN E Y, GOLDMAN D A, HECHTMAN J F, et al. TRK fusions are enriched in cancers with uncommon histologies and the absence of canonical driver mutations[J]. Clin Cancer Res,2020,26(7):1624-1632.

[23]AWAD M M, OXNARD G R, JACKMAN D M, et al. MET exon 14 mutations in non-small-cell lung cancer are associated with advanced age and stage-dependent met genomic amplification and c-Met overexpression[J]. J Clin Oncol,2016,34(7):721-730.

[24]ARCILA M E, CHAFT J E, NAFA K, et al. Prevalence, clinicopathologic associations, and molecular spectrum of ERBB2(HER2) tyrosine kinase mutations in lung adenocarcinomas[J]. Clin Cancer Res,2012,18(18):4910-4918.

[25]ARCILA M E, DRILON A, SYLVESTER B E, et al. MAP2K1(MEK1) mutations define a distinct subset of lung adenocarcinoma associated with smoking[J]. Clin Cancer Res,2015,21(8):1935-1943.

[26]OHASHI K, SEQUIST L V, ARCILA M E, et al. Characteristics of lung cancers harboring NRAS mutations[J]. Clin Cancer Res,2013,19(9):2584-2591.

[27]FERNANDEZ-CUESTA L, PLENKER D, OSADA H, et al. CD74-NRG1 fusions in lung adenocarcinoma[J]. Cancer Discov,2014,4(4):415-422.

[28]MOLINA-ARCAS M, MOORE C, RANA S, et al. Development of combination therapies to maximize the impact of KRAS-G12C inhibitors in lung cancer[J]. Sci Transl Med,2019,11(510):eaaw 7999.

[29]SHIM H S, KENUDSON M, ZHENG Z, et al. Unique genetic and survival characteristics of invasive mucinous adenocarcinoma of the lung[J]. J Thorac Oncol,2015,10(8):1156-1162.

[30]DE KOCK L, BAH I, WU Y, et al. Germline and somatic DICER1 mutations in a well-differentiated fetal adenocarcinoma of the lung[J]. J Thorac Oncol,2016,11(3):e31-e33.

[31]TEIXEIRA V H, PIPINIKAS C P, PENNYCUICK A, et al. Deciphering the genomic, epigenomic, and transcriptomic landscapes of pre-invasive lung cancer lesions[J]. Nat Med,2019,25(3):517-525.

[32]BASS A J, WATANABE H, MERMEL C H, et al. SOX2 is an amplified lineage-survival oncogene in lung and esophageal squamous cell carcinomas[J]. Nat Genet,2009,41

（11）：1238－1242.

［33］RODGERS, KRISTEN. Comprehensive genomic characterization of squamous cell lung cancers［J］. Nature,2012,489(7417):519－525.

［34］XIE M,WU X,WANG F,et al. Clinical significance of plasma epstein－barr virus DNA in pulmonary lymphoepithelioma － like carcinoma（LELC）patients［J］. J Thorac Oncol,2018,13(2):218－227.

［35］CHAN A W,CHAU S L,TONG J H,et al. The landscape of actionable molecular alterations in immunomarker－defined large－cell carcinoma of the lung［J］. J Thorac Oncol,2019,14(7):1213－1222.

［36］FALLET V, SAFFROY R, GIRARD N, et al. High － throughput somatic mutation profiling in pulmonary sarcomatoid carcinomas using the Lung Carta Panel：exploring therapeutic targets［J］. Ann Oncol,2015,26(8):1748－1753.

［37］LIU X,JIA Y,STOOPLER M B,et al. Next－generation sequencing of pulmonary sarcomatoid carcinoma reveals high frequency of actionable MET gene mutations［J］. J Clin Oncol,2016,34(8):794－802.

［38］PAIK P K,FELIP E,VEILLON R,et al. Tepotinib in non－small－cell lung cancer with MET exon 14 skipping mutations［J］. N Engl J Med,2020,383(10):931－943.

［39］DE KOCK L,BAH I,BRUNET J,et al. Somatic DICER1 mutations in adult－onset pulmonary blastoma［J］. Eur Respir J,2016,47(6):1879－1882.

［40］ALEKSEYENKO A A, WALSH E M, ZEE B M, et al. Ectopic protein interactions within BRD4 － chromatin complexes drive oncogenic megadomain formation in NUT midline carcinoma［J］. Proc Natl Acad Sci U S A,2017,114(21):E4184－E4192.

［41］FRENCH C A,RAHMAN S,WALSH E M,et al. NSD3－NUT fusion oncoprotein in NUT midline carcinoma：implications for a novel oncogenic mechanism［J］. Cancer Discov,2014,4(8):928－941.

［42］REKHTMAN N,MONTECALVO J,CHANG J C,et al. SMARCA4－deficient thoracic sarcomatoid tumors represent primarily smoking－related undifferentiated carcinomas rather than primary thoracic sarcomas［J］. J Thorac Oncol,2020,15(2):231－247.

［43］LE LOARER F, WATSON S, PIERRON G, et al. SMARCA4 inactivation defines a group of undifferentiated thoracic malignancies transcriptionally related to BAF－deficient sarcomas［J］. Nat Genet,2015,47(10):1200－1205.

［44］RODEN A C,GREIPP P T,KNUTSON D L,et al. Histopathologic and cytogenetic features of pulmonary adenoid cystic carcinoma［J］. J Thorac Oncol, 2015, 10 (11)：1570－1575.

［45］TONON G, MODI S, WU L, et al. t（11；19）（q21；p13）translocation in mucoepidermoid carcinoma creates a novel fusion product that disrupts a Notch signaling pathway［J］. Nat Genet,2003,33(2):208－213.

［46］YU H A,ARCILA M E,REKHTMAN N,et al. Analysis of tumor specimens at the time of acquired resistance to EGFR－TKI therapy in 155 patients with EGFR－mutant lung cancers[J]. Clin Cancer Res,2013,19(8):2240－2247.

[47]GEORGE J,LIM J S,JANG S J,et al. Comprehensive genomic profiles of small cell lung cancer[J]. Nature,2015,524(7563):47－53.

[48]ALCALA N,LEBLAY N,GABRIEL A A G,et al. Integrative and comparative genomic analyses identify clinically relevant pulmonary carcinoid groups and unveil the supra－carcinoids[J]. Nat Commun,2019,10(1):3407.

[49]YOON J Y,SIGEL K,MARTIN J,et al. Evaluation of the prognostic significance of TNM staging guidelines in lung carcinoid tumors[J]. J Thorac Oncol,2019,14(2):184－192.

[50]SWARTS D R,HENFLING M E,VAN NESTE L,et al. CD44 and OTP are strong prognostic markers for pulmonary carcinoids[J]. Clin Cancer Res,2013,19(8):2197－2207.

[51]PELOSI G,RINDI G,TRAVIS W D,et al. Ki－67 antigen in lung neuroendocrine tumors:unraveling a role in clinical practice[J]. J Thorac Oncol,2014,9(3):273－284.

[52]PEIFER M,FERNANDEZ－CUESTA L,SOS M L,et al. Integrative genome analyses identify key somatic driver mutations of small－cell lung cancer[J]. Nat Genet,2012,44(10):1104－1110.

[53]RUDIN C M,POIRIER J T,BYERS L A,et al. Molecular subtypes of small cell lung cancer:a synthesis of human and mouse model data[J]. Nat Rev Cancer,2019,19(5):289－297.

[54]FAIVRE－FINN C,SNEE M,ASHCROFT L,et al. Concurrent once－daily versus twice－daily chemoradiotherapy in patients with limited－stage small－cell lung cancer (CONVERT):an open－label, phase 3, randomised, superiority trial[J]. Lancet Oncol,2017,18(8):1116－1125.

[55]ZHUO M,GUAN Y,YANG X,et al. The prognostic and therapeutic role of genomic subtyping by sequencing tumor or cell－free DNA in pulmonary large－cell neuroendocrine carcinoma[J]. Clin Cancer Res,2020,26(4):892－901.

[56]WANG V E,URISMAN A,ALBACKER L,et al. Checkpoint inhibitor is active against large cell neuroendocrine carcinoma with high tumor mutation burden[J]. J Immunother Cancer,2017,5(1):75.

[57]YANG C,SANCHEZ－VEGA F,CHANG J C,et al. Lung－only melanoma: UV mutational signature supports origin from occult cutaneous primaries and argues against the concept of primary pulmonary melanoma[J]. Mod Pathol, 2020, 33(11):2244－2255.

第四章

肺癌的肿瘤标志物

第一节　血清肿瘤标志物

　　据全球癌症统计报告,肺癌尤其是非小细胞肺癌(NSCLC)在癌症患者中最为常见。NSCLC 占据肺癌患者的 85%,还有少部分肺癌患者是小细胞肺癌(SCLC),其中约一半的患者在限制性疾病和进展性疾病中被确诊。肺癌对公共卫生面临的主要挑战是由于晚期预后不良,大多数患者(>75%)在诊断时为Ⅲ期或Ⅳ期。此外,肺癌患者的预后与疾病的分期密切相关。例如,临床ⅠA 期患者的 5 年生存率约为 60%,而临床Ⅱ~Ⅳ期患者的 5 年生存率为 5%~40%。超过 2/3 的患者在出现症状时已有局部淋巴结受累或远处疾病。这是由于缺乏有效的早期检测策略,只有早期发现才能有更高的潜在治愈率。

　　血清肿瘤标志物被认为是肺癌诊断的有效手段,越来越多的证据表明肿瘤标记物可以提供 NSCLC 患者的预后信息。肿瘤标志物是由肿瘤相关基因异常表达而产生的特异性大分子物质,这些物质分布在组织、体液和血液中。血清肿瘤标志物作为辅助诊断工具,具有创伤小、检测迅速等优点,被广泛应用于恶性肿瘤诊断。外周血是早期发现肿瘤的生物标志物的首选样本来源。此外,血液源性生物标志物(液体活检)包括循环核酸、蛋白质和肿瘤细胞(CTC)。

　　肿瘤标志物主要有 5 种应用:筛选、诊断工具、监测疾病的进展、预后指标、检测复发。肺癌肿瘤标志物主要分为核酸类、蛋白类、外泌体三大类。一些生物标志物正在成为早期诊断肿瘤的工具。由于血清学生物标志物方便分析,因此它们在大规模筛查中使用广泛。血清学肿瘤标志物检测目前常用的原发性肺癌标志物有癌胚抗原(CEA)、细胞角蛋白 19 片段(Cyfra 21-1)、神经元特异性烯醇化酶(NSE)、胃泌素释放肽前体(proGRP)、鳞状细胞癌抗原(SCC)等临床研究常用的蛋白类肺癌肿瘤标志物,均已表现出了重要的诊断价值,其作为潜在的预后指标也有助于系统治疗的监控。虽然以上几种标志物被证实为肺癌诊断的重要标志物,但由于人群表达差异性大以及特异性有限,其单一用于正常人群和高危人群的筛查方面仍然值得商榷。并且,在对肺癌患者进行诊断时只检测一种蛋白类肿瘤标志物很难得到最佳结果,其敏感度较低且特异度较差。肿瘤标志物联合使用,可提高其在临床应用中的敏感度和特异度。CEA、Cyfra21-1 和 NSE 是欧洲肿瘤标志物组织(EGTM)建议的肺癌标志物。对肺癌患者同时检测 CEA、Cyfra 21-1、NSE 这 3 种血清标志物,可以使其诊断的敏感度和特异度得到显著增强。同时测量多种肿瘤标志物对监测癌症患者的临床病程以及辅助肺癌的诊断具有重要的临床价值。虽然也有将 proGRP 列为小细胞肺癌标志物之一,但血清 proGRP 水平较低(40 pg/mL 或 100 pg/mL),检测结果稳定性有待提高。以 CEA、CYFRA21-1 和 NSE 作为肺癌血清标志物基本能满足 NSCLC 和 SCLC 的辅助诊断、治疗监测和预后的需要。且很多肿瘤标志物水平会随年龄增长而升高,因此应建立个体基线水平并进行动态监测指导治疗等方式更为科学。

一、癌胚抗原

CEA 是肿瘤细胞表面的抗原,是一种酸性糖蛋白,分子量为 180 kDa。通常在胎儿发育过程中产生,出生前停止。CEA 具有抗原特异性,显著显示上皮细胞选择性表达。CEA 的亚群与细胞膜相关联,无论是在正常组织中还是在癌变组织中,CEA 的表达形式都相当复杂。CEA 在肺癌、胃肠道肿瘤、乳腺癌、类癌、肝癌等多种肿瘤组织中呈上升趋势。血清 CEA 水平的检测对 NSCLC、乳腺癌、甲状腺髓样癌的诊断具有辅助价值,也有助于更好地评估预后。

与恶性肿瘤患者如肺癌和结直肠癌患者相比,健康人的血清中 CEA 水平较低。CEA 通常不存在于健康成年人的血液中,它是一种糖基磷脂酰肌醇(GPI)细胞表面锚定糖蛋白,CEA 已经被用作结直肠癌的肿瘤标志物,一些报道称它也是肺癌的预后标志物。

多项研究评估了使用 CEA 作为 NSCLC 患者复发风险和死亡风险的预测标志物。其中有研究发现,CEA 可作为长期测量的复发风险和死亡风险的预测标志物。但目前没有研究发现 CEA 水平可以单独作为肺癌的诊断标志物。

二、细胞角蛋白 19 片段

细胞角蛋白 19 的可溶性片段(cytokeratin 19 fragment,缩写为 Cyfra 21-1)是一种酸性多肽,分子量为 40 kDa,主要分布在肿瘤上皮细胞中,可作为上皮性肿瘤标记物,对于辅助诊断 NSCLC 可以达到较理想水平。Cyfra 21-1 是一个敏感的肺癌肿瘤标志物,与 NSCLC 患者预后阶段显著相关,尤其对鳞状细胞癌患者能够反映疾病的严重程度,在多变异分析中可以作为显著的预后因子,对早期诊断、疗效观察、预后监测有重要意义。

血清中 Cyfra 21-1 的增加是细胞溶解或细胞坏死后释放细胞角蛋白的结果,还是在肿瘤细胞中通过活性蛋白酶使得细胞角蛋白降解的结果? 有研究显示,肺鳞状细胞癌患者血清中 Cyfra 21-1 水平明显高于肺腺癌患者和 SCLC,Cyfra21-1 不仅对 NSCLC 具有诊断、预测和预后价值,还被视为许多实体肿瘤的标志物。研究表明 Cyfra 21-1 对预测肺癌患者肿瘤转移和预后不良具有重要作用。Ali E. 等对 70 例肺癌患者和 30 例健康人进行研究发现,Cyfra 21-1 对肺癌总的敏感度为 65.7%,其中,对 NSCLC 和 SCLC 的敏感度分别是 80% 和 40%,对肺腺癌和肺鳞状细胞癌的敏感度分别是 78.9% 和 83.3%。有文献报道,Cyfra 21-1 和 NSE 是最有效的区分 NSCLC 和 SCLC 的肿瘤标志物。Paone G. 等的研究显示,Cyfra 21-1 是 NSCLC 的首选标志物,临床敏感度为 40% ~ 64%,NSE 是 SCLC 的首选标志物,其临床敏感度为 54%,Cyfra 21-1 对 SCLC 的临床敏感度为 16% ~ 52%,NSE 与 Cyfra 21-1 联合检测可将 SCLC 的临床敏感度提高到 62%。

但一些良性疾病也可能会引起血清 Cyfra 21-1 水平的增高,如结核、慢性阻塞性肺炎、急性肺炎、慢性肾衰竭及肝硬化等,但 Cyfra 21-1 的浓度一般不会高于 10 ng/mL。正常人群的阳性率偏高,大约有 10%。因此需要根据实际情况及不同年龄阶段等因素建立合适的参考值。

三、神经元特异性烯醇化酶

1965 年人们首先在神经组织中发现了一种功能未知的高酸蛋白,随后研究发现它具有烯醇化酶活性且仅存在于神经组织中,故命名为神经元特异性烯醇化酶(neuronspecific eolase,NSE)。NSE 存在于细胞质内,在细胞被破坏时释放出来,因此血液循环中的 NSE 与神经内皮来源细胞的死亡数量相关,这也是 NSE 能应用于神经内皮来源肿瘤的原因。NSE 是烯醇化酶的同工酶,其分子量为 78 kDa,生物半衰期为 1.5 ~ 24.0 h,等电点为 pH 4.7,是一种酸性蛋白酶。人类的 NSE 二聚体复合物的空间结构是不对称的,其中一个亚基中含有一个硫酸根离子和两个镁离子,其构象是闭合的,通过观察发现该亚基可与酶底物或其类似物相结合;而另外一个亚基没有发现可结合的任何底物或类似物的空间构象。这表明不同亚基之间与配体结合后所表现出的负协同效应。NSE 既是神经母细胞瘤的肿瘤标志物,也是 SCLC 诊断的重要血清标志物。因此,NSE 是 SCLC 的首选肿瘤标志物。据报道,SCLC 患者血清中 NSE 水平显著升高,在 NSCLC 血清中也有所增加。血清中 NSE 水平与疾病进展有很大的相关性,NSE 的较高预处理水平是肿瘤扩大和预后不良的指标之一。NSE 是神经内分泌肿瘤的主要标志物,也是神经元和外周神经内分泌细胞的特异性标记物。正常情况下,在特定组织体液中 NSE 水平的增加会伴有恶性增生,从而对相关神经内分泌肿瘤的诊断和治疗是有价值的。NSE 不仅适用于检测 SCLC,还能够对 SCLC 放疗或化疗后的结果做出评价。

综合来讲,临床诊断可根据需要检测肺癌相关的肿瘤标志物,行辅助诊断和鉴别诊断,并了解肺癌可能的病理类型。

SCLC:NSE 和 ProGRP 是辅助诊断 SCLC 的理想指标。

NSCLC:在患者的血清中,CEA、SCC 和 Cyfra 21-1 水平的升高有助于 NSLCL 的诊断。SCC 和 Cyfra 21-1 一般认为其对肺鳞状细胞癌有较高的特异性。若将 NSE、Cyfra 21-1、ProGRP、CEA 和 SCC 等指标联合检测,可提高鉴别 SCLC 和 NSCLC 的准确率。

尽管临床常用这些肿瘤标记物检测,如 CEA、Cyfra 21-1 或 NSE,但其不能成为肺癌的早期诊断和筛查的有效手段。临床诊断需要找到更具体、侵入性更小、特异性更强的生物标志物,可以替代或补充目前的肿瘤标志物检测,改进肺癌的检测和早期诊断。近年来肺癌肿瘤标志物研究也有新进展。

DR 70 是 1970 年由美国的 Donald Roundss 医生在正常细胞培养物恶性变过程中发现的一种新物质,之后在肿瘤患者血液中也发现了该物质。DR 70 可检测肺癌、肝癌、乳腺癌等 13 种常见癌症。DR 70 对肺癌检测的敏感性和特异性的结果差异较大,可能与不同的肺癌病理类型有关。

组织多肽特异性抗原(TPS)是细胞角蛋白 18 片段上的 M3 抗原决定簇,广泛分布于机体正常组织细胞中,但含量极低,上皮来源的恶性肿瘤和转移癌则会高度表达。TPS 在细胞分裂的 S ~ G2 期之间合成,在减数分裂后释放到细胞外进入血液,故当细胞分裂时,其血清浓度升高。因此,TPS 是一种反映肿瘤细胞分裂增殖活性的新型特异标志物,与肿瘤负荷无关。与其他肺癌相关肿瘤标志物相比,TPS 检出率,更能反映肿瘤细胞的生物学活性,可为肺癌的早期诊断、分期、分型、预告复发和转移、评价预后及观察疗效等提供有利依据。

转化生长因子-β1(TGF-β1)是一种具有多功能的多肽类细胞因子,机体几乎所有正常及癌变细胞或组织都能合成和释放 TGF-β1 并表达相应受体。TGF-β1 能促进细胞增殖和分化,促进血管生成,刺激细胞外基质增殖等作用,广泛参与体内各种生理病理过程,与炎症、创伤、器官纤维化等多种疾病密切相关。TGF-β1 通过其信号传导通路发挥生物学效应。研究显示:肺癌患者血清 TGF-β1 水平随 TNM 分期进展而提高,与肺癌病理类型无关。

多效蛋白(PTN)属肝素结合生长因子,可影响肿瘤细胞的增殖、血供和转移,PTN 不仅在胚胎发育期参与神经组织分化和增生,还具有诱导细胞迁移,促进细胞有丝分裂、血管生成、神经系统及骨发育等功能。研究显示,PTN 在健康者体内可微量存在,在肺部良性病变、NSCLC 及 SCLC 的血清中 PTN 浓度均呈梯度上升,但在 SCLC 的血清中升高更明显(可达对照组的近 10 倍),因此,PTN 不仅可以作为早期诊断 SCLC 的方法,而且当 PTN 浓度达正常值上限的 5 倍时,可以考虑肺部占位为 SCLC。

胃泌素释放肽前体片段(proGRP)是正常人脑、胃肠的神经纤维以及胎儿肺的神经内分泌组织存在的激素,具有促胃泌素释放作用,由 27 个氨基酸构成的生物活性肽。人 SCLC 细胞中存在高水平 GRP,在多个 SCLC 细胞株中可检测到 GRP 的 mRNA,而人 NSCLC 细胞株中为阴性。许多 SCLC 细胞株和肿瘤组织可以分泌 GRP,而且富含 GRP 受体,低水平 GRP 即可刺激 SCLC 细胞 DNA 合成,是 SCLC 的自主生长因子。故 proGRP 有可能作为一种诊断 SCLC 的肿瘤标志物,而且其敏感度和特异度均高于 NSE,是一种新的 SCLC 肿瘤标志物。

异质性细胞核核糖蛋白 A2/B1(hnRNPA2/B1):异质性细胞核核糖蛋白(hnRNP)是一种存在于细胞核中的 RNA 结合蛋白,是由 30 多个蛋白质小分子构成的复合体,而 hnRNPA2/B1 是 hnRNP 的核心组成部分。在近年的研究中,hnRNPA2/B1 作为一种新型肿瘤相关抗原已逐渐被重视,可作为分子生物学指标对肺癌进行诊断。研究显示在肺泡灌洗液中,hnRNPA2/B1 的阳性检出率明显高于 CEA、NSE、Cyfra 21-1 和 SCCAg 4 项肿瘤标志物的联合检测。

尽管现在有许多肿瘤标志物不断被发现、研究和应用,但由于肺癌组织病理的多样性、同种病理肿瘤细胞的异质性和肿瘤生物学行为的复杂性,目前还没有找到单一的敏感性和特异性均很高的肿瘤标志物,单项指标的检测仍有局限性。因此多数学者倾向于联合检测多项肿瘤标志物,以提高肺癌诊断率。

第二节 肺癌肿瘤标志物检测的临床意义

肺癌患者早期的症状并不明显,在病灶上较为隐匿,所以在肺癌的早期筛查上,尽管肺癌肿瘤标志物检测的早期筛查效果仍有争议,但其检测仍能给早期临床筛查和辅助诊断提供支持。理想的肿瘤标志物应该具备的特征如下:敏感度高、特异性强、有器官特异性、与肿瘤的分期有关、与预后有关、可以监测肿瘤的复发。但是,目前的肿瘤标志物中,绝大多数存在于恶性肿瘤中,也有可能存在于良性肿瘤、胚胎组织,甚至正常组织中,这些肿瘤标志物并非恶性肿瘤的特异性产物,只是在恶性肿瘤患者中表达明显增多。正确合理地使用这些肿瘤标志物,仍有很大的临床价值,关键是要正确评价肿瘤标志物检测的临床意义。

肺癌肿瘤标志物在肺癌诊断中的临床意义主要体现在以下几点:①为肺癌早期筛查提供有效支持。肺癌的发生率近年来越来越高,为降低肺癌死亡率、转移率与复发率,在患者肺癌早期筛查中需要形成及时诊断、及时治疗的意识。肺癌肿瘤标志物的检测有助于提高肺癌的早期筛查效果,进行针对性诊治,这对于肺癌死亡率的降低有积极意义。②进一步诊断鉴别。肺癌肿瘤标志物的检测有利于为疑似肺癌进行进一步诊断鉴别,在患者出现肺癌症状或检查出可疑的肿物后,通过肺癌肿瘤标志物的检测能够对患者是否患有肺癌、肿瘤良恶性进行鉴别与分析。在以肺癌肿瘤标志物检测结果确定患者肺癌情况后,通过测定肺癌肿瘤标志物的基础水平还能够为患者肺癌发生阶段、治疗方案、治疗效果等形成基础的研究资料。③观察疗效、判断预后。肺癌患者以手术治疗的方式是否能够达到治疗效果,其可以通过肺癌肿瘤标志物水平进行分析,若患者手术前肺癌肿瘤标志物升高,而手术后肺癌肿瘤标志物下降,这说明手术治疗具有一定疗效,手术成功概率较高;但若是在手术后肺癌肿瘤标志物略有降低,但后期又重新升高,这就说明手术疗效并不好,有可能手术并未成功,或产生肺癌复发、转移等情况。

检测过程中很多因素会影响肿瘤标志物的检测结果,因此需要注意:①肿瘤标志物检测结果与所使用的检测方法密切相关,不同检测方法得到的结果不宜直接比较。在治疗观察过程中,如果检测方法变动,必须使用原检测方法同时平行测定,以免产生错误的医疗解释。②各实验室应根据使用的检测方法,建立适当的参考区间。③不合格标本如溶血、凝血、血量不足等可影响凝血功能、肿瘤标志标志物甚至肝肾指标等的检测结果。④标本采集后尽快送检到实验室,标本放置过久可影响肿瘤标志物及其他指标的检测结果。

本书以下将以神经元特异性烯醇化酶(NSE)在肺癌诊断中的作用为例,阐述肿瘤标志物在临床检测中的潜在意义。在血清检测中,NSE 已在日本和欧洲国家被批准作为 SCLC 的肿瘤标志物。同时有报道一些 NSCLC 患者的血清 NSE 水平也会升高。为了确定区分这两种癌症最合适的临界值水平,有课题组对无临床信息的肺癌患者的血清样本测量了 NSE 水平,ROC 曲线显示以 14.5 ng/mL 为临界值,NSCLC 中 95 百分位的血清 NSE 水平为 20.5 ng/mL。所有 NSCLC 患者的血清 NSE 水平均未超过 70 ng/mL。研究认为通过对血清 NSE 的测定,可以区分 NSCLC 和 SCLC。

一、NSE 在 SCLC 与 NSCLC 鉴别诊断中的应用

1982 年 Carney 等首先用 RIMA 法测定了 94 例 SCLC 患者及 30 例健康成人血清中的 NSE 水平,其中健康成人血清 NSE 均值为 5.2 ng/mL,以 12 ng/mL 为临界值,94 例 SCLC 患者阳性率为 69%;随后许多学者也相继证明 NSE 用于 SCLC 的诊断具有较高的特异度和敏感度。Fischbach 等报道了 16 例 SCLC,29 例 NSCLC,32 例肺良性疾病患者的治疗前血清 NSE,结果阳性率分别为 81%、71% 和 0(临界值为 12.5 ng/mL),其特异度达 83%,鉴别诊断 SCLC 和 NSCLC 的准确度达 82%。许多学者指出 NSE 的测定对诊断 SCLC 最有意义,而其他许多标志物目前尚不理想。

Fizazi 等测定了 135 例 SCLC 患者治疗前血清 NSE 水平,发现有 120 例患者血清 NSE 升高(88.9%),其中 63 例局限性病变(LD)阳性 52 例,阳性率 82.5%;72 例扩展性病变(ED)68 例升高,阳性率 94.4%。Pinson 等也指出 ED 的 NSE 平均水平要明显高于 LD。Ebert 等则指出,如果将血清 NSE 上限提高到 21.9 ng/mL,可以使其特异度达 95%,敏感度可达到 57.7%。

二、NSE 在 SCLC 监测中的应用

Fishbach 等连续观测了 16 例 SCLC 患者从发现癌肿到治疗再到复发全过程的血清 NSE 水平,结果表明 NSE 水平不管在治疗前如何,在治疗后患者 NSE 水平出现一过性升高;如果治疗效果好,出现部分缓解或完全缓解,则 NSE 会很快降至正常水平,继续治疗也不会升高,但一旦出现复发或转移则大部分患者 NSE 水平会升高;如果治疗效果不佳,则患者 NSE 水平居高不下,直至治疗失败、患者死亡。Ebert 等在跟踪了 381 例各种肺病患者后发现,NSE 对于 SCLC 病变的治愈、缓解或进展都有较高的判断符合率。采用 WHO 的标准,即病变缓解时肿瘤标志物应降低 65% 以上,病变进展时升高 40% 以上,NSE 被认为对病情有良好反映。

三、NSE 对肺癌化疗疗效的评估

SCLC 对化疗有很高的敏感性,但长期化疗后会出现耐药性,所以尽快了解患者对化疗的敏感程度很重要。Georges 等观测了一些 SCLC 患者对化疗的反应,发现治疗后立即

测定的 13 例患者中 7 例血清 NSE 高于 100 ng/mL 者对化疗敏感,3 个月后病变减轻;而另外 6 例血清 NSE 低于 100 ng/mL 者只有 1 例对化疗敏感;治疗后 1 个月 NSE 显著升高者对化疗不敏感,降低或不变者对化疗敏感。NSE 的变化能很好地反映机体对化疗是否敏感。

血清 NSE 还能判断肺鳞状细胞癌患者对化疗的敏感程度,Akoun 等在埃及肿瘤标志大会上指出血清 NSE 可用于肺鳞状细胞癌的诊断,且对观察肺鳞状细胞癌的化疗敏感性很有价值。

四、NSE 与 SCLC 复发的关系

NSE 在预报 SCLC 复发方面一直都是很好的指标,血清 NSE 一般在复发前 4～12 周就会出现持续升高,比 X 线胸片发现得更早。Pinson 等报道,复发患者的平均血清 NSE 由复发前的 6.5 ng/mL 升高到复发后的 51.9 ng/mL。Fischbach 等报道,跟踪检测的 8 例复发患者中 6 例在复发时血清 NSE 升高。Nitta 等检测的 51 例复发患者中 13 例是脑转移,但仅 3 例脑转移患者 NSE 在复发被发现前升高。且复发前 NSE 升高的患者其复发部位临床上一般不容易探查到,如肾上腺、肝、深部淋巴结的转移。而且升高患者补救化疗的敏感性要远高于那些 NSE 不升高者。结果显示连续检测血清 NSE(间隔2 周)对早期发现复发非常有用,也使早期补救化疗对患者有更大效果。

五、NSE 与 SCLC 预后的关系

NSE 在 SCLC 诊断中有很高敏感度,这一点是无可争议的,但它在判断预后上的作用一直是争论的焦点。早先,Aokiun 等研究指出,最初血清 NSE 活性特别高的患者预后一般不佳,提示治疗前血清 NSE 测定可作为 SCLC 的预报指标,许多学者支持这一点。但是 Jorgensen 等在观测了 787 例患者后指出,仅凭治疗前血清 NSE 还不足以反映与预后的关系,还应该把患者病理分期以及患者状态(performance status,PS)加进去,组成一个预后指数(prognostic index,PI),患者被分为 4 组,PI 分别为 0(优良)、1～2(较好)、3～6(一般)、7(较差)。4 组的中位生存时间分别为 468 d、362 d、256 d、124 d;2 年生存率分别为 22%、14%、6%、1%,存在明显差异。

Fizazi 测定了 135 例 SCLC 患者的化疗前血清 NSE(D1-NSE),结果认为 D1-NSE 不能较好地反映患者的预后。他们还测定了患者化疗 28 d 后的血清 NSE(D28-NSE),低于上限和高于上限患者的中位生存时间分别为 15.3 个月和 8.1 个月(P=0.003),有显著差异,因此认为测定 D28-NSE 更有意义,由此把患者分为 3 个组:PI 分别为 1、1～3、>3;3 组患者 2 年生存率分别为 33%、16%、0,表明测定 D28-NSE 对 SCLC 患者预后的判断很有意义。

齐为民等报道应用国产多抗检测 NSE,其敏感度、特异度和总符合率分别为 81.8%、91.6% 和 89.5%,其中局限性和扩展性 SCLC 患者的阳性率分别为 72.7% 和 90.9%。同时他们应用进口单抗一步法首次报道了用 SCLC 生物半衰期监测 NSE 治疗后复发、转移

的预测价值。Fizazi 等推测 NSE 生物半衰期可能在 1 个月之内。齐为民等检测了 14 例 SCLC 的 NSE 生物半衰期,<15 d 者 2 例,1 例在 330 d 时发现有复发。而>15 d 者 12 例,均在 33~193 d 内观察到转移或复发灶。NSE 生物半衰期预测 SCLC 转移或复发的敏感度为 85.0%,优于 NSE 水平测定。NSE 半衰期短说明治疗后 NSE 下降快,有潜在转移或复发的可能性就小,治疗效果亦好。

综上,以 NSE 的检测为例可知,血清肿瘤标志物检测能在肺癌诊断、疗效、复发及预后等多时间点和多维度为临床提供支持信息。但肿瘤标志物的检测参考值不能限制在某一个固定的参考数值,需要结合临床分期、病理种类及患者状态等不同场景多因素综合判断。

第三节 肺癌肿瘤标志物检测方法

一、免疫分析

放射免疫分析是由美国科学家 Solomon A. Berson 和 Rosalyn S. Yalow 于 20 世纪 50 年代后期创建的。放射免疫分析基于标记抗原和未标记抗原相互竞争特异性抗体结合位点,形成抗原抗体复合物,根据该复合物放射性强度的变化得出未标记的抗原量。

随着放射免疫分析技术的发展,基于使用抗体共价连接到聚合物包覆氧化铁的固相放射免疫分析系统被开发出来。Nye 等在进行孵育试验过程中,使用电磁铁将颗粒混合,分离(通过开关)出抗体的结合和游离部分。这样可以避免耗费时间的垂直旋转和多次离心的需要以及传统的固相程序。固相放射免疫分析系统具有普遍适用性,已经被广泛应用于甲状腺素、人胎盘催乳素和地高辛的测定。无论是对疾病的诊断还是对治疗的监测,就敏感度、精确度、适用性以及操作简单性而言,放射免疫测定技术优于大多数同类分析方法。放射免疫测定技术极大地促进了内分泌生理学研究,且在临床化学中有广阔的应用前景,例如可应用于生物设计、药理学、毒理学和新药的药代动力学等领域。

二、酶联免疫吸附试验

酶联免疫吸附试验(ELISA)是荷兰科学家 Van Weeman 等于 1971 年发明的一项对抗体或附着于固相孔板中的抗原进行简单而快速检测和定量的有效方法。该技术利用酶联抗体与表面附着抗原结合,随后添加酶作用物以产生与原始样品中存在的抗原量相关的颜色变化或光信号,根据待测物的浓度与颜色深浅的变化呈正相关得出相应的结果。

ELISA 具有快速、敏感度高、易操作等优点,作为最灵敏的免疫检测分析技术之一,在实验室研究、疾病标志物的诊断和各个行业的质量监控等方面具有广泛应用。ELISA 在检测系统中不断优化,如凝集素及生物素-亲和素系统在 ELISA 中的应用大大增强了其检测的敏感性,荧光素酶夹心 ELISA 系统也使检测的敏感性不断增强。ELISA 不仅适用于对单一分析物的测定,在多个分析物同时存在时,同样具有良好的适用性。

三、化学发光免疫分析

化学发光与放射免疫法是公认的肿瘤标志物和各种激素最精确和最成熟的检测方法。化学发光免疫分析(CLIA)是由化学发光系统与免疫反应系统相互结合形成的,是全球一致承认的较为先进的标记免疫分析技术。其原理为:被具有化学发光性能的物质所标记的抗体(抗原)与待测的抗原(抗体)发生特异性结合,伴随着呈现游离状态的化学发光物与该体系中的其他物质发生化学反应从而产生光,待测抗原(抗体)可以依据光强度得出相应的结果。将化学发光技术与微芯片电泳化学发光(microchip-electrophoresis chemiluminescence,MCE-CL)等技术联合使用,具有效率高、分析快、自动化程度高、样品和试剂需求量更少的优点。

CLIA 发展至今已经成为一种成熟的、先进的超微量活性物质检测技术,应用范围广泛,近 10 年发展迅猛,是目前发展和推广应用最快的免疫分析方法,也是目前最先进的标记免疫测定技术,敏感度和精确度比酶免法、荧光法高几个数量级。与 ELISA 相比,CLIA 能够更加可靠、灵敏、准确地检测血清梅毒螺旋体特异性抗体,在敏感度上更具有竞争力。此外,CLIA 还具有线性范围宽、光信号持续时间久、简单快捷、结果稳定及安全性好等多种优势。目前,CLIA 已经是至关重要的医学检测方法,被广泛应用于多方面的体外诊断试验中,如机体免疫能力、肿瘤标志物、内分泌系统、传染病等。

四、蛋白组学

蛋白组学是近年来兴起的肿瘤研究领域热点之一,以蛋白质为核心,对蛋白质的表达模式和功能模式进行研究。蛋白组学技术具有高通量、微型化、自动化的优势,目前被广泛用于临床肿瘤学研究,为肿瘤标志物的研究提供了良好的平台,但同时具有检测成本昂贵、对技术人员操作要求高等缺点。其中包括双向电泳、质谱技术、蛋白质芯片、表面增强激光解析及电离飞行时间质谱等。

蛋白质免疫印迹作为一种重要的、常规的蛋白质检测方法,应用于从复杂的样品中检测蛋白质已超过了 30 年。虽然其成像和试剂技术在提高敏感度、动态探测范围和复用目标检测的适用性方面取得了重大发展,但基本技术仍然保持不变。该技术通过凝胶电泳分离出蛋白质,将其转移到固相载体(如聚偏氟乙烯膜)上,对固定化抗原选择性免疫检测。蛋白质免疫印迹依赖于抗原-抗体相互作用的特异性,有助于从复杂混合物中定性或半定量地鉴定特定蛋白质及其分子量。该技术由于具有高选择性和稳定性、易于制备、成本低廉等优点,在制备人工抗体方面显示出巨大的应用潜力。

五、微球悬浮阵列技术

微球悬浮阵列技术又称液相芯片技术,兴起于20世纪90年代后期,作为一种新型高通量检测技术,集微流技术、激光、信号系统以及化学技术于一体。液相芯片技术兼具芯片检测技术以及流式细胞术的优势,具有高敏感度、高通量、可自动化以及较高特异性的良好性能。许多微流控芯片检测系统已被用于生物分析,如蛋白质组学、生物学、药学及临床研究等各个领域的高通量分析。很多实验证明液相芯片质谱技术同样适用于对少量的组织样本进行分析。目前,液相芯片技术正在逐步走向临床研究,其在蛋白质分析、药物筛选、疾病检测等方面具有广泛的应用前景,尤其是在临床应用领域具有很大的推广价值。

六、免疫传感器

免疫传感器一直备受肿瘤研究者关注和青睐。将特异性免疫反应与生物传感技术相结合形成的生物传感器,其生物识别部分来自抗原与抗体的特异性识别和结合作用,通过理化换能器和信号放大装置将生物信号转变为电信号用于检测。与其他几种检测方法相比,免疫传感器具有敏感度高、操作方便、设备简单、成本低、可实现实时动态检测等优势。目前,免疫传感器大部分处于试验阶段,正向高通量、商品化发展,以满足临床大样本检测的要求,随着技术的不断成熟,有望成为肿瘤标志物的新型检测手段。常用的材料包括金属纳米材料、碳纳米材料、聚合物复合材料等。

七、分子生物学方法

检测肿瘤标志物的分子生物学方法包括聚合酶链反应(polymerasechain reaction,PCR)、荧光原位杂交技术(fluorescencein situ hybridization,FISH)、逆转录PCR、单链构象多态性(single-strand conformation polymorphism,SSCP)、多种测序技术等。分子生物学技术具有高通量,特异性强、敏感度高等优势,但也存在价格昂贵、检测周期长等缺点。

PCR诊断肿瘤细胞包括特定的染色体易位和嵌合基因融合产物。利用双标记、荧光、TaqMan探针,杂交目标重叠的嵌合基因融合,采用PCR技术在细胞系和组织样本上进行检测。当每个肿瘤特异性探针和引物集用于不同的肿瘤和细胞系时,能够获得预期的特异性易位和嵌合基因融合。

循环肿瘤细胞的存在可能预示着疾病的复发和转移。经手术切除的Ⅰ期非小细胞肺癌患者的5年生存率仅为60%~70%,可能是因为未发现全身隐匿性微转移。而实时定量RT-PCR允许重复定量分析靶分子。RT-PCR检测癌胚抗原与其检测Ⅰ期非小细胞肺癌患者隐匿转移率相似。这些发现表明PCR可以从血液中低水平的非正常表达中鉴别出高水平的肿瘤特异性表达。通过PCR技术检测癌细胞的mRNA是预测初期复发的可靠手段。

FISH 以标记的特异寡聚核苷酸片段作为探针,根据核酸碱基配对原理,将标记的探针与单链核酸片段配对,在荧光显微镜下观察目标序列的分布。FISH 虽属于低通量检测,但目前已被用于检测肿瘤细胞、突变染色体、染色体重排,在肿瘤生物标志物检测和个体化医疗方面具有重要意义。

第四节　其他肺癌肿瘤标志物

一、循环肿瘤细胞

循环肿瘤细胞(circulating tumor cell,CTC)与肿瘤本身一样是高度异质性的,有些 CTC 有能力产生新的肿瘤,甚至表现出癌症干细胞的特性。目前,美国 FDA 批准的 CTC 临床检测是杰森诊断公司(Janssen Diagnostics)的 CellSearch,它能有效定义上皮来源的 CTC,即 EpCAM、DAPI 和细胞角蛋白阳性,而 CD45 阴性。CTC 检测在肺癌治疗耐药性监测及预后判断方面具有重要价值,但其在肺癌免疫治疗中应用的价值尚不明确。血液中存在可检测 CTC 的患者比例随癌症类型的不同而不同。比如,结直肠癌、卵巢癌和乳腺癌是 50% ~ 70%,而非小细胞肺癌则低至 30%。这些患者体内的 CTC 数量也相差甚远,从单个细胞到几千个。转移性乳腺癌和前列腺癌患者中每 7.5 mL 血液中有 5 个 CTC 或以上的,预后情况要比 CTC 较少的患者差得多。因此,5 个被设为临界值,如果 CTC 的数量更多或更少,这对多种癌症类型的患者生存有着显著的影响。

CTC 检测技术包括 CTC 的富集(分离)和 CTC 的分析鉴定(识别)。CTC 的富集方法可以分为生物化学特性富集法(亲和性富集法)和物理特性富集法。亲和性富集法主要是根据通过细胞表面特异性表达的蛋白质生物标志物分离靶细胞,包括正向捕获 CTC 的阳性富集法和负向去除白细胞的阴性富集法。物理特性富集法主要是根据 CTC 的大小、密度、力学和介电性能等物理特性将 CTC 筛选出来。从技术发展史来看,CTC 富集技术分为三代:第一代为基于物理特性的粗分离技术,第二代为基于生化特性的免疫磁珠技术,第三代为基于物理或生化特性的微流控芯片技术。微流控芯片技术凭借多种优势已经在 CTC 分选中得到越来越广泛的应用,有望在将来成为 CTC 富集和检测工具之一,但同样也面临着一些技术上和临床上的挑战。

Nicolazzo 等检测 24 例Ⅳ期 NSCLC 患者 ICI 治疗前后外周血中 CTC 数目及 CTC 上 PD-L1 的表达情况,发现在治疗后 6 个月,所有外周血中检测到 PD-L1$^+$ CTC 的患者均出现了疾病进展,提示 CTC 上 PD-L1 的表达情况可能具有提示预后的作用。Guibert 等检测 96 例患者 Nivolumab 治疗前 CTC 上 PD-L1 表达情况,发现 PD-L1$^+$ CTC 计数>1% 的患者治疗无响应的比例更高,Janning 等的研究发现 ICI 治疗后病情进展的患者均出现 PD-L1$^+$ CTC 计数增加,而治疗获益患者 PD-L1$^+$ CTC 计数不变或下降,上述两项研究均未观察到 CTC 上 PD-L1 的表达与组织 PD-L1 表达存在相关性。但目前已发表的少数研究尚不能证明 CTC 上 PD-L1 的表达情况与 NSCLC 免疫治疗疗效存在确切的相关性,加之 CTC 检测花费高、耗时等缺点更限制了其在临床上的广泛应用。

二、外周血循环肿瘤 DNA

循环肿瘤 DNA(circulating tumor DNA,ctDNA)是指从原发肿瘤甚至是转移形成的新肿瘤细胞破裂掉落下来到循环外周血中的 DNA。ctDNA 在临床医学中具有重要意义,通过 ctDNA 在肿瘤中的早期检测,对肿瘤的靶向治疗和后期的疾病监控等方面具有重要的临床价值。ctDNA 与肿瘤组织的 DNA 具有高度的一致性,基于 ctDNA 的无创活检在 NSCLC 的分子诊断、疗效监测等方面具有重要价值。目前基于 ctDNA 检测的 NSCLC 免疫治疗生物标志物的研究主要集中于两个方面:一是评估免疫治疗过程中 ctDNA 的动态变化与治疗反应及预后的关系;二是评估基于外周血 ctDNA 的肿瘤突变负荷(TMB)即 blood TMB(bTMB)预测 NSCLC 免疫治疗疗效的可行性。ctDNA 与所有 ctDNA 一样是以核小体微单位,以单个、双联或者三联的形式进入血液,片段长度主要在 166 bp 左右,通常半衰期只有 2 h。ctDNA 含量非常少,以 10 mL 外周血为例,从中可以提取到 cfDNA 含量约 30 ng,ctDNA 在所有 cfDNA 中的比例非常少,按 1% 计算,只有约 300 pg,也就是大约 45 个细胞裂解的 DNA 量,实际情况下,如果是做早期筛查,ctDNA 的含量可能相当于 5 000 个细胞中只有 1～2 个细胞是肿瘤细胞,所以对检测方法的敏感性要求非常高。

一项针对 15 种癌症进行的 ctDNA 测序研究显示,分别有 47%、55%、69%、82% 的 I～Ⅳ期癌症患者中能检测到高于一定频率的 ctDNA 突变;而另一项使用更高敏感度测序技术的研究则表示,对于 Ⅱ 期以上的患者,均能 100% 检测到突变。ctDNA 来自肿瘤细胞的体细胞突变,不同于遗传突变的是其存在于体内每个细胞。因此,ctDNA 是一种特征性的肿瘤生物标记物,并且还可以被定性、定量和追踪。

多项研究中观察到免疫治疗过程中 ctDNA 水平下降与患者疾病缓解及生存提高相关,且从治疗开始至观察到 ctDNA 应答的时间要明显早于观察到影像学变化的时间 (24.5 d vs 72.5 d),提示通过检测外周血 ctDNA 的变化可以较影像学更早地识别肿瘤对免疫治疗的反应性,有利于指导临床决策。然而并不是所有患者都可以在基线评估时检测到 ctDNA,在恶性黑色素瘤相关研究中,有文献报道出现中枢神经系统疾病进展的患者在基线和随后的评估中均检测不到 ctDNA,其可能与血脑屏障有关,NSCLC 同样具有较高的脑转移发生率,是否也面临类似的问题需要进一步研究证实。

目前用于液体活检中目标基因检测的方法主要分为 4 类:一代测序(Sanger),二代高通量测序(NGS),数字液滴 PCR(ddpcr),arms(又称等位基因特异性 PCR)。对于肿瘤基因的筛查来说,NGS 检测在同类中的性价比远高过其他几种方法。利用高通量测序技术来测定肿瘤患者中 ctDNA 片段,根据分析得到的 ctDNA 所携带的肿瘤基因信息,就能够全面地反映肿瘤的特征。这一技术凭借着准确、灵敏、无创、高通量、以相对低的成本一次测上万个位点,甚至更多等特点,可以从肿瘤防治诊断、治疗参考、用药指导、病情监控、复发预警等方面为医生及患者提供有效助力。

TMB 代表肿瘤基因组编码区内的体细胞突变数量,目前认为 TMB 越高,肿瘤免疫原性越强,越容易被 T 细胞识别,对 ICI 应答反应越好。与 PD-L1 一样,TMB 也面临着肿瘤时空异质性的问题,能否以 bTMB 代替组织 TMB(tissue TMB,tTMB)预测免疫治疗疗效成为目前研究的热点。多项研究显示在 NSCLC 中 bTMB 与 tTMB 具有显著相关性,且高 bTMB 与接受免疫检查点抑制剂(ICI)治疗获益显著相关。目前全外显子测序(whole exon sequencing,WES)是评估组织 TMB 的"金标准",但因成本高、样本需求量较大、数据分析较复杂,难以常规应用于临床,通过靶向基因测序 panel(next generation secquencing panel,NGS panel)检测 TMB 是可行的替代手段,值得注意的是,靶向测序 panel 的大小是影响 TMB 评估置信区间及阈值的重要参数,这也是上述采用不同测序平台的各系列研究所得的 bTMB 阈值不同的一个重要原因,同时除在 MYSTIC 小样本研究结果中观察到高 bTMB 患者有显著的 OS 获益外,其他研究中所得的 bTMB cut-off 值均无法区分 ICI 治疗后 OS 显著获益的人群。目前认为 bTMB 对 OS 预测效能不足与其基于血液的采样方法相关,bTMB 的检测依赖于肿瘤释放的 ctDNA 水平,研究证实 bTMB 水平与 ctDNA 水平呈正相关,而 ctDNA 水平高提示肿瘤负荷大,与不良预后相关,因此高 ctDNA 对预后的负向预测作用会部分抵消高 bTMB 对免疫治疗疗效的正向预测作用,通过优化 bTMB 的计算方法可改善其预测效能。与 tTMB 相比,bTMB 可重复检测并能克服肿瘤的时空异质性,在 NSCLC 免疫治疗疗效预测方面已经积累了一定的临床证据,如何进一步优化 bTMB,达到预测效能和涵盖人群的有效平衡将是未来研究的重点。

三、外泌体

细胞外囊泡(extracellular vesicle,EV)作为一种循环生物标志物逐渐被人们所认识,且已经被证实是机体远距离细胞间交流的一种手段。目前 EV 被分为三大类:外泌体、微泡和凋亡小体,临床研究中主要关注的是外泌体作为肿瘤分子标志物,外泌体在肿瘤诊断上的意义已经突显出来。外泌体是一类直径 30~150 nm 的磷脂双分子层纳米小囊泡,呈球形、扁球形或杯状结构,密度为1.13~1.21 g/mL。外泌体广泛参与细胞间物质运输与信息传递,调控细胞生理活动,在维持细胞内稳态及维持细胞间物质和信息交流中起重要作用。其次,外泌体具有抗原提呈、免疫逃逸等免疫调节作用。除此之外,外泌体具有诱导正常细胞转化,促进肿瘤发生及转移的作用,而且在传递肿瘤抗药性的过程中发挥着重要的功能。外泌体的特殊结构及生物学功能,对于寻找诊断肿瘤的新型生物标志物以及肿瘤的靶向治疗具有重要意义。肿瘤细胞分泌的外泌体带有与原始细胞更为接近的蛋白组分及遗传信息(DNA、RNA),是外泌体作为组织检测补充的理论基础。

四、血浆可溶性蛋白

目前,蛋白组学技术应用于免疫治疗癌症患者血浆蛋白质组学研究,从而发现全新的预测疗效标志物和治疗靶点成为热点。来自法国波尔多大学医学院的 A. Italiano 团队在 *Annals of Oncology* 杂志上发表重要研究成果。他们发现血液中的白血病抑制因子(LIF)是一种与免疫治疗疗效相关的新生物标志物,而且 LIF 可能是癌症对免疫治疗耐药的关键因素,将靶向 LIF 的抑制剂和免疫检查点阻断剂(ICB)联合,或可增强癌症治疗的疗效。LIF 作为 PD-1 抑制剂治疗的预后标志物,这不仅可以了解抗 PD-1 抗体的敏感性和耐药机制,同时也可以更好地开发癌症免疫治疗的药物。在血浆中检测 LIF 也更容易实现;LIF 作为一种血液生物标志物,可以解决与肿瘤组织分析相关的缺陷,如肿瘤的时空异质性。外周血 PD-L1 除 CTC 上的 PD-L1 和 ePD-L1,还有血浆可溶性 PD-L1(soluble PD-L1,sPD-L1),sPD-L1 同样可以与 T 细胞表面程序性死亡受体-1(programmed cell death 1,PD-1)结合,导致 T 细胞失活,负向调控免疫系统。Okuma 等分析 39 例 NSCLC 患者 Nivolumab 治疗前血浆中 sPD-L1 水平与预后的关系,发现基线 sPD-L1 水平低的患者有更高的疾病缓解率和更长的 OS。Costantini 等监测 NSCLC 患者治疗过程中 sPD-L1 动态变化,发现 Nivolumab 治疗后 2 个月治疗应答组患者血浆中 sPD-L1 水平显著高于无应答组。目前对 sPD-L1 的定量检测主要是通过 ELISA 法,然而该种检测技术敏感度和重复性较差,sPD-L1 的最佳检测技术及用于疗效预测判定的阈值仍需进一步的研究确定。

参考文献

[1] DAMA E,COLANGELO T,FINA E,et al. Biomarkers and lung cancer early detection:state of the art[J]. Cancers (Basel),2021,13(15):3919.

[2] WANG J B,JIANG W,ZHANG T,et al. Increased Cyfra 21-1,CEA and NSE are prognostic of poor outcome for locally advanced squamous cell carcinoma in lung:a nomogram and recursive partitioning risk stratification analysis[J]. Transl Oncol,2018,11(4):999-1006.

[3] YANG G J,XIAO Z Q,TANG C L,et al. Recent advances in biosensor for detection of lung cancer biomarkers[J]. Biosens Bioelectron,2019,141:111416.

[4] SATOH H,ISHIKAWA H,KURISHIMA K,et al. Cut-off levels of NSE to differentiate SCLC from NSCLC[J]. Oncol Rep,2002,9(3):581-583.

[5] FIZAZI K,FARHAT F,THEODORE C,et al. Ca125 and neuron-specific enolase (NSE) as tumour markers for intra-abdominal desmoplastic small round-cell tumours[J]. Br J Cancer,1997,75(1):76-78.

[6] BELARDINILLI F,GRADILONE A,GELIBTER A,et al. Coexistence of three EGFR mutations in an NSCLC patient:a brief report[J]. Int J Biol Markers,2018,33(4):545-548.

[7] PESSOA L S,HERINGER M,FERRER V P. ctDNA as a cancer biomarker:a broad overview[J]. Crit Rev Oncol Hematol,2020,155:103109.

[8] CHAE Y K,DAVIS A A,AGTE S,et al. Clinical implications of circulating tumor DNA tumor mutational burden (ctDNA TMB) in non-small cell lung cancer[J]. Oncologist,2019,24(6):820-828.

［9］BECKER A, THAKUR B K, WEISS J M, et al. Extracellular vesicles in cancer：cell－to－cell mediators of metastasis［J］. Cancer Cell,2016,30（6）:836－848.

［10］LORIOT Y, MARABELLE A, GUEGAN J P, et al. Plasma proteomics identifies leukemia inhibitory factor（LIF）as a novel predictive biomarker of immune－checkpoint blockade resistance［J］. Ann Oncol,2021,32（11）:1381－1390.

第三部分

肺癌的早期筛查与早期诊断

第五章

肺癌的临床诊断

第一节　肺癌的临床表现

　　早期肺癌患者通常没有明显的体征或临床症状,肺癌患者中有超过一半在确诊时表现为局部晚期或转移性疾病。肺癌晚期常见症状为咳嗽、咳痰、咯血、胸痛、不明原因发热、胸闷、气短及消瘦等。大多数患者的这些症状是由原发病变、局部肿瘤生长、邻近结构的侵袭或阻塞、远处转移部位的生长或副肿瘤综合征等造成的(表5-1)。

表5-1　肺癌常见症状体征发生频率统计

症状体征	发生频率/%
咳嗽	8 ~ 75
体重减轻	0 ~ 68
呼吸困难	3 ~ 60
胸痛	20 ~ 49
咯血	6 ~ 35
骨痛	6 ~ 25
杵状指	0 ~ 20
发热	0 ~ 20
乏力	0 ~ 10
上腔静脉阻塞	0 ~ 4
吞咽困难	0 ~ 2
喘息和喘鸣	0 ~ 2

一、原发肿瘤表现

胸部不适、咳嗽、呼吸困难和咯血是原发肿瘤的常见表现。高达75%的患者会在病情不同时期出现咳嗽症状;60%的患者出现呼吸困难的症状,可能是由肿瘤阻塞气道引起的;大约50%的患者在诊断时出现间歇性的胸部不适;在原发肺癌患者中,有高达35%的人会出现咯血。虽然急性支气管炎是引起咯血最常见的原因,但40岁以上出现咯血的患者应怀疑是肺癌。

二、胸腔内扩散肿瘤表现

40%的肺癌患者最初表现为胸腔内扩散的体征和症状。胸腔内扩散是由肿瘤直接扩散或淋巴管扩散引起的,肿瘤向肺外生长进入胸腔、胸壁、纵隔或侵犯附近结构和神经。喉返神经麻痹引起的声音嘶哑在2%~18%的患者中发生;膈神经麻痹表现为呼吸困难或胸部X线检查显示左膈肌升高;肺上沟癌是肺尖部肿瘤,可能引起霍纳综合征,以臂丛病和受累神经根疼痛为特征;胸壁侵犯常表现为持续性胸膜炎疼痛;呼吸困难,呼吸音减弱,叩诊乏力是胸腔积液最常见的症状;食管阻塞可引起吞咽困难;上腔静脉阻塞的特征是面部肿胀,以及躯干和上肢水肿。虽然尸检时常发现心包受累,但患者很少有心包积液或心包压塞的症状。

三、胸腔外转移肿瘤表现

近1/3的肺癌患者出现胸腔外转移的体征和症状。常见的转移部位包括骨骼、肝、肾上腺、淋巴结、大脑和脊髓。肺癌胸腔外转移的非特异性症状包括乏力和体重减轻;骨转移常表现为疼痛、骨折或碱性磷酸酶水平升高,通常累及长骨或椎骨;明显的淋巴结肿大,特别是位于锁骨上窝,提示有转移;10%的脑转移患者以头痛、恶心、呕吐、局灶性神经功能缺损、癫痫发作、意识混乱或人格改变为先兆。

四、其他表现

少数肺癌患者可出现一些少见的症状和体征,并非肿瘤的直接作用或转移引起,可出现于肺癌诊断前或诊断后,也可同时出现,常表现于胸部以外的脏器。①高钙血症:由肺癌导致的骨质破坏、肿瘤分泌甲状旁腺激素导致的骨重吸收钙等引起,可导致心电图上PR间期和QRS时限延长、QT间期缩短,心动过缓甚至传导阻滞。②抗利尿激素分泌异常综合征:源于肿瘤细胞异位分泌产生的抗利尿激素样物质,好发于小细胞癌,常表现为稀释性低钠血症,严重时可致意识障碍。③异位库欣综合征:源于肿瘤细胞异位分泌产生的促肾上腺皮质素类物质,好发于小细胞癌和类癌等,可有低血钾和高血糖、高血压表现,有些患者可能出现特征性的"满月脸"。④副肿瘤性神经综合征:是恶性肿瘤间接效应引起的一组神经系统症状与体征,脑、脊髓、周围神经、神经肌肉接头及肌肉等多器官均可受累,临床表现多样,多见于小细胞癌患者,可表现为近端肌肉无力、反射降低和自主神经功能失常等,并往往发生于肺癌确诊之前。⑤血液系统异常:表现多种多样,包括血小板的异常增多与减少、类白血病反应、凝血功能异常甚至弥散性血管内凝血等。⑥皮肤表现:常见于腺癌患者,包括皮肌炎、黑棘皮病等。

第二节 肺癌的生物样本获取

一、获取生物样本的非手术技术

（一）血液和血清检查

血清和血浆样本是关于一个人健康与否信息的重要来源,因其容易获得性,一直被当作最理想的生物标志物样本。胶原血管疾病是弥漫性间质性肺病(diffuse interstitial lung disease,DILD)的常见原因,自身抗体的血清学检测可能有助于确定自身免疫病是否影响肺部。此外,还可以进行遗传性呼吸道疾病的血液检测。在患有 COPD 的患者中,低水平的 α1-抗胰蛋白酶(α1-AT)证实了 α1-AT 缺乏症。除了肺气肿,新一代测序技术可以识别与多种不同肺综合征(包括囊性、纤维化和支气管扩张疾病)相关的基因。对肺癌患者进行血清学检测,有助于肺癌的辅助诊断、疗效判断及随访监测。

（二）痰液的收集

痰液可以通过自发性咳痰或诱导(吸入刺激性气雾剂如高渗盐水后)收集。由于痰主要由气管、支气管的分泌物或肺泡内的渗出物组成,肺泡巨噬细胞和其他炎症细胞的发现与样本的下呼吸道来源一致,如果"痰"样本中存在鳞状上皮细胞表示样本被上呼吸道分泌物污染。

除了通过革兰氏方法和培养处理常规细菌病原体外,还可以处理各种其他病原体的痰液,包括分枝杆菌或真菌的染色和培养、病毒的培养和耶氏肺孢子菌染色。例如在获得用于评估 P. jiroveci 痰的具体案例中,对于肺炎,应通过诱导而不是自发性咳痰收集痰液,并应使用免疫荧光染色来检测微生物。在某些情况下,传统的染色和培养也得到了免疫技术和分子生物学方法的补充,包括使用聚合酶链反应(PCR)扩增和 DNA 探针。使用传统的巴氏(Papanicolaou)染色法对恶性细胞的痰液进行细胞学染色,可以对疑似肺癌进行无创评估。

（三）经胸壁肺穿刺术

经胸壁肺穿刺术通常在 CT 或超声引导下进行,以帮助定位针头并确保在病变位置,可抽取肺组织活检,是诊断周围型肺癌的首选方法之一。

（四）胸腔穿刺术

胸腔穿刺术是胸外科最常采用的诊断和治疗技术之一。通过胸腔穿刺术采集胸腔积液通常用于诊断，或者在大量积液的情况下用于缓解呼吸困难。通过盲针抽吸或超声定位后的诊断取样允许收集液体用于微生物学和细胞学研究。对获得液体的细胞组成和化学成分进行分析，可以对积液进行分类，有助于肺癌诊断和治疗。

（五）支气管镜检查

支气管镜检查是直接观察气管和支气管的病变（图5-1）。虽然支气管镜检查现在几乎完全使用柔性光纤仪器进行，但在手术室对全身麻醉的患者也可进行刚性支气管镜检查，并且在某些特定情况下刚性支气管镜检查具有其独特优势，如异物的取出和大量出血的抽吸等。软性纤维支气管镜检查通常在清醒镇静的患者中进行。支气管镜穿过口腔或鼻子，在声带之间进入气管，其弯曲程度使几乎所有气道可视化到亚段支气管水平成为可能。支气管镜医师能够识别支气管内病变，包括肿瘤、肉芽肿、支气管炎、异物和出血部位。

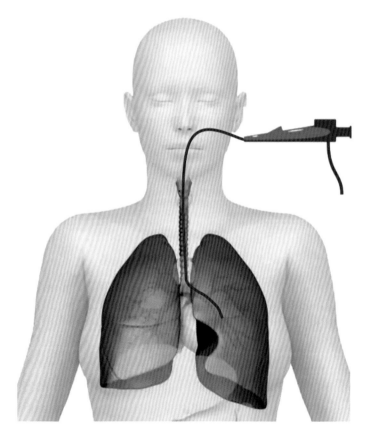

图5-1　支气管镜检查

可以通过多种方法采集气道病变的样本，包括清洗、刷洗和活检。清洗包括通过支气管镜的通道向病变表面滴注无菌生理盐水，通过支气管镜抽吸收集一部分液体，并且可以分析回收材料中的细胞（细胞学）或生物体（通过标准染色和培养）；在通过支气管镜通道插入的长电缆末端使用小刷子或活检钳对病变表面进行刷洗或活检，可以回收细胞材料或组织，通过标准细胞学和组织病理学方法进行分析。

支气管镜不仅可对气管和支气管区域进行直接可视化，而且还可从更远侧的肺实质中取样材料。将支气管镜插入亚段支气管后，注入无菌生理盐水，回收灌洗液，此过程称为支气管肺泡灌洗（bronchoalveolar lavage，BAL）。此外，对于某些生物体，使用抗体进行免疫荧光染色和（或）通过 PCR 进行核酸分析可以更快速准确地诊断相关疾病。通常也会进行细胞因子、病毒颗粒和微生物特征等无细胞成分的检查。

（六）常规经支气管针吸活检

常规经支气管针吸活检（transbronchial needle aspiration，TBNA）是使用穿过支气管镜的空心针对气管或大支气管附近的组织进行取样。针经支气管穿过气道壁，可以从肿块病变或肿大的淋巴结中吸出细胞物质，通常是为了寻找恶性细胞。TBNA 从肺部和周围淋巴结取样，无须手术或全身麻醉。

（七）超声支气管镜引导下的经支气管针吸活检

超声支气管镜引导下的经支气管针吸活检（endobronchial ultrasound-guided transbronchial needle aspiration，EBUS-TBNA）是近年来出现的一项新的微创诊断技术。该技术使用装有探头的超声支气管镜，可在实时超声图像的引导下对纵隔和肺门淋巴结进行针吸（图5-2）。EBUS 允许直视纵隔淋巴结和肿块进行取样，以更好地识别和定位支气管周围和纵隔病理。EBUS-TBNA 可以进入气管旁和隆突下淋巴结，也可以延伸至肺门淋巴结。

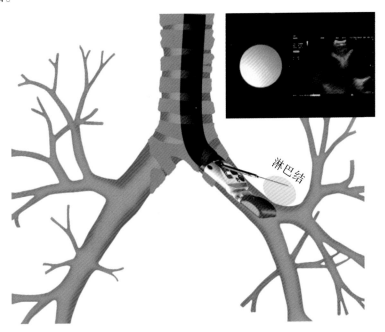

图5-2 超声支气管镜引导下的经支气管针吸活检技术

径向探头支气管镜内超声(radial endobronchial ultrasound,RP-EBUS)可提供周围肺实质的360°超声图像,并显著提高了支气管镜对周围肺结节的诊断率,尤其是对于较大的病变(直径>2 cm)(图5-3)。RP-EBUS 可与电磁导航支气管镜(electromagnetic navigation bronchoscopy,ENB)结合使用,以提供准确的导航,帮助定位外周结节并提高诊断率。与经胸方法相比,RP-EBUS 具有更高的安全性,但也存在局限性,如用于评估 CT 扫描中具有磨玻璃外观结节的超声信号较差。

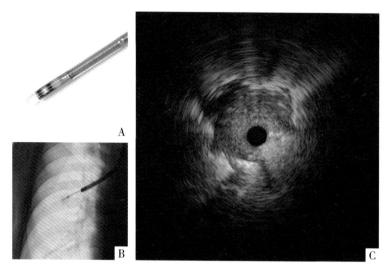

A. RP-EBUS(UM-S20-17S,奥林巴斯)的外观;B. 使用带有导管鞘的 RP-EBUS 接近目标位置的荧光图像;C. RP-EBUS 图像显示周围肺结节为低回声病变。

图5-3 径向探头支气管镜内超声

二、获取生物标本的手术技术

(一)纵隔镜和纵隔切开术

在确定治疗方案时,肺癌的正确分期是最重要的。尽管 CT 和 PET 扫描可用于确定纵隔淋巴结的大小和性质,但作为肺癌分期的一部分,组织活检和组织病理学检查对纵隔肿块或纵隔淋巴结肿大的诊断至关重要。从纵隔肿块或淋巴结中获取标本的两种主要外科手术是纵隔镜检查(通过胸骨上入路)和纵隔切开术(通过胸骨旁入路)。这两种手术均由外科医生在全身麻醉下进行。在胸骨上纵隔镜检查的情况下,硬质纵隔镜插入胸骨上切迹并沿气管前方的通路进入纵隔,可以使用活检钳通过内窥镜获取组织,取样位于气管旁或气管前位置的肿块或淋巴结(2R、2L、3、4R、4L 级)。主肺淋巴结(第5、6级)无法通过该路径进入,因此通常通过胸骨旁纵隔切开术进行取样,这种方法涉及胸骨旁切口和直接解剖到需要活检的肿块或结节。

(二)电视胸腔镜外科手术

电视胸腔镜外科手术(video-assisted thoracic surgery,VATS)是使用现代电视摄像技术和高科技手术器械装备,在胸壁微小切口下完成胸内复杂手术的微创胸外科新技术,已成为胸部疾病诊断和治疗的一种可供选择的重要手段(图5-4)。该过程在手术室中使用双腔气管插管的单肺通气进行,需要将带有远端透镜的刚性镜插入胸膜的套管针。监视器屏幕上显示高质量的图像,操作者可以通过单独的小肋间切口操作进入胸膜腔的器械。使用这些仪器,操作员可以在直接可视化下对胸膜病变进行活检。此外,该程序现在通常用

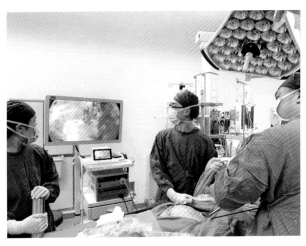

图5-4　电视胸腔镜外科手术的术中场景

于活检外周肺组织或去除外周结节,用于诊断和治疗目的。这种微创手术在很大程度上取代通过开胸手术进行的传统"开放肺活检"。如果首选手术技术,选择使用 VATS 技术还是进行开胸手术由胸外科医生根据患者是否能够耐受单肺通气来决定,以便充分观察肺部。随着仪器的发展和经验的不断积累,VATS 可用于执行以前需要开胸的手术,包括吻合肺活检、肺结节切除术、肺叶切除术、全肺切除术、心包窗或其他标准胸外科手术。创伤小、术后疼痛轻、恢复快、住院时间短是 VATS 最大的优点。

（三）开胸术

开胸术虽然经常被 VATS 取代,但开胸术仍然是肺组织诊断取样的一种选择。它提供了大量的材料,可用于活检和(或)切除较深或较靠近重要结构、无法通过 VATS 去除的病变。VATS 和开胸术之间的选择需要根据具体情况进行。

第三节　肺癌的常规诊断与鉴别诊断

一、肺癌的诊断

（一）病史和体格检查

医生首先会询问病史并对患者进行体格检查,以了解患者的症状和可能的危险因素;医生还会检查患者是否有肺癌或其他健康问题的迹象。如果病史和体格检查结果表明患者可能患有肺癌,将进行更多检查,以排除或确诊肺癌。

（二）影像学检查

影像学检查使用X线、磁场、声波或放射性物质来生成身体内部的图像。在肺癌诊断之前和之后，进行影像学检测可以查看可能是癌症的区域；了解癌症可能扩散的范围；帮助确定治疗是否有效；寻找治疗后癌症复发的可能迹象。胸部X线通常是医生为寻找肺部任何异常区域而进行的第一项检测。如果发现可疑情况，医生可能会要求进行更多检查。

电子计算机断层扫描（computed tomograhy，CT）是电子计算机与X线检查技术相结合的产物。CT扫描仪不会像普通的X线那样拍摄1或2张照片，而是拍摄许多照片，然后计算机将它们组合起来以显示正在研究的人体组织的详细图像。CT扫描比常规胸部X线检查更可能显示肺部肿瘤。它可以显示肺部肿瘤的大小、形状和位置，并有助于找到可能含有已扩散癌症的肿大淋巴结。CT扫描还可用于寻找肾上腺、肝、大脑和其他器官中可能由于肺癌扩散引起的肿块。

磁共振成像（magnetic resonance imaging，MRI）是将人体放在强磁场内，利用磁共振现象，把电磁波信号经计算机处理得到断层图像。与CT扫描一样，MRI显示身体软组织的详细图像。但是MRI使用无线电波和强磁铁而不是X线。MRI最常用于寻找可能扩散到大脑或脊髓的肺癌。

正电子发射断层扫描（positron emission computed tomography，PET）是利用氟代脱氧葡萄糖（fluorodeoxyglucose，FDG）模拟葡萄糖进入细胞，进行糖代谢，观察癌细胞摄取、消耗额外葡萄糖的现象来诊断癌症。PET/CT扫描将PET扫描和CT扫描的图像叠加在一起，以诊断癌症的位置，CT扫描显示PET扫描上FDG累积的解剖位置。如果医生认为癌症可能已经扩散但不知道扩散的具体部位，PET/CT可以显示癌症扩散到肝、骨骼、肾上腺或其他一些器官，但它们对于观察大脑或脊髓效果不佳。

骨扫描是将少量低水平放射性物质注入血液并主要聚集在骨骼的异常区域。骨扫描可以帮助显示癌症是否已经扩散到骨骼。但这种检查通常并不经常需要，因为PET扫描可以显示癌症是否已经扩散到骨骼。

（三）活检和其他样品的实验室检测

某些症状和某些检测的结果可能显示一个人患有肺癌，但也只是可能，肺癌实际诊断是通过显微镜观察肺细胞来进行的。这些细胞来自肺部分泌物（从肺部咳出的黏液）、从肺部周围区域取出的液体（胸腔穿刺术）或使用针/手术（活检）从可疑区域取出的组织中获得。选择使用哪种检测方式应该视具体情况而定。活检是确诊肺癌的常用方法，从肺和（或）附近的淋巴结中取出一小部分组织样本，然后送到实验室，由专科医生在显微镜下观察样本。活检有多种方法，如：①CT引导下肺穿刺活检是近年来诊断肺病常用的一种微创性检查方法，通过CT扫描确定肺部病变的具体位置，经过皮肤将穿刺针穿进肺部病灶，然后取得病变组织送检。②支气管镜检查是医生使用支气管镜通过口腔或鼻子向下进入气管或支气管，可以通过支气管镜进行活检取样，还可以用支气管刷或用生理盐水冲洗气道，从气道黏膜取样细胞，然后在显微镜下观察这些组织和细胞样品。③纵隔镜检查是一种使用插入胸骨后面和气管前面的发光管来观察并从气管和主要支气管区域的淋巴结中采集组织样本的过程。如果纵隔镜检查无法触及某些淋巴结,则可以进行纵隔切开术,以便外科医生可以直接取出活检样本。④胸腔镜检查可以确定癌症是否已经扩散到肺部和胸壁之间的空间或这些空间的内壁,它还可以用于对肺部外部的肿瘤以及附近的淋巴结和液体进行采样,并评估肿瘤是否正在生长到附近的组织或器官中。

在某些情况下,例如如果患者身体状况不佳,无法进行活检,则可能会检查肺部的黏液或液体是否存在异常细胞。痰细胞学检查是检测肺部黏液(痰)样本,患者将被要求在一个容器中用力深深地咳嗽,该容器将被送到实验室在显微镜下检查。胸腔穿刺术是一种从肺部周围引流液体的手术,虽然通常这样做是为了缓解呼吸困难,但也可以检测液体中的癌细胞,它主要在局部麻醉下使用超声引导进行。

(四)分子检测

在某些情况下,特别是对于 NSCLC,医生可能会检测癌细胞中特定基因变化,这可能意味着某些靶向药物有助于治疗癌症。例如:①20% ~ 25% 的 NSCLC 的 *KRAS* 基因发生变化,导致它们产生异常的 KRAS 蛋白,从而帮助癌细胞生长和扩散。具有这种突变的 NSCLC 通常是腺癌,对其他药物(如 EGFR 抑制剂)具有耐药性,并且最常见于有吸烟史的人。②EGFR 是一种蛋白质,它大量出现在 10% ~ 20% 的 NSCLC 细胞表面并帮助它们生长。一些靶向 EGFR 的药物可用于治疗 *EGFR* 基因发生变化的 NSCLC,这在某些人群中更为常见,例如不吸烟的人群、女性和亚洲人。但这些药物似乎对癌细胞 *KRAS* 基因发生变化的患者没有太大帮助。③约 5% 的 NSCLC 的 *ALK* 基因发生变化,这种变化最常见于患有 NSCLC 腺癌亚型的不吸烟(或轻度吸烟)的人。医生可能会测试癌症的 *ALK* 基因变化,看看针对这种变化的药物是否可以帮助他们。④1% ~ 2% 的 NSCLC 有 *ROS*1 基因重排,这可能使肿瘤对某些靶向药物产生反应。⑤一小部分非小细胞肺癌的 *RET* 基因发生了变化,某些靶向具有 *RET* 基因变化的细胞的药物可能是治疗这些肿瘤的选择。⑥大约 5% 的 NSCLC 的 *BRAF* 基因发生了变化,某些靶向具有 *BRAF* 基因改变的细胞的药物可能是治疗这些肿瘤的一种选择。⑦一小部分 NSCLC 的 *MET* 基因发生了某些变化,使它们更有可能对某些靶向药物产生反应。这些分子检测可以在肺癌活检或手术期间采集的组织上进行。如果活检样本太小,无法进行所有分子检测,也可以像常规抽血一样对从静脉抽取的血液进行检测。血液中含有来自晚期肺癌患者死亡肿瘤细胞的 DNA。通过抽血获取肿瘤 DNA 有时被称为"液体活检",它比标准穿刺活检更有优势,穿刺活检可能带来气胸(肺塌陷)和呼吸急促等风险。检测肿瘤细胞上的某些蛋白质可能预测癌症对某些免疫疗法有反应,例如,可以检测 NSCLC 细胞的 PD-L1 蛋白,这可以显示癌症是否更有可能对某些免疫治疗药物产生反应。

(五)肺功能测试

肺功能测试通常在诊断出肺癌后进行,以了解患者的肺部工作情况。如果手术是治疗癌症的一种选择,肺功能检查尤其重要。切除肺癌的手术可能意味着切除部分或全部肺部,因此事先了解肺部的工作情况很重要。一些肺功能差的人(比如那些因吸烟而损伤肺的人)没有足够的未受损肺来承受切除部分肺的能力。这些测试可以让外科医生了解手术是否是一个好的选择,如果是,可以安全切除多少肺。

许多 NSCLC 患者患有中度至重度的慢性肺病,这增加了肺切除术后发生围手术期并发症和长期肺功能不全的风险。在没有其他病症的情况下,肺功能良好的患者发生肺叶切除术或气肺切除并发症的风险较低。如果 FEV_1 小于 2 L,则应估计术后的 FEV_1。预测患者肺切除术后 FEV_1 大于 800 mL(或大于预测的 FEV_1 的 40%),则发生围手术期并发症的概率较低。那些术后预测 FEV_1 小于 700 mL(或低于预测 FEV_1 的 40%)的患者属于高危患者,对于这些患者和那些有边缘性肺活量测定的患者,心肺运动测试可能是有帮助的。

二、肺结节良恶性鉴别诊断

肺癌又常被称为恶性肺结节,在影像学检查中被称为"硬币病变"。当面对肺结节时,临床医生和患者通常有以下 3 种选择:①用胸部 CT 观察;②进行额外的诊断检测[成像和(或)活检];③手术切除。正确的选择取决于流行病学、影像学表现、手术风险评估和患者偏好。对于恶性病变,早期手术切除仍是治愈的最佳机会,但良性结节不必切除,以免患者遭受外科手术,增加死亡率。

肺结节应根据 CT 确定的数量、大小和密度进行表征。孤立性肺结节是指影像为类圆形阴影,单一、边界清楚、直径 ≤3 cm、周围为含气肺组织所包绕的高低密度的实性或者亚实性病变,不伴肺不张、肺门肿大或胸腔积液。孤立性肺结节是一种无明显症状的肺部结节,病因繁多,有良性和恶性之分(表 5-2)。在胸片上发现肺结节的频率为每 1 000 张胸片中有 1~2 个,其中大多数在临床上是无症状的,大约 90% 是在放射检查中偶然发现的。来自结核病、组织胞浆菌病和球孢子菌病等肉芽肿病流行地区的年轻患者的恶性肿瘤发病率可能较低。在伊利诺伊州空军医疗中心对 137 名患者的研究中,只有 22 名(16%)患有恶性肿瘤,103 名(75%)患者诊断为肉芽肿,其中 53 人归因于该地区特有的组织胞浆菌病。这些患者中的大多数(77%)年龄在 45 岁以下,并且在 35 岁以下的患者中未诊断出恶性结节。

表 5-2　孤立性肺结节的鉴别诊断

分类	常见原因
恶性肿瘤	支气管癌(腺癌、大细胞癌、鳞状细胞癌、小细胞癌)、类癌、肺淋巴瘤、肺肉瘤、浆细胞瘤、单发转移瘤(结肠癌、乳腺癌、肾癌、头颈部肿瘤、生殖细胞瘤、肉瘤、甲状腺癌、黑色素瘤、其他)
良性肿瘤	错构瘤、腺瘤、脂肪瘤
感染性肉芽肿	肺结核、组织胞浆菌病、球孢子菌病、足分支菌病、蛔虫病、包虫病、恶丝虫病(犬心丝虫)
非感染性肉芽肿	类风湿关节炎、韦格纳肉芽肿、结节病、石蜡瘤、其他
其他	闭塞性细支气管炎组织性肺炎、脓肿、硅沉着病、纤维化/瘢痕、血肿、假瘤、球形肺炎、肺梗死、动静脉畸形、支气管囊肿、淀粉样瘤

从肺结节的研究中确定了恶性肿瘤的危险因素,包括患者年龄、吸烟史、结节大小和既往恶性肿瘤史。年龄是重要的风险因素之一。在一系列切除的 370 个不确定的孤立性肺结节中,恶性肿瘤的发生率从 45～54 岁患者的 63% 增加到 54～64 岁患者的 74%,并随着年龄的增长继续上升至 75 岁以上患者的 96%。吸烟与肺癌的发展密切相关,尤其是鳞状细胞癌和小细胞癌。患肺癌的风险随着吸烟的持续时间和吸烟的数量而增加。直径与不吸烟者相比,普通吸烟者患肺癌的风险约为 10 倍,而重度吸烟者患肺癌的风险为 20 倍。约 85% 的支气管癌病例由吸烟引起。结节大小与恶性肿瘤的风险密切相关。有研究表明,随着结节大小的增加,恶性肿瘤的发病率也会增加。大于 3 cm 的结节在 80%～99% 的情况下是恶性的。结节直径<5 mm 的患者的恶性肿瘤患病率为 0～1%,5～10 mm 的结节为 6%～28%,11～20 mm 的结节为 33%～64%,>20 mm 的结节为 64%～82%。

原发性支气管癌是最常见的恶性肿瘤,组织学类型中腺癌和鳞状细胞癌占大多数。良性孤立性肺结节在年轻人和非吸烟者中更为常见,原因包括良性肿瘤、感染性和非感染性肉芽肿、血管病变和罕见的其他疾病(表 5-2 和图 5-5)。错构瘤是最常见的良性肿瘤,它们被认为主要由软骨、纤维黏液基质和脂肪组织组成的发育畸形。肺错构瘤分为软骨型和纤维型肺错构瘤。根据肿瘤发生部位分为中央型和周围型肺错构瘤,以周围型肺错构瘤多见。感染性肉芽肿占所有良性结节的 90% 以上,它们是多种生物感染后愈合的结果。最常见的原因是组织胞浆菌病、球孢子菌病和结核病,其他不常见的原因是恶丝虫病(犬心丝虫)、足分支菌病、包虫病和蛔虫病。接触史对于确定可能的传染源很重要。非感染性肉芽肿有时表现为结节病等全身性肉芽肿疾病,其中结节并非总是伴有肺门淋巴结肿大。类风湿关节炎也可能与肺结节有关,通常发生在患有活动性类风湿的患者身上,他们也会有皮下结节。韦格纳肉芽肿也可以表现为肺结节,通常是空洞的。肺结节的病因还常见于肺脓肿、球形肺炎、肺炎性假瘤等。

肺部结节钙化一般是良性结节特征。感染性肉芽肿易于钙化,呈中央、弥漫或点状图案。层状或同心状钙化是组织胞浆菌病引起肉芽肿的特征。爆米花钙化模式通常见于错构瘤,同一结节内有脂肪密度时,具有高度特异性。怪异的钙化模式应该怀疑恶性肿瘤(图 5-6)。需要注意的是,一般 6%～14% 的恶性结节会出现钙化。良性钙化模式(中央型、弥漫型、层状或爆米花)在恶性结节中非常罕见。在一项对 1 267 个孤立性肺结节的研究中,只有 7 个恶性结节(0.6%)具有良性钙化模式。大多数具有良性钙化表现的结节可以通过连续 CT 扫描观察到。结节的边缘特征也可以提示病变是否为恶性。良性病变通常界限清楚,外观呈圆形,而恶性结节往往具有不规则或分叶状边界(图 5-7)。空洞、胸膜凹陷、支气管充气征、囊性空腔等形态也是诊断肺癌的重要征象。

流行病学、恶性和良性结节的病因研究以及结节的成像特征都有助于确定结节良恶性。医生经常凭直觉估计癌症的预检概率,一些研究人员已尝试开发数学模型来估计肺结节恶性的概率。利用文献中恶性肿瘤的临床和放射学特征,研究者通过贝叶斯、神经网络和其他方法分析了以下风险因素的某种组合:结节大小、位置、生长率、切缘特征、患者年龄、吸烟史、社区恶性肿瘤患病率以及 CT 密度计检出的隐匿性钙化,来获得对恶性肿瘤概率的数学估计。值得注意的是,尽管目前预测恶性肿瘤的模型的准确性似乎与专家医生的见解相似,但其相关性较差。

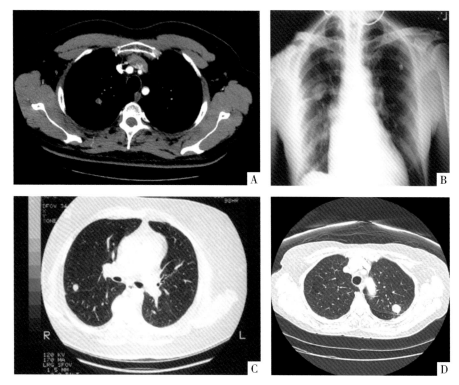

A. 结节内具有脂肪密度的错构瘤；B. 由胸膜疾病和液体超负荷导致的裂隙积液引起的假瘤，具有肺肿块的外观；C. 非增强 CT 显示一个 1 cm 圆形结节，影像学密度较高，切除后证实是肉芽肿；D. 结节边缘光滑，诊断为组织胞浆菌病。

图 5-5　良性肺结节及其影像学表现

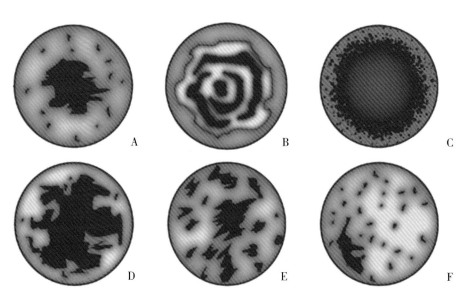

A. 中央型；B. 分层状；C. 弥散型；D. 爆米花状；E. 点画状；F. 偏心型。模式 A、B、C 和 D 通常表示良性结节，E 和 F 提示恶性肿瘤。

图 5-6　结节中的钙化模式

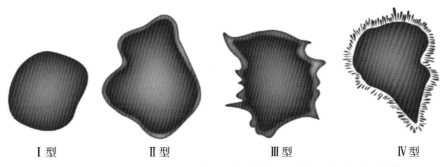

Ⅰ型　　　　　Ⅱ型　　　　　Ⅲ型　　　　　Ⅳ型

Ⅰ型边缘清晰,Ⅱ型呈分叶状,Ⅲ型有不规则的起伏,Ⅳ型非常不规则,可见毛刺征。

图5-7　结节边缘的特征外观

　　肺结节的位置分布、大小及体积的变化在良恶性结节的鉴别方面有着重要的作用。肺腺癌主要分布在肺的外围和胸膜附近;肺鳞状细胞癌主要分布在肺的中央或中间区域;肺叶间裂结节(perifissural nodule,PFN)是邻近肺裂周围的肺部结节,恶性风险非常低,可能不需要胸部 CT 进行随访。结节直径和结节体积倍增时间(volume doubling time,VDT)是胸部 CT 评价良恶性结节的重要指标。结节直径越大、VDT 越短,肺癌的发生风险越高。部分实性结节 VDT 为 457 d,恶性风险为 63%;磨玻璃样结节 VDT 为 813 d,恶性风险为 18%;实性结节 VDT 为 149 d,恶性风险为 7%。磨玻璃样结节和部分实性结节 VDT 较长,且磨玻璃样结节 VDT 明显长于部分实性结节和实性结节,其本质反映肿瘤细胞的惰性生长,当原位癌向微浸润进展或演化时,肿瘤细胞侵袭性病程进展加快,患者生存率明显下降,对 T_0 期肺癌早发现、早诊断、早治疗具有非常重要的临床意义。肺结节边缘粗糙、不光滑,出现毛刺和分叶形成,恶性风险较高,提示肿瘤细胞的侵袭性和不均匀生长。部分实性结节周围伴有磨玻璃密度影,是肿瘤细胞沿着肺泡壁局部扩散或贴壁样生长模式,尚未有细胞基质和血管的浸润。新生血管是恶性肿瘤浸润生长所必需的条件,其本质反映了肿瘤生物学由惰性休息状态向恶性化和侵袭性方向进展。异常血管形态在恶性结节中较为常见,恶性程度较高。血管集束征的程度与肺癌分期相关,间接预示肺癌的恶性程度和预后。

参考文献

[1]BECKLES M A,SPIRO S G,COLICE G L,et al. Initial evaluation of the patient with lung cancer:symptoms,signs,laboratory tests,and paraneoplastic syndromes[J]. Chest, 2003,123(1):97S-104S.

[2]韩宝惠.中华医学会肺癌临床诊疗指南（2019 版）[J].肿瘤研究与临床,2020,32 (4):217-249.

[3]ISHIWATA T,GREGOR A,INAGE T,et al. Advances in interventional diagnostic bronchoscopy for peripheral pulmonary lesions[J]. Expert Review of Respiratory

Medicine, 2019, 13(9):885-897.

[4] MIMURA T, KAGIMOTO A, MIYAMOTO T, et al. Video-assisted thoracoscopic surgery using a three-dimensional thoracoscopic system as an educational tool for surgical trainees in general thoracic surgery[J]. General Thoracic and Cardiovascular Surgery, 2021, 69(3):511-515.

[5] CHERRY S R, DAHLBOM M. PET: physics, instrumentation, and scanners[M]. New York: Springer, 2006.

[6] RIVERA M P, MEHTA A C, WAHIDI M M. Establishing the diagnosis of lung cancer: diagnosis and management of lung cancer: American College of Chest Physicians evidence-based clinical practice guidelines[J]. Chest, 2013, 143(5):e142S-e165S.

[7] RIELY G J, MARKS J, PAO W. KRAS mutations in non-small cell lung cancer[J]. Proceedings of the American Thoracic Society, 2009, 6(2):201-205.

[8] RUSSO A, FRANCHINA T, RICCIARDI G R R, et al. A decade of EGFR inhibition in EGFR-mutated non small cell lung cancer (NSCLC): old successes and future perspectives[J]. Oncotarget, 2015, 6(29):26814.

[9] DU X, SHAO Y, QIN H F, et al. ALK-rearrangement in non-small-cell lung cancer (NSCLC)[J]. Thoracic Cancer, 2018, 9(4):423-430.

[10] TAN A C, SEET A O L, LAI G G Y, et al. Molecular characterization and clinical outcomes in RET-rearranged NSCLC[J]. Journal of Thoracic Oncology, 2020, 15(12):1928-1934.

[11] TABBÒ F, PISANO C, MAZIERES J, et al. How far we have come targeting BRAF-mutant non-small cell lung cancer (NSCLC)[J]. Cancer Treatment Reviews, 2021, 103:102335.

[12] GRIPPI M A, ELIAS J A, FISHMAN J A, et al. Fishman's pulmonary diseases and disorders[M]. 5th ed. London: McGraw-Hill, 2015.

[13] LILLINGTON G A. Management of solitary pulmonary nodules[J]. Dis Mon, 1991, 37(5):269-318.

[14] SIEGELMAN S S, KHOURI N F, LEO F P, et al. Solitary pulmonary nodules: CT assessment[J]. Radiology, 1986, 160(2):307-312.

影像学技术在肺癌早期筛查与诊断中的应用

　　肺癌是我国死亡率最高的癌症,若不能及时治疗,不仅会导致病变恶化,还会引发其他并发症,对机体的其他系统、器官造成影响。研究表明,70%以上的患者进行诊断时为肺癌晚期,非 I 期肺癌的预后很差,高危人群筛查非常有益。大约85%的肺癌是由吸烟引起的,与不吸烟者相比,吸烟者患肺癌的发生风险平均高10倍。其他危险因素包括但不限于肺癌家族史和接触石棉、镍、砷、卤代醚、多环芳烃和环境香烟烟雾等。肺癌并非不治之症,早发现、早诊断、早治疗是关键,筛查及早发现是唯一可能提高肺癌患者存活率的方式。由于肺癌早期临床特征并不是特别明显,因此经常会出现误诊的情况。医学影像技术能够以非直接入侵的方式进入体内,通过仪器设备观察患者的某个部位的情况。目前,肺癌早期筛查与诊断主要依靠影像学技术,成像作为癌症临床方案的重要组成部分,可以提供有关形态、结构、代谢和功能的各种信息。下面着重介绍现代影像技术在肺癌早期筛查与诊断中的应用价值。

第一节　X 线检查

　　目前已经有大量证据表明胸部 X 线检查与肺癌早期发现和提高生存率有关。早期肺癌做 X 线检查一般容易漏诊,X 线下可以看到支气管阻塞引起的局部肺气肿、肺不张或者病灶邻近部位的浸润性改变,还有局部的肺部炎症改变。提示肺癌的 X 线检查结果包括:明显的肿块;纵隔增宽;肺不张;肺实变;胸腔积液;纵隔淋巴结肿大;肺部结节等。中央型肺癌的 X 线征象如下。①间接征象:发生于较大支气管的早期肺癌常可引起不同程度的气道狭窄,以致发生一系列继发改变,如局限性肺气肿、阻塞性肺炎、肺不张、肺段实变、脓肿等。②直接征象:当肿瘤长大到一定程度时,可在平片上,或病期较早时可在体层片、支气臂造影片上见到肿瘤存在的直接征象,如支气管壁不规则增厚、狭窄、中断或发现肿物,肿块影边缘毛糙,有时有分叶,并常与肺不张或阻塞性肺炎并存,形成所谓"S"形的典型肺癌 X 线征象。周边型肺癌的 X 线征象:早期周边型肺癌在胸片上比较容易发现。肿块影的特点是病灶外形不整齐,呈分叶状、有切迹或毛刺(尤其是细毛刺或长短不等的毛刺),在动态观察有增大或出现肺门淋巴结影时更为肯定。发生于肺段支气管的周边型肺癌(即中间段肺癌)也可表现为肺段的阻塞性炎症或不张。空洞和淋巴结转移与中心型相同。常可引起胸腔积液和侵犯肋骨。细支气管肺泡癌的 X 线征象：结节型表现为孤立的球形阴影，与周边型肺癌不能鉴别。浸润型表现与一般肺炎的浸润性实变相似，轮廓模糊。支气管造影可见病变范围内支气管变窄而僵直，呈枯枝状。广泛结节型最多见，表现为两肺广泛分布的小结节或浸润性病变，颇似血行播散型肺结核。

通过 X 线检查可以了解肺癌的部位和大小（图 6-1 ~ 图 6-3），但其实 X 线检查肺癌的敏感度较差，且能够检查出肺癌的侵袭度、分辨度都相对较低，只有部分较大的肺癌病灶，能够通过 X 线检查发现。对于肺部较小的病变，比如微小结节或者较小的病灶，如果考虑为肺癌，通过 X 线检查可能难以辨别。

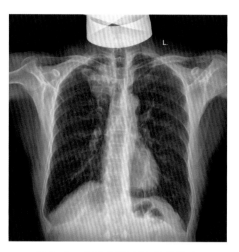

图 6-1　右肺上叶癌的 X 线检查

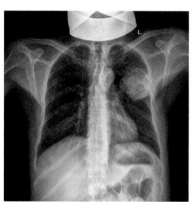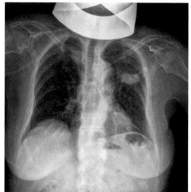

图 6-2　两名左上肺癌患者的肺部正面胸部 X 线检查

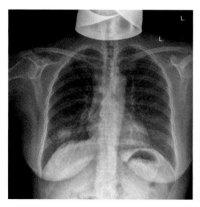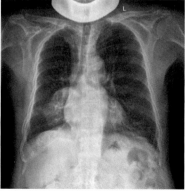

图 6-3　两名右下肺癌患者的肺部正面胸部 X 线检查

第二节 计算机断层成像检查

计算机断层成像检查(CT)是用X线束对人体某部位一定厚度的层面进行扫描,由探测器接收透过该层面的X线,转变为可见光后,由光电转换变为电信号,再经模拟/数字转换器转为数字,输入计算机处理。CT扫描仪是应用CT成像技术的成像仪器(图6-4),主要由以下3部分组成。①扫描部分:由X线管、探测器和扫描架组成;②计算机系统:存储和计算扫描收集的信息和数据;③图像显示与存储系统:将计算机处理重建的图像显示在电视屏幕上或用多台摄像机或激光摄像机拍摄。CT扫描仪广泛应用于临床医学,在显示解剖形状、结构和密度方面具有显著优势。

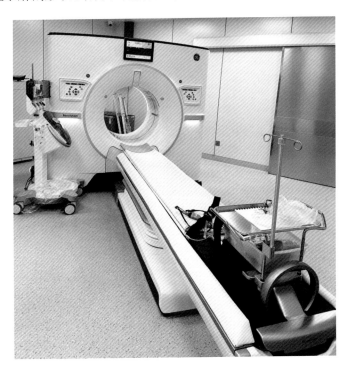

图6-4 CT扫描仪

CT检查特点:①密度分辨力高,可直接显示X线检查无法显示的器官和病变。②检查方便、迅速而安全,只需患者不动,即可顺利完成检查,易为患者接受,且随诊方便,尤其是对于急诊患者能较快做出诊断,对争取时间抢救患者起到重要作用。此外,CT还可以对急症在短期内重复检查,有利于观察病变的演变。③克服了传统X线平片影像重叠、相邻器官组织密度差异不大而不能形成对比图像、软组织构成器官不能显影或显影不佳等缺点。与核素扫描及超声图像相比,CT图像清晰、解剖关系明确、病变显示较好,因此,病变的检查率和诊断准确率高。④可获得各种正常组织与病变组织的 X 线吸收系数(或衰减系数),以行定量分析,即不仅显示出不同密度的器官、组织或病变的影像,且直接得到各自对 X 线吸收多少的数值(即吸收系数)。⑤由于图像是来自吸收系数的转换,因此,可进行图像处理,使图像的密度或灰度调节到适合观察某种组织或病变,而 X 线照片各部分影像密度是不能调节的。⑥必要时还可以加做增强扫描,使图像更清晰,并对某些病变进行鉴别诊断,提高病变的诊断准确率及显示率。目前使用的非离子型碘对比剂安全性高。

一、胸部 CT 检查的分类

胸部检查分为 X 线和 CT 两类(图6-5),胸部 CT 又细分为 CT 平扫、增强 CT、胸部高分辨率 CT(high resolution computed tomography, HRCT)、胸部低剂量 CT(low-dose computed tomography, LDCT)等。下面对 CT 在胸部检查的应用进行详细的介绍。

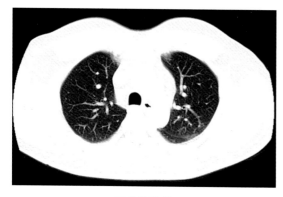 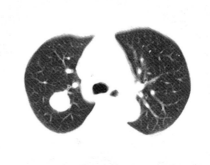

正常胸肺部   肺癌

图6-5 胸部 CT 检查

(一)CT 平扫

CT 平扫是临床常见的胸部常规检查之一,CT 平扫对设备要求比较低,绝大多数基层医院有配备,价格便宜,扫描速度快,用于急诊、门诊常规病变的检出和疾病的随访复查。普通肺部 CT 也能观察患者肺部是否有占位或者结构上的变化,也可以观察到肿瘤、淋巴结肿大、转移病灶、肺部炎症等。通常普通 CT 层厚在 5~10 mm,所以对于观察有病变的细小肺部结构,CT 平扫只能显示 HRCT 中的 30.0%~47.8%。普通 CT 平扫辐射剂量比低剂量 CT 要高一点,但也是在人体可接受的范围内。

(二)增强 CT

增强 CT 是静脉内注射一定剂量的含碘水溶性造影剂,然后在 CT 机上扫描。做增强 CT 的目的是强化病灶与周围组织的对比,更有利于发现病灶,同时可以更清晰地显示病灶的范围和性质,为影像科医生提供更多更清晰的信息。比如纵隔部位,由于 CT 平扫中血管和淋巴结都是等密度,不能很好地区别,做增强 CT 后血管内有造影剂显示出高密度,如果不做增强扫描,很可能会把一些畸形血管误以为淋巴结转移,或者把转移淋巴结当作正常的血管。值得一提的是,对于肺部结节,做增强 CT 意义不大。

(三)高分辨率 CT

HRCT 为薄层(层厚 1～2 mm)扫描及高分辨率算法重建图像的一种检查技术。HRCT 主要用于显示病灶的微细结构,是普通胸部 CT 平扫的一种补充。HRCT 能清晰地显示肺组织的微细结构,如肺小叶气道、血管等,几乎能显示与大体标本相似的形态学改变。主要是用于诊断肺弥漫性病变、肺小结节等肺病,尤其是对判断肺结节良恶性有很大帮助,可以判断直径在 1.5 mm 以下的异常影像。在相应软件辅助下,还可以进行三维成像,能更清晰、多角度地观察肺结节的细微结构。

(四)低剂量 CT

低剂量 CT,顾名思义就是辐射剂量比较低的 CT。很多人知道做 CT 是有辐射的,随着健康意识的提高,不少人甚至因为担心辐射而拒绝做 CT。于是,1990 年 Naidich 首次提出了低剂量的概念:在其他条件不变的情况下,降低管电流来降低辐射,同时保证图像诊断要求,其辐射剂量约是普通 CT 的1/5,约 1 mSv。LDCT 并不是特殊的机器,而是改变普通 CT 机器(一般是 64 排 CT)的参数,在降低辐射剂量同时,也损失了一部分清晰度,所以它主要用于肺癌高危人群的筛查。LDCT 应用于高危人群的检测,能够更轻易地发现其他检测手段所不能够检测出来的早期肺癌症状,从而有效地降低肺癌的高死亡率。相关检测数据显示,LDCT 相较于胸片检测来说,诊断有效率能够提升 2～8 倍不等,并且运用于肺部低剂量扫描的权重剂量指数是常规剂量扫描的 25% 左右,低剂量扫描的曝光量也要明显低于常规 CT 扫描方法,所以总的来说,低剂量螺旋 CT 扫描对于患者机体的损伤显著降低。LDCT 仅能用于肺部检查,其他部位不可以用低剂量 CT。

二、胸部 CT 检查时的注意事项

胸部 CT 检查时应该注意以下几点:①避免穿带有金属物品的衣服,不能佩戴项链等首饰,女性最好去除文胸,部分医院可能需要换专用检查服,以免衣服、饰品产生伪影,影响 CT 图像观察;②胸部 CT 平扫不需要空腹,但如果进行胸部增强 CT 检查,检查前 4 h 患者需要禁食,因为注射对比剂后患者平躺检查可能出现呕吐,呕吐物可能导致误吸或窒息;③胸部增强 CT 检查前,需要告知医生或护士有无对比剂过敏、甲状腺功能异常、肾功能异常、支气管哮喘史,因为这些可能给检查带来一定风险;④在胸部 CT 检查过程中,身体避免随便移动,需要配合医生提示进行呼气、吸气以及憋气,这样不会产生运动呼吸伪影,成像清晰,诊断结果更加准确;⑤做完胸部增强 CT 后患者应多喝水,促进对比剂排泄;⑥如果是胸部增强 CT 检查,或儿童、意识不清者,需要健康人陪同,以免发生意外,陪同者应穿好 X 线防护服。

三、胸部 CT 在肺癌早期筛查与诊断中的优缺点

1. 胸部 CT 在肺癌筛查中的优势　①由于 CT 扫描能够检测到肺部非常小的结节,因此胸部 LDCT 对于特别早期的肺癌诊断十分有效;②CT 扫描速度很快,这对于屏住呼吸困难的患者很重要;③CT 扫描是无痛和无创的;④CT 检查后,患者体内没有辐射残留;⑤用于胸部扫描的 LDCT 的 X 线没有直接的不良反应;⑥胸部的 LDCT 扫描产生的图像质量足以检测许多肺病和异常,使用的电离辐射比传统的胸部 CT 扫描少 90%;⑦使用 LDCT 进行肺癌筛查可以减少死于肺癌的高危患者的人数;⑧通过 LDCT 筛查发现的肺癌通常处于疾病的早期阶段;⑨当通过筛查发现癌症时,患者可以接受微创手术并且切除的肺组织更少。

2. 胸部 CT 在肺癌筛查中的风险　①即使不存在肺癌,检查结果也可能显示异常,假阳性检测结果会引起患者焦虑,通常伴随着更多检测(如活检),而活检可导致部分肺塌陷,有时还需要手术重新扩张肺;②即使存在肺癌,检查结果也可能显示正常,造成假阴性结果,收到假阴性检测结果的人即使有症状,也可能因此延迟就医;③使用 LDCT 进行筛查不会发现所有肺癌,也不是所有已知的癌症都能被早期发现,如果疾病已经从肺部扩散到身体的其他部位,检测肺癌的筛查可能不会改善患者的健康或帮助其延长寿命;④LDCT 筛查的广泛使用可能带来大量的过度诊断和治疗;⑤健康保险公司和医疗保险可能无法支付 LDCT 扫描筛查肺癌的费用;⑥暴露于低剂量辐射理论上存在很小的癌症风险。

CT 检查在肺癌诊断方面已显示突出的优点,目前尚无其他影像技术能完全取代之。由于 CT 检查是横断面成像,完全消除了周围结构的干扰,能检出 X 线检查不易发现的隐蔽部位的病灶,如肺尖部、心后区、后肋膈角及脊柱旁沟的病灶;又由于其密度分辨率很高,能有效地显示密度低的小病灶如胸膜下小结节,在肺门和纵隔淋巴结的显示及肺癌的分期方面 CT 检查也大大优于 X 线检查。但 CT 检查在病变的定性方面同样存在不少问题,目前主要还是根据病变的形态来做诊断。增强扫描可通过肿块 CT 值的变化来提供诊断信息,普遍采用的是 CT 值净增法,观察增强后比增强前 CT 值增加的幅度,认为增加 30 Hu 以上者多为恶性肿瘤,<20 Hu 者多为良性。但这也不是绝对的,如少数肺癌血供不丰富,增强后强化不明显;反之,有些良性病变如球形肺不张、球形肺炎形似肿瘤,血供较丰富,增强后可明显强化。因此,诊断仍需综合许多征象,仅仅依据某一征象下结论常常是不可靠的。

第三节　正电子发射计算机断层成像检查

正电子发射计算机断层成像(PET)是世界上目前唯一可以在活体上显示生物分子代谢、受体以及神经介质活动的新型影像技术,现在已经广泛应用于多种疾病的临床诊断、鉴别诊断、疾病判断、疗效评价、器官功能研究,以及新药的开发等方面,常用的 PET 示踪剂是葡萄糖类似物^{18}F–FDG。PET 的敏感度高,一般在 MRI、CT 检查还不明确诊断时,PET 就能发现病灶的所在,而且还能获得三维影像进行定量分析,达到早期诊断的目的,这是目前其他影像检查无法比拟的。PET 的特异性很高,可以根据恶性肿瘤高代谢的特点做出定性诊断。

正电子发射计算机断层成像(PECT,又称 PET–CT)将 PET 与 CT 完美融为一体,由 PET 提供病灶详尽的功能与代谢等分子信息,而 CT 提供病灶的精确解剖定位,一次显像可获得全身各方位的断层图像,具有灵敏、准确、特异及定位精确等特点,可一目了然地了解全身整体状况,达到早期发现病灶和诊断疾病的目的。与常规 CT 相比,PECT 能在临床症状和病灶形态出现变化之前更全面、更早地发现肿瘤病灶。PECT 检查是目前临床上常用来发现肿瘤、鉴别肿瘤性质以及进行病理分期很重要的治疗手段,在进行检查时能够将身体的解剖结构通过影像清晰地展现在医生面前,让医生能更精准地知道身体患病的部位,对分析病情以及制定治疗方案都有着重要的帮助。特别是在诊断诊疗方面,它的准确率高达 96% 以上。目前,最大标准摄取值(maximum standardized uptake value,SUVmax)、平均标准摄取值(mean standardized uptake value,SUVmean)和肿瘤代谢体积(metabolic tumor volume,MTV)等已成为临床认可的恶性肿瘤评估标准,这些 PECT 半定量参数与肿瘤的发生发展显著相关,能反映肿瘤组织的代谢情况,肿瘤细胞增殖越旺盛,这些参数值越高。PECT 是一种非常高效的体检技术,它的特点主要有:①能鉴别肿块是良性肿瘤还是恶性肿瘤;②能快速定位身体里恶性肿瘤的位置区域,找到肿瘤;③在肿瘤没有形成肿块之前,还处于细胞状态就可以甄别是不是恶性肿瘤;④可以作为恶性肿瘤治疗后复查判断指标,缺点是费用比较贵,配置 PECT 设备的医院必须是三级甲等医院或相当于三级甲等医院规模和水平的医疗机构。

PECT 检查流程如下。①预约登记:通过热线电话或网络在线预约方式进行预约。②病史采集:请受检者出示所有检查报告、X 线片、CT、MRI 或超声等。③测量体重、血糖:以保证检查能够得到最好的效果。④注射:静脉注射显像剂,根据检查目的的不同,选用不同显像剂。⑤检前休息:目的是让显影剂分布到全身,一般 PECT 会有专门的休息室。⑥上机扫描:PECT 检查前排空小便,轻装上阵,不带任何饰品。⑦图像采集:计算机进行 PET 和 CT 图像的融合与比较。⑧专家阅片:为了对患者的检查结果负责,专家会在第二天晨会讨论阅片。⑨报告发放:一般情况下 3 个工作日取报告,如有特殊情况请跟主任详细说明。

PECT 检查可以帮助医生评估器官和组织的功能,在临床上的具体作用是:①检测癌症和(或)做出诊断;②确定癌症是否已在体内扩散;③评估治疗方案的有效性;④确定癌症是否在治疗后复发;⑤评估预后;⑥评估组织代谢和活力;⑦确定心脏病发作心肌梗死对心脏区域的影响;⑧确定受益于血管成形术或冠状动脉搭桥手术(结合心肌灌注扫描)的心肌区域;⑨评估大脑异常,例如肿瘤、记忆障碍、癫痫发作和其他中枢神经系统疾病;⑩映射正常的人脑和心脏功能。

在组织病理学上,肺癌病灶出现代谢变化往往早于形态结构变化。PECT 是一项医学影像学的革命技术,采用半定量参数如标准化摄取值(standardized uptake value,SUV)检测肺癌早期代谢变化,在肺癌筛查及全身其他脏器肿瘤筛查和诊断中具有重要作用,尤其在肺癌诊断、分期以及疗效评价方面,具有较高的敏感性及特异性。Kang 等对157 例恶性和 111 例良性肺病患者进行研究,发现 PECT 检查降低人工阅片假阳性率的效果最佳,假阳性率由原来的 30.6% 降到 5.4%,准确诊断早期肺癌的效能优于 CT 检查,两者曲线下面积(area under curve,AUC)分别为 0.89、0.74。由此可见,PECT 检测在肺癌早期筛查中具有重要价值。

第四节　磁共振成像检查

磁共振成像(MRI)检查,中文名字为磁共振成像检查。MRI 的基本原理是将人体置于特殊的磁场中,用无线电射频脉冲激发人体的氢原子核,引起氢原子核的共振被吸收能量,在停止射频脉冲后,氢原子核将按照特定的频率发出电信号,并将吸收的能量释放出来,被体外接收器所记录。经过计算机的特殊处理,就产生平常所得到用于诊断的磁共振图像(图6-6)。MRI 给患者提供的信息量很大,可以从冠状位、矢状位和轴位多方位成像,比其他检查有更多的优越性,方便临床观察,用于诊断疾病。MRI 检查的优势如下。①无损伤的安全检查,无辐射损害,检查更安全,尤其适合对生长发育的儿童及生育期的女性患者。②任意方位断层:MR 扫描在患者体位不变的情况下,可获得横断、冠状、矢状或任何角度的图像,在显示病变范围、病变与周围组织间的关系上以及立体的观察病变上明显优于 CT。③无骨伪影:CT 检查时在骨的边缘如颅底处可出现条纹状伪影,严重影响对后颅窝病变的诊断,MRI 无骨伪影,对脑干及小脑等处病变的诊断显著优于CT。④早期发现病变:MRI 检查有利于病变的早期发现,如早期脑梗死、早期骨转移瘤及早期股骨头无菌性坏死等。⑤具有较高的对比度:特别是软组织对比度明显高于 CT,能清晰逼真地显示解剖结构,很好地观察器官大小、形状和位置,可显示血管、胆囊及输尿管、神经纤维等结构,对颅脑、脊柱和脊髓、关节、软组织等病变优于 CT。进行 MRI 检查时,还会面临以下问题。①有局限性:MRI 对软组织会更准确,如直肠、子宫、关节、肌肉等部位,但对肺、肝、前列腺、胰腺等器官,检查结果不如 CT 或 X 线准确,尤其是胃肠道疾病,MRI 不如胃镜清晰。②检测时间较长:因为核磁共振在检查时需要运行磁场,它是通过分割部分来完成检查的,所以更加复杂,检查所需的时间也会变长。一次检查的时间大概是在 30 min,如果检查时患者不配合,出现其他情况,检查时间会延长,如果是急性病,需要在短时间内了解情况,做核磁共振会延误病情,使患者无法得到及时治疗。③不能佩戴金属物品:做核磁共振前,医生会要求将体内的金属物取出,因为磁场扫描时金属物会被仪器吸附,导致仪器损坏。甚至会在患者体内产生电场,导致心脏兴奋、心室震颤,部分患者体温会升高,特别是对于带金属支架和心脏支架的患者,这种检查会导致金属移位。④价格高:由于 MRI 是分部位扫描,不仅时间长,所使用的费用也高,不同部位所收取的费用不同。若是需要进行全身检查需要重复交费多次,花费的金额会给普通家庭带来医疗负担。MRI 检查作为一种新型的影像检查技术,不会对人体健康有影响,但 6 类人群不适宜进行 MRI 检查,即:①安装心脏起搏器的人;②有或疑有眼球内金属异物的人;③动脉瘤银夹结扎术的人;④体内物存留或金属假体的人;⑤有生命危险的危重患者;⑥幽闭恐惧症患者等。

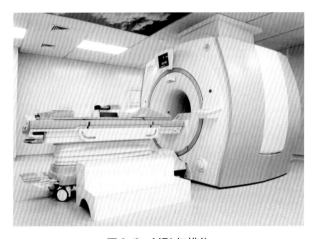

图 6-6　MRI 扫描仪

CT 检查在肺癌的诊断方面有突出的优点,是目前公认的最佳检查手段。MRI 检查无放射线损伤,可以多平面成像,无须增强即可清晰显示纵隔内血管,易于发现肺部小肿块。但 MRI 空间分辨力低,对病变详细情况的显示不及 CT 且价格昂贵、检查时间长,目前可作为 CT 的补充检查。MRI 对肺癌的诊断具有以下优点:①可从多方位观察病变,有利于立体地了解肿瘤的毗邻关系及病变的确切范围;②MRI 能够有效地检出肺门的肿块与肿大淋巴结,而且 MRI 比 CT 更容易鉴别肿块与血管;③无须做造影增强即可正确评价肿瘤与血管的关系、侵犯程度以及淋巴结转移情况;④对肿瘤切除可能性的评估价值较大。

在 MRI 上,肺癌尚需做以下鉴别诊断。

(1)中央型肺癌:诊断要点是发现支气管腔内结节或肿块,支气管壁增厚、狭窄或完全闭塞以及肺门肿块和并发的阻塞性肺炎及肺不张。纵隔结构受侵及淋巴结转移是诊断的重要依据。中央型肺癌应与支气管腺瘤及支气管结核进行鉴别。支气管腺瘤主要发生于主支气管和叶支气管,腺瘤主要向腔内生长,表现为从一侧向腔内凸出的息肉状影,且表面光滑,邻近支气管壁无浸润及增厚。而中央型肺癌表面多凹凸不平、支气管壁增厚及管腔狭窄。支气管结核病变范围较广,常受累多个支气管,侵犯长度也较长;常表现支气管壁内缘不规则而外缘光滑,支气管狭窄和阻塞的局部无肿块,往往可见支气管播散灶;肺门和纵隔常无淋巴结肿大,应行经支气管镜活检确诊。

（2）周围型肺癌:诊断要点是周围肺组织内发现结节或肿块。直径<3 cm者多有空泡征、含气支气管征、分叶征、毛刺征以及胸膜凹陷征;直径较大者可有分叶征,边缘可不伴有毛刺,肿块内可发现癌性空洞。肿块的形态、边缘特征、内部结构、有无钙化及类型、肿块周围状况与血管的关系等是鉴别诊断的重要因素。周围型肺癌应与炎性假瘤、结核球及肺良性肿瘤进行鉴别。炎性假瘤一般边缘光滑无毛刺,无或有分叶,多伴有胸膜增厚。结核球边缘清楚,无毛刺,偶有分叶,其中可有结节状钙化或小透光区,病变周围常有卫星灶。肺良性肿瘤常边缘光滑锐利,无毛刺。

（3）肺内孤立结节病灶:单个肺癌孤立病灶周围肺组织清晰,一般无周围纤维收缩牵拉病灶或钙化灶存在。肺内孤立性肿块伴肺门、纵隔多组淋巴结增大（直径>1 cm）首先考虑为肺癌,良性病变多无肿大淋巴结。肺癌与炎性结节强化程度相似。肺癌的MRI增强扫描在注入Gd-DTPA后均有强化,呈均匀性、不均匀性及厚壁空洞,平均增强71%。结核病多为环形强化,平均增强41%。二者的动态增强时间-信号强度曲线也不同。许多学者认为,肺内单个孤立结节病灶,如没有确切的良性证据,宜及早做穿刺活检明确,甚至开胸切除。

（4）肺内空洞型病灶:肺癌病灶因肿瘤组织坏死液化,并经支气管排除后即形成空洞。肺癌空洞一般相对较小,壁较厚,且常厚薄不均,边缘凹凸不平或有结节内凸,一般无液平,如有液平则浅而小。MRI上有时可见很小的不规则空洞,肿瘤边缘可出现毛刺征、分叶征及脐凹征。如发现有淋巴结肿大、胸腔积液、心包积液、转移灶或随访发现肿块明显增大均有助于肺癌的诊断。肺癌空洞主要应与肺结核空洞、肺脓肿空洞及曲球菌病进行鉴别。结核空洞为结核病灶干酪样坏死后排出所致,可单发亦可多发,部位多在上叶尖后段及下叶背段,壁一般较薄,内缘光滑,无液平,壁可出现钙化,对诊断很有利。结核空洞外缘常模糊不清,周围常见不规则条索状及点片状播散灶,鉴别困难时痰检结核分枝杆菌阳性即可确诊。肺脓肿是由于化脓菌感染,组织坏死液化排出后形成,一般急性肺脓肿有急性感染症状及大量脓臭痰病史,鉴别不难。有时肺脓肿慢性发展,临床表现不典型,可与肺癌混淆。脓肿多见于上叶后段及下叶背段,右侧多于左侧;空洞常较大,单房,亦可呈多房分隔状,内缘常较光整,但可不规则;多见液平,壁较厚,壁外缘呈模糊,可见条索状影。抗感染治疗后,短期内随访可发生较明显变化。慢性肺脓肿常伴有脓胸或脓气胸;因此在诊断时,询问病史一定要详细。曲球菌病是一种霉菌感染,常在结核、肺脓肿基础上发生;形态较为特殊,常表现为较大空洞内出现球形病灶,空洞呈新月形,边缘光滑清楚,壁常均匀,无变化。因曲球菌病常在结核、肺脓肿基础上继发,故空洞型病灶外缘及周围肺组织随原发病变不同而不同,曲球菌病表现典型,诊断不难。

第五节 数字减影血管造影检查

数字减影血管造影(digital subtraction angiography,DSA)是一种新型 X 线成像系统,是常规血管造影术和电子计算机图像处理技术相结合的产物。DSA 成像基本原理是将受检部位没有注入造影剂和注入造影剂后的血管造影 X 线荧光图像分别经影像增强器增益后,再用高分辨率的电视摄像管扫描,将图像分割成许多的小方格,做成矩阵化,形成由小方格中的像素所组成的视频图像,经对数增幅和模拟/数字转换器转换为不同数值的数字,形成数字图像并分别存储起来,然后输入电子计算机处理并将两幅图像的数字信息相减,获得的不同数值的差值信号,再经对比度增强和数字/模拟转换器转换成普通的模拟信号,获得了去除骨骼、肌肉和其他软组织,只留下单纯血管影像的减影图像,通过显示器显示出来。通过 DSA 处理的图像,血管的影像更清晰,在进行介入手术时更安全。DSA 设备主要由 X 线发生装置、数字成像系统、机械系统、计算机控制系统、图像处理系统以及辅助系统(高压注射器)等组成,大型 DSA 设备普遍采用平板探测器数字成像系统(图6-7)。按照机架类型主要分为以下 4 类。①落地式 DSA:C 臂固定于地面,通常位于检查床头侧。又分为 L 臂机架和六轴偏中心机架,对于头侧麻醉设备及操作空间的占用略有不同。通常灵活度上多轴偏中心机架会优于 L 臂机架,投照角度弱于 L 臂机架。②悬吊式 DSA:机架悬挂在天吊导轨上,拥有更大的运动范围和灵活度,但悬吊导轨在天花板铺设,与落地机型相比,通常意味着更高的基建成本和更高的层高要求。③双向式 DSA:由一套落地臂和一套悬吊臂组成,可同时进行两个平面的成像。多应用于神经介入和先天性心脏病介入,其他心脏、外周血管等领域应用相对较少。④复合手术室专用:近十年来复合手术发展迅速,涉及开放的外科部分,手术难度通常很大,对 DSA 系统提出了更高的要求。移动式 DSA:C 臂灵活伸缩,充分空置出外科所需要的空间。落地安装,对层流干扰少,满足介入+外科的复合需求。改进的悬吊式 DSA:如增大导轨移动空间,可在 X 轴和 Y 轴两个方向进行大范围移动、改良的无轨道悬吊机架等。

DSA 检查特点:①扩大了血管造影的检查范围;②检查比较安全,可以在门诊进行检查及术后观察;③由于在监视器上能显示出实时造影图像,因而可即时诊断;④效率高,可在短时间内完成检查;⑤由于图像数据化,开拓了多种影像分析的道路。DSA 的技术操作程序,主要有下述 4 个步骤:①在给患者血管内注射造影剂之后,当造影剂到达病灶前一瞬间拍摄 X 线片,将此图像转换为数据信号,并记忆在储存器中(Mask 片)。②在造影剂到达病灶之后,再进行 X 线摄片,亦转变为数据信号,并记忆在另一储存器中(对比片)。③两者进行减算。④将减算结果转换为模拟信号并放大,使之显示到荧光屏上,最后用多幅照相机拍成像片。

胸部 DSA 检查应用静脉造影法(intravenous DSA,IVDSA)较多,可将造影剂直接或经导管注入静脉,此种方法比较简单,导管一般不进入心脏,故不需要心电图及心脏监测等

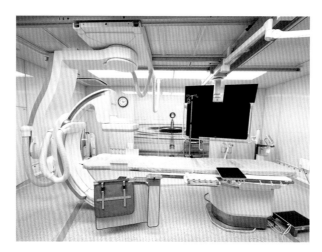

图 6-7　DSA 设备

措施。造影剂为50%泛影葡胺,每秒注入15 mL,共注入30 mL。动脉造影法(intraarterial DSA,IADSA)在胸部 DSA 检查中应用较少,造影剂为40%泛影葡胺,每秒注入15 mL,共注入40 mL。IADSA 显示主动脉及其分支病变均很清楚。除了少数病例须详细观察主动脉及其分支外,一般 IVDSA 完全可以满足要求。选择性支气管动脉数字减影是呼吸系统疾病诊断及治疗比较常用的一种检查方法。此种造影方法早在1964年 Viamonte 已有详细的报道。近年来国内在这方面的报道日渐增多,这项技术不仅在临床诊断上具有重要价值,在治疗咯血、肺癌等疾病中也取得了良好的效果。本法有许多优点:①造影剂浓度低,一般支气管动脉造影用60%造影剂,而数字减影只用40%造影剂。由于造影剂浓度低,减少了并发症,特别是减少了对脊髓动脉的损伤。②显示纵隔病变,如隆突下淋巴结转移比较清楚。③如导管检查时未能找到支气管动脉开口,将导管尖端置于主动脉弓附近或病变区,行 DSA 检查,常可显示支气管动脉。但 DSA 空间分辨率较低,显示微细变化不如一般造影。

DSA 在肿瘤诊断上的应用主要表现在肺癌和转移癌。

(1)肺癌:DSA 对肺癌的诊断价值较大,特别是显示肿瘤染色、纵隔及肺门淋巴结转移比一般造影要好。主要价值如下。①对手术切除可能性的估计:近年来由于胸外科技术的进步,晚期肺癌亦可扩大手术治疗。术前了解肿瘤侵犯及压迫周围血管情况等比较重要。IVDSA 方法简单,不但可以显示肺动脉,且对肺静脉及主动脉等显示亦较清晰。一般认为,上腔静脉、肺静脉起始部及心包受侵,常增加手术困难,这些血管受侵情况与肿瘤大小不一定成正比。一例左肺中央型肺癌,肿块只有3 cm 大小,IVDSA 显示左肺动脉起始部明显受侵,手术时见肺动脉受侵情况与造影所见相仿,未能将肿瘤切除。另一例肿瘤直径为6 cm,IVDSA 仅见肺动脉受压,手术时将肿瘤顺利切除。②肿瘤血供的观察:肺癌血供是涉及肿瘤生长和营养的基础理论研究。早在20世纪30年代就有人研究这个问题。近年来由于血管造影的广泛应用,特别是动脉灌注化疗应用于临床之后,了解肺癌血供具有实用价值。到目前为止,对肺癌血供的研究报道很多,但未完全认识一致。韩均铭等用实验动物与肺癌患者支气管动脉造影对照研究表明,大白鼠肺癌与人体肺癌血供表现非常相似,肺癌无论中央型或周围型,均由支气管动脉供血。大白鼠早期肺癌清楚地显示肺癌血供的支气管动脉起源,与肺动脉无关,随着肿瘤的生长,它对肺动脉产生了挤压和破坏。洪应中认为原发性肺癌主要由支气管动脉供血,某些病灶可同时有肺动脉供应,愈靠近外围的病灶,肺动脉供应的成分愈多。一个肿瘤可以同时接受一支以上的支气管动脉供应。隈崎等认为原发性肺癌除支气管动脉供血外,尚可由其他胸部体循环供应。DSA 的广泛应用,为在人体上研究肺癌血供开辟了一条新的途径。通过IVDSA 及选择性支气管动脉数字减影血管造影表明支气管肺癌的血供比较复杂,多数患者不论其为中央型或周围型主要由支气管动脉供血,少数患者由一支以上的支气管动脉供血,或由支气管动脉及肺动脉同时供血。有研究发现 2 例支气管肺癌在肿瘤边缘部分有肺静脉供血,此种肺静脉参与供血比较奇怪,其机制尚待研究,可能与肺动脉受压及侵蚀引起动静脉瘘有关。③鉴别诊断上的应用:有时肺门部血管扩大特别是肺动脉扩大时,X 线检查不易对肿瘤进行鉴别时,IVDSA 检查鉴别比较容易。

(2)转移癌:①血行转移。过去认为肺血源性转移以肺动脉供血为主,靠近肺门部位者也常有支气管动脉参与。对肺癌、肝癌、肾癌及骨肉瘤等肺内多发血源性转移行IVDSA 及选择性支气管动脉 DSA 表明,相当一部分转移灶位于肺门部位,由支气管动脉供血,还有部分病例由支气管动脉及肺动脉双重供血,故不能认为肺血源性转移主要由肺动脉供血。②淋巴结转移。支气管肺癌有无肺门及纵隔淋巴结转移,对手术治疗及肿瘤分期十分重要。X 线检查对确定有无淋巴结转移,有很大的局限性;CT 及 MRI 扫描均能显示淋巴结增大,与局部软组织分界欠清晰,定性比较困难。DSA 可以直接显示肺门及纵隔的肿大淋巴结,由于减影将心脏及骨骼阴影消除,DSA 显示隆突下淋巴结具有优势。

DSA 检查也存在一定的局限性:①与一般肺动脉造影相比,DSA 空间分辨率较低,其分辨能力可以满足大多数临床需要,但对微小血管显示能力较差。②检查依赖患者的配合,患者自主与不自主运动均可产生伪影。主动脉壁上钙化斑可能是由于动脉搏动或患者的活动造成,影像难于减影,影响诊断质量。③增强器范围较小,视野观察受到一定影响,常需多次注射。④心力衰竭时影像质量差,由于到达肺动脉的造影剂浓度低,小动脉病变有可能漏诊。⑤价格昂贵。总之,DSA 是一项新的检查技术,有优点,但也有局限性,推广存在一定困难。

参考文献

[1]GAVELLI G, GIAMPALMA E. Sensitivity and specificity of chest x-ray screening for lung cancer[J]. Cancer,2000,89(11 Suppl):2453-2456.

[2]BRETT G Z. Earlier diagnosis and survival in lung cancer[J]. Br Med J,1969,4(5678):260-262.

[3]FUJIKAWA A,TAKIGUCHI Y,MIZUNO S,et al. Lung cancer screening—comparison of computed tomography and X-ray[J]. Lung Cancer,2008,61(2):195-201.

［4］STRAUSS G M,GLEASON R E,SUGARBAKER D J. Chest X－ray screening improves outcome in lung cancer：a reappraisal of randomized trials on lung cancer screening［J］. Chest,1995,107(6 Suppl):270S－279S.

［5］VAN MEERBEECK J P, FENNELL D A, DE RUYSSCHER D K M. Small－cell lung cancer［J］. The Lancet,2011,378(9804):1741－1755.

［6］WHITTEN C R,KHAN S,MUNNEKE G J,et al. A diagnostic approach to mediastinal abnormalities［J］. Radiographics,2007,27(3):657－671.

［7］PURANDARE N C,RANGARAJAN V. Imaging of lung cancer：implications on staging and management［J］. Indian Journal of Radiology and Imaging,2015,25(2):109－120.

［8］BRADLEY S,ABRAHAM S,GRICE A,et al. Sensitivity of chest X－ray for detecting lung cancer in people presenting with symptoms：a systematic review［J］. British Journal of General Practice,2019,69(689):e827－e835.

［9］GOO J M. A computer－aided diagnosis for evaluating lung nodules on chest CT：the current status and perspective［J］. Korean Journal of Radiology,2011,12(2):145－155.

［10］XIE Y, XIA Y, ZHANG J, et al. Knowledge－based collaborative deep learning for benign－malignant lung nodule classification on chest CT［J］. IEEE Transactions on Medical Imaging,2018,38(4):991－1004.

［11］ABERLE D R,BROWN K. Lung cancer screening with CT［J］. Clinics in Chest Medicine,2008,29(1):1－14.

［12］KANDATHIL A,Ⅲ R C S,SUBRAMANIAM R M. Lung cancer recurrence：[18]F－FDG PET／CT in clinical practice［J］. American Journal of Roentgenology,2019,213(5):1136－1144.

［13］SANDULEANU S,JOCHEMS A,UPADHAYA T,et al. Non－invasive imaging prediction of tumor hypoxia：a novel developed and externally validated CT and FDG－PET－based radiomic signatures［J］. Radiotherapy and Oncology,2020,153:97－105.

［14］KANDATHIL A,KAY F U,BUTT Y M,et al. Role of FDG PET／CT in the eighth edition of TNM staging of non－small cell lung cancer［J］. Radiographics,2018,38(7):2134－2149.

［15］FARSAD M. FDG PET／CT in the staging of lung cancer［J］. Current Radiopharmaceuticals,2020,13(3):195－203.

［16］KANG F,MU W,GONG J,et al. Integrating manual diagnosis into radiomics for reducing the false positive rate of [18]F－FDG PET／CT diagnosis in patients with suspected lung cancer［J］. European Journal of Nuclear Medicine and Molecular Imaging,2019,46(13):2770－2779.

第七章

肺活检技术在肺癌精准诊疗中的应用

肺结节和肿块有时难以诊断,通常需要侵入性手术。肺活检是一种广泛接受的通过获取肺组织样本来诊断肺部疾病的方法。除了肺结节和肿块外,肺活检还可以诊断出多种肺部疾病,包括间质性肺病、过敏性肺炎、结节病和结核病等感染。很多肺病通过 CT、胸片、化验等检查时不能确诊,必须通过肺活检,肺活检才是金标准。

第一节　经皮肺穿刺活检技术

经皮肺穿刺活检术(percutaneous lung biopsy,PTLB)是诊断肺部病变情况的一种经典方法,已有 100 多年的历史。近年来伴随着影像学技术的进步、穿刺针的改进和细胞病理学技术的不断发展,经皮肺穿刺活检术具有创伤小、组织获取来源丰富和价格低廉等特点,更容易被患者接受,是临床常用的一种肺癌诊断方法。根据引导方式的不同,主要分为 X 线、CT 和超声引导,其中 CT 引导下经皮肺穿刺活检术(CT-guided percutaneous lung biopsy,CT-GPLB)最早在 1976 年已经有成功案例报道,经过 40 余年的硬件改进和技术更新,其安全性和实用性都比较高,是临床上肺癌诊疗过程中不可缺少的重要方法(图7-1)。但并非每个患者都适用,有可能出现合并症,因此须严格掌握适应证和禁忌证。该技术适应证为:①肺内实质性结节、肿块,尤其位于周边近胸壁,用其他简便方法不能确诊者;②双侧病变或不能手术的恶性病变,需要病理学诊断指导放疗或化疗;③确定肺内转移性病变;④怀疑上肺沟瘤,代替纤维支气管镜检查;⑤长期不吸收的肺部炎症;⑥在特殊化学药物使用前,取肺标本鉴定细菌、霉菌、寄生虫;⑦取活细胞做组织培养,研究免疫、放射、化学药物敏感度。该技术禁忌证为:①可以用其他简便方法做出诊断的肺部病变;②病变附近有严重肺气肿、肺大疱;③怀疑血管病变,如血管瘤、动静脉瘘;④怀疑肺内囊性病变,如肺包虫囊肿;⑤患者有出血素质,凝血机制障碍或正在进行抗凝治疗;⑥对侧曾行全肺切除;⑦透视下正侧位均不能清楚地显示病变;⑧患者不合作、不能控制咳嗽,严重心肺功能不全,肺动脉高压,心肺储备力差。

CT 引导下经皮肺穿刺活检术具体操作流程如下。①准备:患者穿病号服或较为宽松的衣服。②体位:操作者根据病灶部位给患者选择合适的体位,或面部朝上或面部朝下,患者保持不动。③定位:患者接受 CT 扫描,寻找病灶部位和最佳穿刺路径;确定位置

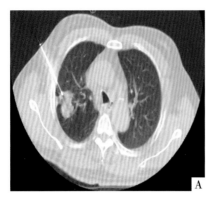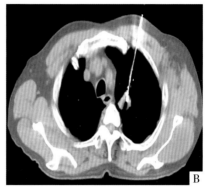

A. 直接途径进针方法；B. 需要穿过较为正常的肺实质的进针方法。

图 7-1　2 例胸膜下结节患者接受 CT 引导下经皮肺穿刺活检术

后，操作者在患者身体上使用记号笔标记位置；并测量相关数据，决定穿刺针进入的深度和角度。④消毒：对标记处予以消毒、铺巾。⑤麻醉：操作者进行局部麻醉，有少许胀痛，但绝大多数患者可忍受。⑥置入穿刺针管：根据步骤③中测量数据，在定位点处置入穿刺针管。⑦矫正深度和角度：穿刺针管置入后，在 CT 扫描下进一步矫正穿刺针管的位置和角度，确保穿刺方向和深度正确，有时需反复多次矫正。⑧取组织：穿刺针管固定后使用穿刺针通过穿刺针管进行病灶肺组织穿刺，取病灶肺组织 1 ~ 2 条，放入福尔马林溶液中保存，并送检病理检查。⑨包扎：取材成功后拔除穿刺针及穿刺针管，对穿刺点进行消毒和包扎即可。⑩排除并发症：再次行 CT 扫描，了解有无气胸及出血，必要时给予及时处理。

术后注意事项：①术后在留观室观察 30 min 后方可回病房；②术后卧床休息，必要时吸氧，至少 24 h 内避免剧烈运动或剧烈咳嗽，尽量少动；③术后 3 d 内避免锻炼身体，避免负重；④术后如有咯血情况，应坐轮椅回病房或平板床送回病房，绝对卧床休息；⑤术后穿刺点 3 d 内保持干燥；⑥术后若出现咯血、呼吸急促、面色苍白、发热、发冷，穿刺部位出现红肿、疼痛，需及时向医师汇报。

经皮肺穿刺活检术通常是在胸部 CT 引导下，用穿刺针穿取肺部病变取得病理的一种操作，一般来说，这项操作是比较安全的，但也会存在一定的并发症发生概率。常见的几种并发症如下。①气胸：发生率大约 30%，病变靠近外周的这个并发症发生率低，病变如果被肺包裹，穿刺时需要经过正常肺组织，会造成气胸，少量的气胸患者没有什么症状，中量或者大量的气胸患者会觉得憋气，需要穿刺抽气或者做闭式引流术来解决。病灶大小、病灶深度和放射科医师等各种因素与气胸风险增加有关。较小病变的活检在技术上更加困难，需要更长的手术时间，并且可能需要更多的针头调整，从而导致更高的并发症风险。病灶深度也会影响气胸发生率，放射科医师的经验是气胸的第三大风险因素，经验丰富的放射科医师进行活检的气胸率为 17%，而其余放射科医师的气胸率为 30%。②肺出血：是经皮肺穿刺活检的第二大常见并发症，发生率为 4% ~ 27%。较高的出血率被认为发生在较小的病变处，因为技术难度增加，需要更多的针头校正和更长的停留时间。如果病变处于肺门中心,出血量可能会比较大,也有在穿刺时造成胸壁动脉的损伤,引起患者失血性休克,必要时,需要胸腔镜甚至剖胸手术止血。③空气栓塞:是肺活检极为罕见但危及生命的并发症,发生率约为0.061%。当针穿过或进入肺静脉时,吸气产生的负压梯度将空气吸入活检针,就会发生空气栓塞。空气栓塞的症状包括心律失常、缺氧、心血管衰竭,很少发生脑卒中。为了尽量减少空气栓塞,活检针应始终被内针、盐水滴或手指堵塞。如果怀疑有空气栓塞,应启动血流动力学支持,立即将患者置于左侧卧位以解除右侧心脏的气锁,给予氧气,并防止空气进一步进入。④肿瘤针道种植转移:肺、胸膜或胸壁的肿瘤种植极为罕见,在接受经皮肺活检的患者中发生率为0.01%~0.06%。

第二节　经支气管镜肺活检术

经支气管镜肺活检术(transthoracic lung biopsy,TBLB)是通过支气管镜对肺内病变进行活检,以取得病变组织进行病理或病原学诊断。

TBLB适应证:①普通纤支镜检查可见范围以外的肺组织内的孤立结节病变,经其他检查未能定性者。②肺部弥漫性病变性质不明者。

该技术禁忌证:①大量咯血,通常应在咯血停止后2周后进行;②严重心、肺功能障碍;③严重心律失常;④不能纠正的出血倾向,如凝血功能严重障碍;⑤严重的上腔静脉阻塞综合征;⑥新近发生心肌梗死,或有不稳定型心绞痛或心电图有明显心肌缺血、心肌损伤表现;⑦已诊断主动脉瘤,有破裂危险者;⑧病变不能除外血管畸形及肺部囊性病变所致者;⑨怀疑病变为肺包虫囊肿者。近年来支气管镜下新的介入诊疗技术不断涌现,在众多的新技术方面,广受关注的诊断技术包括荧光支气管镜检查、超声支气管镜引导下穿刺活检术及电磁导航支气管镜技术。

荧光支气管镜(auto fluorescence bronchoscopy,AFB)是在普通电子支气管镜(white light bronchoscopy,WLB)的基础上结合细胞自发性荧光及信息技术所开发的一种新型的支气管镜,该设备通过激发自身细胞发出荧光,从而捕捉不同细胞的荧光表达差异,发现和分类病灶,并取样活检。AFB检查主要是利用人体细胞自发性荧光和电脑图像分析技术开发的一种新型纤维支气管镜。检查时,在荧光光源照射下,患者黏膜下的早期肿瘤组织会发射出不同于正常组织的荧光,在荧光下正常组织表现为绿色,而不典型增生、原位癌及浸润癌则表现为棕色或红棕色,从而能清楚辨别可疑部位,进行活检或刷检,显著提高了气管黏膜早期癌变的诊断率和定位诊断,是对传统内镜检查技术的突破(图7-2)。此项检查在发现癌前病变和原位癌方面有独特的优势。AFB检查是一种检测早期支气管内肿瘤的敏感技术,可与CT扫描相结合,作为综合肺癌筛查计划的一部分。AFB的优势在于:①AFB对包括不典型增生、原位癌等在内的早期肺癌的阳性诊断率均明显高于WLB,更有利于及时发现肺癌术后复发情况。AFB使很多在WLB检查下漏诊的病灶被筛查出来,从而可帮助更多早期肺癌患者得到正确的诊断和及时的治疗。②AFB 还可以清晰地显示肺癌浸润边界,因此可为手术方式的选择和切缘提供准确可靠的依据,同时也可以为病理取材部位的选择提供更加准确的信息。③结合多种刷片细胞学检查、活体组织检查等结果,可进一步提高 AFB 诊断支气管肺癌的准确率。④联合使用 WLB 及 AFB 两种检查方法可有效提高该病的检查敏感度及准确率,从而避免出现误诊、漏诊的情况,最大限度地缩短诊断时间,帮助医师及时制定合理的治疗方案,挽救患者的生命。

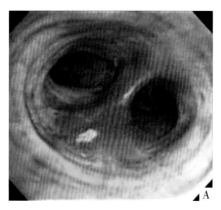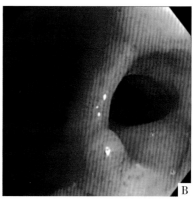

A. 荧光支气管镜检查成像;B. 普通支气管镜检查成像。

图 7-2　支气管镜下中央气道浸润性鳞状细胞癌成像

超声支气管镜引导下穿刺活检术(EBUS-TBNA)是近年来发展起来的一项新型内镜微创诊断技术,可解决传统技术方法难以完成的气管支气管外的肺内病变和纵隔病变活检的诊断难题。超声支气管镜(EBUS)是将支气管镜与超声探头相结合,直接观察气管支气管黏膜下的病灶,气管外病灶以及气管外肿大的淋巴结,结合专用的吸引活检针,可在实时超声引导下行经支气管针吸活检(TBNA)、搭载的电子凸阵扫描的彩色能量多普勒同时可帮助确认血管的位置,防止误穿血管。让经支气管壁穿刺活检不再盲目,是一种安全性高、诊断率高、重复性强的气管镜活检新技术。其主要适应证为:①原发性肺癌的纵隔、肺门淋巴结转移评估,包括术前淋巴结分期、术后淋巴结转移评估和化疗后纵隔转移再分期;②肺部转移性肿瘤的纵隔、肺门淋巴结转移诊断和评估;③原因不明的纵隔、肺门淋巴结肿大诊断;④纵隔肿瘤的诊断;⑤纵隔良性结节和囊肿的诊断。

电磁导航支气管镜技术(electromagnetic navigation bronchoscopy,ENB)是将磁导航技术、支气管镜检查术及三维重建技术等结合起来的新技术,利用体外磁场定位板来引导气道内探头来进行肺部靶病灶的定位、活检及治疗。它突破了传统支气管镜只能到达段支气管的局限,将探查范围扩展到全肺。磁导航技术在肺癌的早期诊断和肺癌的精准治疗上都有着广阔的应用前景。其中有两个重要的发展方向:①磁导航示踪实时监测应用无线微型电磁感应器置入相应的目标部位,对病灶进行精确的定位和实时监测。②通过磁导航技术,精确定位病灶后,可进一步对病灶进行标记,如荧光示踪剂标记,以便外科医生术中快速确定肿物的位置与精准切除的范围;或结合射频消融的技术,在磁导航系统的引导下,直接对病灶进行消融治疗。

　　ENB 操作系统包括支气管镜磁导航系统主体、电磁板、导航定位导管、支气管镜工作通道延长导管和导航定位传感器(图 7-3)。ENB 手术是利用之前的胸部薄层 CT 图像进行三维重建,建立导航路径,随后在支气管镜下携带引导管到达病灶。由于引导导管尖端带有电磁定位传感器,因此可以将病变位置实时再现到预先生成的肺部三维路线图上。患者躺在磁板上,整个胸部处于弱磁场中,头端插入带有微传感器的特殊弯曲导管,伸入支气管腔。最后,导管可以准确地输送到病灶所在的部位进行穿刺活检(图 7-4)。

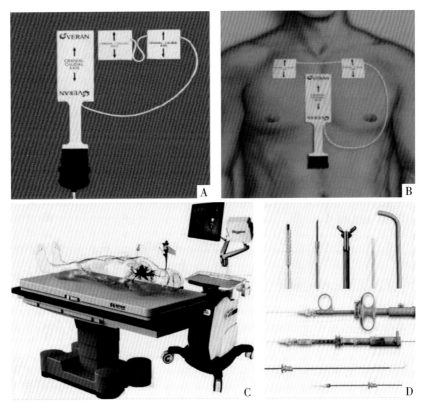

A. 贴纸;B. 粘贴方法;C. 支气管镜磁导航系统、电磁板、导航定位导管、支气管镜工作通道延伸导管、导航定位传感器;D. 常用的活检器械,包括活检钳、活检刷、穿刺针等。

图 7-3　ENB 操作系统的组成

　　搭载磁导航的支气管镜可以智能识别、重建支气管树,智能规划导航路径,实时跟踪指导操作过程,准确到达常规支气管镜无法到达的肺外周病灶,显著提高了支气管镜检查的深入程度,在肺癌早期确诊、肺小结节术前标记定位、肺结节射频消融或微波消融治疗等微创介入治疗、肺癌分期、肺结核诊治等方面发挥着重要的作用,提供了一个多功能诊疗平台。ENB 尤其适合于靠近肺部周边的疑难病灶,如肺部早期病变、肺结核、间质性肺疾病等;淋巴结肿大,如淋巴结结核、结节病、肿瘤淋巴结转移等;肺部周边病灶或者纵隔内病灶的介入治疗,如肿瘤介入治疗、结核介入治疗等,并可以部分替代纵隔镜及胸腔镜活检手术,通过简单的有创检查替代风险高的大型手术,明显降低患者的创伤和经济负担。

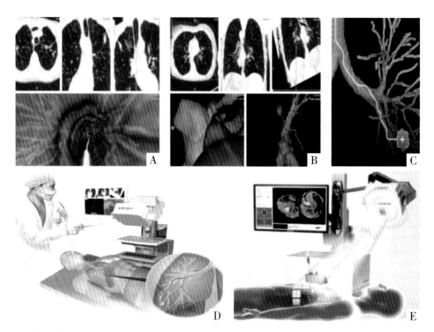

A. 数据收集；B. 数据处理；C. 术前规划及最短路径计算；D. 实时导航；E. 病灶的定位和活检。

图7-4　ENB技术的实现路径

　　ENB的广泛应用为医生在肺癌的临床诊断和治疗提供了一种选择。ENB具有较高的安全性和有效性，在早期肺癌的诊断和治疗中具有独特的优势。它还弥补了周围肺病变的盲点，与手术和标准活检相比，最大限度地减少不必要的并发症。近年来，随着各种导航和活检技术的结合，ENB的诊断效率不断提高，成为确定病变位置的辅助诊断方法。因此，ENB在临床应用上的推广有助于早期肺癌的精确诊断，导航治疗也显示了其在进行精确活检诊断甚至根治方面的潜力。

第三节　支气管镜下冷冻肺活检

　　支气管镜下冷冻肺活检（transbronchial cryobiopsy，TBCB）是经支气管镜将冷冻探头尖端送至支气管或肺内病变区域，通过制冷剂的快速释放吸收周围环境热量，从而使冷冻探头迅速降温（-80 ℃），将探头周围的组织冷冻凝固，通过冷冻的黏附力，将探头和探头周围冷冻的组织整体拔出，从而获得靶组织。与活检钳活检相比，由于获取标本组织较大（约3倍体积）且结构相对完整，保留更多的肺泡、小血管和终末细支气管，有利于病理分析和诊断。

　　开展TBCB技术需要的设备包括冷冻治疗仪、冷冻探头、软性支气管镜（软镜）、呼吸机、硬质气管镜（硬镜）或气管导管，必要时还需C型臂X线机或径向探头超声小探头。

TBCB 具体操作流程如下：①麻醉、建立人工气道。②可弯曲支气管镜到达拟活检部位的支气管。③预置封堵球囊（需要时），并检查球囊在正常工作状态。④冷冻探头经支气管镜通道送入病变区域引流支气管处，缓慢送入病变区域直到感觉有阻力，并通过冷冻探头送入的长度或 X 线下判断探头是否到达胸膜下。⑤冷冻探头从胸膜处后撤 1～2 cm，设定时间，冷冻时间到后把支气管镜、冷冻探头及标本一起拔出，主要靠手腕的力量，应避免过度暴力拽拉。⑥拔出支气管镜、探头及标本。需要立即处理标本，同时注意患者情况。⑦标本取下后，支气管镜再次快速进入活检的叶段支气管，观察出血情况或球囊位置。出血不多或停止后，冷冻探头经其他支气管进入、重复进行肺活检，活检前根据支气管的位置可调整封堵球囊的位置。标本质量达不到要求且出血不多，可以经原来的支气管进行再次活检。如出血量较大或出现气胸，应终止活检。⑧活检结束后，再次经支气管镜检查气道情况，确认没有活动性出血。⑨术后观察和处理。

目前认为 TBCB 的适应证主要是弥漫性肺疾病、肺外周病变的诊断及肺移植后的监测。TBCB 的禁忌证：①严重的高血压及心律失常。②新近发生的心肌梗死或有不稳定型心绞痛发作史。③严重心、肺、肝、肾功能障碍或者全身情况极度衰竭。④严重的肺动脉高压。⑤严重的上腔静脉阻塞综合征。⑥凝血功能障碍、抗凝治疗不能纠正的严重血小板减少症（血小板计数 $<50\times10^9$/L）。使用阿司匹林是相对的禁忌证。⑦急性加重期的 ILD。⑧肺功能受损严重患者。

TBCB 常见的并发症：①出血，发生率约为 12%，均为轻度到中度出血，均为可以在镜下处理的出血，到目前为止，尚未有出血死亡报道；②气胸，发生率约 9.5%，发生概率和患者肺部病变程度有关；③感染；④气管镜相关并发症；⑤麻醉及呼吸机相关并发症。

TBCB 是国内外近年来才开展起来的呼吸介入新技术，属于四级呼吸内镜技术。TBCB 比常规经支气管镜肺活检术获取的标本大 5～10 倍，更有利于病理科医生做出病因诊断，指导临床治疗，且操作更微创、费用更低、并发症少等。

第四节　开胸肺活检

开胸肺活检是从肺中取出一小块组织的手术，然后检查样本是否有癌症、感染或肺病。开胸肺活检作为肺内疾病的可靠手段，临床上仍不能被完全替代。该技术适用于：①严重的胸膜腔粘连、胸腔镜无法进入者。②弥漫性肺疾病肺活检。③肺内孤立病灶，希望明确诊断后立即行根治性肺切除术。

开胸肺活检手术的具体操作流程：①多取第 6 肋间、腋前线至腋后线之间切口，长约 10 cm，逐层切开皮肤、皮下组织、肌层，沿肋骨上缘切开肋间肌进入胸腔。②用小号开胸器稍微牵开肋间 4～5 cm，探查并寻找病灶，用两把大弯钳楔形钳夹含病灶的肺组织，用电刀沿大弯钳切去要取材的肺标本送病理检查。③用小针带 1 号丝线"U"字套叠缝合肺断面。彻底止血，盐水冲洗，在第 7～8 肋间放置闭式引流管，逐层关胸。

开胸肺活检的主要优点：①获取的组织即可送检病理检查，还可行微生物学检查。②可在直视下对做的组织进行取样。③标本体积相对较大，可以行多种检查。④可保证对大多数患者快速做出病理诊断，避免其他检查引起的诊断延误或者是不能诊断的情况。为患者的下一步治疗提供诊疗的依据。开胸肺活检的缺点是创伤较大，而且需要全身麻醉，风险增加，一般不作为首选。

参考文献

[1]MODI P,UPPE A. Lung biopsy techniques and clinical significance[M]. Treasure Island：StatPearls Publishing,2021.

[2]WINOKUR R S, PUA B B, SULLIVAN B W, et al. Percutaneous lung biopsy：technique,efficacy,and complications[J]. Semin Intervent Radio,2013,30(2):121−127.

[3]KHAN M F,STRAUB R,MOGHADDAM S R, et al. Variables affecting the risk of pneumothorax and intrapulmonal hemorrhage in CT−guided transthoracic biopsy[J]. Eur Radiol,2008,18(7):1356−1363.

[4]YEOW K M,SU I H,PAN K T,et al. Risk factors of pneumothorax and bleeding：multivariate analysis of 660 CT−guided coaxial cutting needle lung biopsies[J]. Chest,2004,126(3):748−754.

[5]TOMIYAMA N,YASUHARA Y,NAKAJIMA Y,et al. CT−guided needle biopsy of lung lesions：a survey of severe complication based on 9783 biopsies in Japan [J]. Eur J Radiol,2006,59(1):60−64.

[6]MIRSKI M A,LELE A V,FITZSIMMONS L,et al. Diagnosis and treatment of vascular air embolism[J]. Anesthesiology,2007,106(1):164−177.

[7]GILBERT S,LUKETICH J D,CHRISTIE N A. Fluorescent bronchoscopy[J]. Thorac Surg Clin,2004,14(1):71−77.

[8]STANZEL F. Fluorescent bronchoscopy：contribution for lung cancer screening? [J]. Lung Cancer,2004,45:S29−S37.

[9]ANDOLFI M,POTENZA R,CAPOZZI R,et al. The role of bronchoscopy in the diagnosis of early lung cancer：a review[J]. J Thorac Dis,2016,8(11):3329.

[10]YANG W H,XU T Q,ZHANG Y,et al. Application of electromagnetic navigation bronchoscopy in the early diagnosis and treatment of lung cancer：a narrative review[J]. Transl Cancer Res,2021,10(3):1583.

第八章

肺癌早期的液体活检

第一节　液体活检的发展

一、液体活检的定义、优势

"液体活检"一词最初被用来定义从血液中获得类似于组织的诊断信息的各种方法。在肿瘤学中,这个术语具有综合意义,它是指分析各种生物液体,主要是血液,但也包括其他容易获得的生物液体,如唾液、尿液。与常规的"组织活检"相比,液体活检有许多优势。首先,由于血液、唾液、尿液等生物液体很容易获得,液体活检具有侵入性更低的优点。另外,由于时间或空间的异质性,组织活检不能适当地反映原发肿瘤的复杂分子特征,这需要从不同肿瘤区域的取样,与此相反,液体活检能提供一个更全面的异质性疾病的横截面。

液体活检常用的生物标志物包括循环肿瘤细胞(circulating tumor cell,CTC)、细胞外游离 DNA(cell-free DNA,cfDNA)、细胞外游离 RNA(cell-free RNA,cfRNA)、胞外囊泡(extracellular vesicles,EV),如外泌体以及各种蛋白质和代谢物。而其中 cfDNA、CTC 和外泌体被称为液体活检的"三驾马车"。

二、细胞外游离 DNA 作为液体活检的生物标志物

(一)细胞外游离 DNA 的发现和定义

细胞外游离 DNA(cfDNA)发现于 1948 年,Mandel 和 Métais 等在健康和患病个体血浆中观察到细胞外存在游离的 DNA 和 RNA,此开创性发现仅仅是在科学家们证明 DNA 是遗传物质的几年之后,甚至在 Watson 和 Crick 提出的 DNA 双螺旋结构经典论文前,但这一发现并未在当时引起重视。直到 20 世纪 60 年代,Tan 和 Schur 在系统性红斑狼疮(systemic lupus erythematosus,SLE)患者血清中发现 cfDNA 的存在,才重新引起人们

对 cfDNA 的研究兴趣。随后 Leon 等人发现癌症患者血清中的 cfDNA 浓度显著高于健康人，并且发生转移的癌症患者 cfDNA 浓度更高，进一步的研究发现，在淋巴癌、肺癌、卵巢癌、子宫癌和宫颈肿瘤进行放疗后，66%~90% 的患者 cfDNA 浓度下降，而仅有 16%~33% 的胶质瘤、乳腺癌、结直肠癌患者中的 cfDNA 浓度下降。一般来说，cfDNA 浓度的降低与临床状态的改善有关，如肿瘤减小和疼痛减轻，而当 cfDNA 浓度增加或保持不变，通常是治疗对患者没有效果。这项工作提出，cfDNA 水平与癌症之间存在着相关性，并且 cfDNA 可以作为评估疗效或比较不同治疗方案效果的潜在重要工具。但由于技术条件的限制，当时还无法确定 cfDNA 的来源。

1989 年，Stroun 等人的研究发现癌症患者血液中 cfDNA 表现出肿瘤 DNA 的某些特征。1994 年通过 PCR 扩增和测序的方法，在骨髓增生综合征、结直肠癌和胰腺癌患者的血清中检测到了肿瘤相关的癌基因（*NRAS*、*KRAS*）的点突变，证实了 Stroun 等人的观点。1996 年，来自 Chen 和 Nawroz 等人的两项研究报道了癌症患者的血浆和血清中存在与肿瘤相关的微卫星改变，并且这些改变与原发肿瘤中发生的改变相匹配。这些研究结果表明，在肿瘤患者中，部分血浆/血清 cfDNA 是肿瘤来源的。这为 cfDNA 在肿瘤诊断和监测中的应用奠定了基础。来源于肿瘤组织的 cfDNA，通常被称为循环肿瘤 DNA（circulating tumor DNA，ctDNA），其作为非侵入性的肿瘤生物标志物的潜力而受到了巨大关注。

（二）细胞外游离 DNA 检测和生物信息分析

1. 血浆分离和 cfDNA 提取　目前采血的一般做法是收集 >5 mL 的血液。虽然增加血液采集量可以获得更多用于分析的 DNA 分子数量，但这一选择有两方面的限制：①它仍然不足以进行疾病早期阶段的检测；②不是在所有临床环境中都可行。考虑到血清分离会导致白细胞核 DNA 的释放，因此通常需要通过离心的方法从血浆中分离 cfDNA，并且从抽血到血浆分离的时间至关重要，血液应在抽血后 4 h 内处理，如果血液较长时间未处理，白细胞将会降解，导致 DNA 总量增加而 cfDNA 的相对含量减少。而在这 4 h 时间内，室温或 4 ℃ 存储的样品的 DNA 产量没有差异。如果能在抽血后 4 h 内完成血浆分离，即可采用 EDTA 管储存血液。然而，在临床实践中，在 4 h 内处理单个血液样本以获得血浆可能具有挑战性，此时则需要使用含有特定稳定剂的收集管储存血液，允许稍后在更方便的时间处理血液。由于血清分离过程会导致白细胞核 DNA 的释放，因此通常采用离心机械分离血浆部分。血浆通常可通过 1 200~1 600 g 离心 10 min 并收集上清液获得，但这一过程并不能消除所有的细胞污染，建议在离心机中进行二次高速离心（如 3 000~16 000 g）或通过 0.02 μm 的过滤器过滤，以去除残留的细胞污染，以产生一个干净的样本用于进一步实验分析。新鲜血浆应长期储存在 -80 ℃，如果需要，应在干冰中运输，以避免样品降解，并避免反复冻融。

目前存在许多 DNA 提取的方法，Markus 等人比较了 7 个 cfDNA 提取试剂盒，发现 cfDNA 产量和片段大小差异很大。然而，目前对于最佳的 cfDNA 提取方法缺乏共识。因此在进行下游分析前，对 cfDNA 进行质量分析控制非常必要。此外对于膀胱癌、泌尿系统肿瘤、脑肿瘤或脑转移肿瘤来说，尿液或脑脊液中 cfDNA 的相对比例高于血浆。针对这些体液类型，由于其与血液的生化、生物和体积差异，需要各自合适的方案来进行 cfDNA 分子的提取。

2.cfDNA 浓度检测　cfDNA 浓度检测方法主要包括荧光法、毛细管电泳法、qPCR 或 ddPCR 法，这些方法各有优势和不足。荧光法，如 PicoGreen 染色和紫外线光谱可以粗略检测 DNA 的浓度，但其不能区分 cfDNA 和基因组 DNA。毛细管电泳可以同时检测 cfDNA 的片段分布并进行浓度估计，但无法分析 DNA 的纯度，而 cfDNA 中的杂质可能会影响下游的酶反应。基于 qPCR 和 ddPCR 方法可以评估 cfDNA 的扩增性、浓度和完整性，但 PCR 过程会改变短序列和长序列之间的原始比例，因此也容易受到基因组 DNA 的影响。Van 等基于 8 项研究的结果，使用 Meta 分析的方法分析了不同定量方法对 cfDNA 定量的影响。结果表明，对不同的定量方法来说，荧光法报告的浓度高于 PCR 方法，这可能是由于荧光法更容易受到基因组 DNA 污染。

为了能够对提取的 cfDNA 的浓度和片段大小进行可靠性评估，Havell 等开发了一种针对 9 个单拷贝基因组位点的多重 ddPCR 方法。该方法可以通过使用少量 cfDNA，并且无须参考样本和校准曲线来评估 cfDNA 样本的数量、质量和片段大小分布。但是，cfDNA 产量的测定仍然会受到基因组 DNA 污染和拷贝数变化的影响。

在健康个体中，cfDNA 的中位数浓度约为 1 500 个基因组当量/mL 血浆（GE/mL）。该浓度在晚期癌症或转移性恶性肿瘤患者中可能更高，但在早期患者中差异较大。cfDNA 浓度可能还受年龄、体重指数、性别和生理或种族等因素的影响。Van 等基于 8 项研究的结果，使用荟萃分析的方法对不同癌症类型和不同分期的患者血液中 cfDNA 含量进行了分析，发现年龄与 cfDNA 数量的分布没有明显的相关性，男性和女性的 cfDNA 数量分布也没有显著差异。但在 6 项同时具有健康对照和癌症患者的研究中，癌症患者的 cfDNA 浓度均显著高于健康对照样本，肿瘤分期也是影响血液 cfDNA 浓度的重要因素，晚期癌症（Ⅲ～Ⅳ期）释放的 cfDNA 明显超过健康个体，重要的是，与健康个体相比，早期癌症患者（Ⅰ～Ⅱ期）血浆 cfDNA 浓度也显著增加。

3.cfDNA 片段大小和碎片模式分析　对 cfDNA 的片段大小进行分析，得到的 cfDNA 的片段大小分布模式不仅能提供关于 ctDNA 起源的线索，而且还可以为改进分析方法提供进一步的线索。目前，越来越多的证据表明，与来自健康个体的 cfDNA 相比，癌症患者的 cfDNA 更分散，145 bp 以下的比例更高。然而，与非肿瘤 cfDNA 相比，ctDNA 是否更短尚不明确。根据 cfDNA 的大小、分布特征，富集来自肿瘤的 ctDNA 片段，结合片段长度分布和突变或拷贝数变异构建预测模型，可以改进对癌症患者的识别。值得注意的是，cfDNA 的碎片模式也可以在其他生物液体中进行研究，如尿液和脑脊液。一项在脑胶质瘤中的研究显示，在匹配的血浆、尿液和脑脊液中，脑脊液中更富含大小在 145 bp 左右及小于 145 bp 的片段。

除了整体的大小分布外，cfDNA 在整个基因组的碎片化模式也因不同的癌症类型而不同，对 cfDNA 片段大小分析可用于揭示 cfDNA 的组织来源。事实上，cfDNA 的碎片程度和多样性是包含 DNA 的不同分子结构（如单核小体、寡核小体、半核小体、结合双链 DNA 的小型转录因子等）从细胞中释放，并在血液中被内切酶或外切酶动态降解的结果。虽然不能排除较短的 cfDNA 片段可能是由血液中较长的 cfDNA 的降解所产生。然而，核小体的位置定义了核酸酶的可及性，可能在形成这种切割模式中发挥了重要作用。由于核小体定位是细胞或组织特异性基因表达的表观遗传决定因素，因此可以通过对 cfDNA

的核小体定位进行分析,推断癌症的组织起源。

4.cfDNA 突变检测和生物信息分析 最初,基于 PCR 的技术因其成本低廉、操作方便的优点作为 ctDNA 突变检测的主要方法。但随着对更高的检测敏感度和准确性的需求或作为对传统 PCR 方法的补充,其他更灵敏准确、高通量更高的方法兴起。目前 ctDNA 突变检测技术从原理上来说,主要分成突变阻滞扩增系统(amplification refractory mutation system,ARMS)、ddPCR、NGS、质谱分析法几大类,其中 ARMS 和 ddPCR 适用于对单个基因突变的检测,而 NGS 和质谱分析法适用于对多个基因突变的检测(表 8-1)。

表 8-1 cfDNA 突变检测技术

原理	方法	稳定性	敏感度	价格	靶标
ARMS-based	ARMS	中等	低	低	单个基因突变
	Super-ARMS				
ddPCR-based	ddPCR	高	高	低	单个基因突变
	BEAMing				
NGS-based	TAM-Seq	高	高	高	多个基因突变
	Safe-SeqS				
	CAPP-Seq				
	iDES				
	TEC-Seq				
Mass spectrometry	MassARRAY	—	中等	中等	多个基因突变
其他	EFIRM	—	中等	低	多个基因突变

ARMS 是一种检测已知点突变或小缺失的简单方法。在该技术中,Taq 聚合酶缺乏 3′-5′外切酶校对活性,在 PCR 引物 3′端错配的情况下,扩增产物急剧减少。因此,针对不同的已知突变,设计适当的引物可以通过 PCR 方法直接达到区分突变型和野生型基因的目的。根据已发表的研究,这种技术的检测限受到方法、用于确定这个阈值的样本或突变本身的影响。虽然该方法有一些改进,但假阳性率仍然很高,在血浆样本中,其对 cfDNA 突变的检测限为 0.5% ~ 1.0%。Zhang 等通过增加"野生型阻断剂"并将扩增子缩短至 50 ~ 80 bp,禁止非特异性扩增从而增加检测特异性,开发 AMRS-plus 法,该方法检测限可以达到 0.015%。2016 年,Cobas *EGFR* 突变检测试剂盒 v2 上市,成为美国食品药物管理局(FDA)首个批准的液体活检伴随诊断试剂盒。该试剂盒可以从血液样本中通过 ARMS 法检测患者是否发生 *EGFR* 基因 18、19、20 和 21 号外显子突变。

微滴式数字 PCR(droplet digital PCR,ddPCR)是第三代 PCR 技术,是一种对核酸分子进行绝对定量的方法。ddPCR 技术在 PCR 扩增前对样品进行微滴化处理,即将含有核酸分子的反应体系分成成千上万个纳升级的微滴,其中每个微滴或不含待检核酸靶分子,或者含有一个至数个待检核酸靶分子。经 PCR 扩增后,对每个微滴进行检测,有荧光信号的微滴判读为1,没有荧光信号的微滴判读为0,根据泊松分布原理及阳性微滴的个数与比例即可得出靶分子的起始拷贝数或浓度。ddPCR 敏感度非常高,且只需要很少的模板量,非常适用于痕量、不易得到的待检样品,并弥补了第二代 PCR 系统难以精确测定基因拷贝数、无法对痕量突变定性和定量、精确度低等缺点,满足更多临床检验的需求,且更精确、更数字化。ddPCR 非常适合一些样本中稀有核酸的精确检测,用于肿瘤的早期筛查、肿瘤继发性耐药检测及肿瘤负荷实时监控等。BEAMing 技术最早由 Bert Vogelstein 提出,是一种高度灵敏的数字 PCR 方法。利用特异性 PCR 引物扩增目标突变区后,与磁珠(磁珠上固定有特异的 PCR 引物)混合进行油包水单分子扩增反应。反乳化作用后,利用不同颜色的荧光探针结合磁珠上的 PCR 产物,发出红色或绿色荧光,再利用流式细胞仪分析磁珠颜色来确定突变情况。BEAMing 技术基于微珠(bead)、乳浊液(emulsion)、扩增(amplification)、磁性(magnetic),这 4 个主要组分来构建的,所以被称作为 BEAMing。ddPCR(ddPCR 或 BEAMing)已被证明能够检测特定的已知突变,如原发肿瘤的主要驱动突变或变异,通常显示出与组织的高度一致性,检测敏感度高,可以检出突变频率低至 0.01% 的基因突变。

基于第二代测序技术(NGS),通过全外显子测序(WES)或全基因组测序(WGS)对 cfDNA 进行全基因组分析,已成为当前 cfDNA 突变检测的常用方法。基于 NGS 的方法,可以分成靶向测序和非靶向测序两大类。靶向测序可以以高敏感度、特异性、快速和低成本的方式检测已知突变。因此,用靶向测序的方法可以有针对性地对癌症中突变热点进行测序,如检测微小残留病灶(minimal residual disease,MRD),在早期发现复发或跟踪耐药突变可能发挥巨大作用。相比之下,非靶向测序敏感性不如靶向测序,但有利于发现新的 DNA 突变和包括拷贝数变异、结构变异在内的全基因组改变。目前针对 cfDNA 含量少、突变频率低的特点,开发了多种新型测序手段,包括标记扩增深度测序(tagged-amplicon deep sequencing,TAM-Seq)、安全扩增系统(safe-sequencing system,Safe-SeqS)、深度测序肿瘤个体化建档法(cancer personalized profiling by deep sequencing,CAPP-Seq)和目标纠错测序(targeted error correction sequencing,TEC-Seq)等。

TAM-Seq 的主要特点是测序通量高、测序时间和成本显著降低,一次能对几十万到几百万条 DNA 分子进行序列测定。该方法的基本原理是设计特异性引物对目标区域进行预扩增,产生大小为 200 bp 左右末端重叠覆盖整个区域的扩增子(预扩增),接着通过单重 PCR 选择性扩增带突变的扩增子区(标签扩增),从而排除非特异性产物,最后在回收的产物上加接头和特异性条形码,进一步通过单端测序得到最终结果,它能以较高的敏感度和特异度(>97%)检出低频突变(2% 以上)。

Safe-SeqS 这种扩增子方法最初是由 Bert Vogelstein 等提出,这是第一个在 DNA 测序中使用分子条形码来提高大规模并行测序敏感度的方法。在这种技术中,在扩增之前,为每个模板分子分配一个唯一标识符(unique Identifier,UID),如果相同 UID 超过 95% 的 PCR 片段包含相同的突变,则认为是突变,因此该方法能够纠正扩增和测序错误。Safe-SeqS 在检测实体肿瘤患者 cfDNA 突变、分子分析以及实时监测 MRD 方面显示出较高的性能,最近一项对 3 个独立的非转移性结直肠癌队列的研究显示,Safe-SeqS 检测到的突变的中位频率为 0.046%,至低为 0.01%。

与 Safe-SeqS 相似，TEC-Seq 技术也使用分子条形码用于区分真突变和假阳性变异，在任何扩增之前，每个片段都标记有不同的"外源性"DNA 条形码，同时双端测序序列的起始和末端基因组定位位置也被用作"内源性条形码"来区分单个分子，这种条形码的组合能够跟踪每个片段。TEC-Seq 目前已被应用于几种实体癌，并证明了其进行肿瘤早期检测的能力。对突变频率为 0.2% 和 0.1% 的突变，其分析敏感度分别为 100% 和 89%；对突变热点位置采用 0.05% 为最小阈值，对其他位置突变采用 0.1% 作为阈值，其检测总体敏感度为 97.4%，并且没有检测到假阳性。

CAPP-Seq 是一种使用探针捕获进行超高敏感度 ctDNA 突变检测方法。在这项技术中，首先查询癌症数据库，以确定特定癌症类型的已知复发突变，再设计带有生物素标记的寡核苷酸探针，对相关区域进行靶向测序，该方法有效地把测序区段浓缩到整个基因组大小的 0.004%，使得后续超高深度测序得以实现。CAPP-Seq 对肿瘤的 ctDNA 检测敏感度更高，特异性更强，与全外显子测序等相比更经济可行。它最初被用于检测和监测肺癌，但目前已成功地适用于各种实体肿瘤类型和血液系统恶性肿瘤。2016 年，研究团队通过使用集成数字错误抑制(iDES)对 CAPP-seq 方法进行了进一步改进，这种 iDES 增强的 CAPP-Seq 结合了 CAPP-Seq 与双重条形码测序技术，并通过算法消除了与 CAPP-Seq 杂交步骤相关的典型错误。这种改进版本的 CAPP-Seq 在 NSCLC 患者 cfDNA 的 *EGFR* 突变检测中显示出较高的敏感性，能对变异等位基因频率低至 0.004% 的突变进行检测，特异度为 99.99%。

基于 NGS 的方法的一个优势是，精确的突变频率和完整的基因分型可以用于评估肿瘤的异质性或跟踪治疗中的肿瘤的克隆进化，以及在观察到临床进展之前识别潜在的耐药性突变。另外，基于 NGS 的 ctDNA 突变检测方法还广泛应用于突变负荷或微卫星不稳定的评估，以此来预测患者对免疫治疗的敏感性。MASS array 作为一种能同时检测多个基因突变的方法，也表现出较高的敏感度。

虽然常见的生物信息学策略可以鉴别到等位基因频率为 2% ~5% 的变异，但在大多数情况下，ctDNA 占总 cfDNA 的一小部分，ctDNA 体细胞突变的等位基因频率可能低于 0.1%，这一频率与测序噪声水平相当，因此为生物信息分析带来了挑战。在健康对照组中，在等位基因频率为 0.02% 时，50% 是测序错误。这些错误可能是由于文库制备、NGS 技术错误以及 cfDNA 片段的物理特征导致的。

2015 年发表于 *Lung Cancer* 杂志的研究比较了 4 个平台，即 cobas *EGFR* 突变检测试剂盒、therascreen *EGFR* 突变检测试剂盒、ddPCR 和 BEAMING dPCR 对 EGFR-TKI 敏感或耐药突变(Exon 19 deletion、L858R、T790M)突变检测的敏感性和特异性。在 38 个样本中的测试表明，对于 TKI 敏感突变，4 个平台均表现出较高的敏感度(78% ~100%)和特异度(93% ~100%)。对于 TKI 耐药突变，即 T790M，数字平台(ddPCR 和 BEAMING)的表现优于非数字平台(Cobas® EGFR 和 Therascreen™ EGFR)，随后使用的 72 个样本对 Cobas 突变检测试剂盒和 BEAMING dPCR 进行评估，对 TKI 敏感突变，两个平台均表现出较高敏感度(82% ~87%)和特异度(97%)，对 T790M 突变，Cobas 突变检测试剂盒的敏感度和特异度分别为 73% 和 67%，BEAMING dPCR 检测的敏感度和特异度分别为 81% 和 58%。2 个平台之间的一致性>90%，表明多个平台能够敏感和特异地检测来自

EGFR-TKI 敏感突变。另有研究对比分析了肺腺癌患者血浆 ctDNA 的两种 EGFR 检测方法：ARMS 和 MassARRAY。结果显示：ARMS-PCR *vs* SABER/MassARRAY 检测血浆 ctDNA 中 *EGFR* 突变的总体敏感度和特异度分别为：49.1% *vs* 56%，90% *vs* 95%。两种方法之间的一致性水平非常高，Kappa 值为 0.88（95% *CI* 0.77～0.99）。2020 年 Lamy 等发表的一项研究比较了 Cobas® EGFR test v2 和基于 MassArray® UltraSEEK™ Lung Panel 在检测 *EGFR* 基因突变方面的性能。结果表明 Cobas® 和 UltraSEEK™ 的一致率为 86%。Cobas® 检测到更多的 exon19 deletion 和 L858R 突变，而 UltraSEEK™ 检测到更多的 T790M 突变。

5. cfDNA 拷贝数变异和结构变异检测及分析　据估计，拷贝数变异（copy number alterations，CNA）几乎存在于大多数组织病理学类型的癌症中，因此 cfDNA 中 CNA 的检测在无创诊断应用中具有较大前景。然而，由于健康人群中拷贝数变异的高发，cfDNA 中 ctDNA 的含量差异，肿瘤倍性和肿瘤异质性，cfDNA 中 CNA 的也具有挑战性。目前，cfDNA 中的 CNA 检测可以通过对基因组的低覆盖率的全基因组测序（WGS），然后通过生物信息分析的手段进行检测。

基于 WGS 的 CNA 分析，覆盖深度（depth of coverage，DOC）方法是最常用的技术。基于 DOC 的方法，按其是否需要参考信号可分为两大类。一般来说，在测序比对程序前，应去除 Y 染色体上的伪常染色体区域和低可比对的基因组区域，这一步对于无参考信号的方法特别关键，以确保 read 可以比对到一个唯一的基因组位置。此外，过滤异常高信号的基因组区域也是很重要的。这些"黑名单"区域通常出现在高度可变的区域或在特定类型的重复序列区域，如着丝粒、端粒和卫星重复序列等。QDNAseq 算法提供了一种数据驱动的方法，以识别在下游分析之前应该过滤掉的其他区域。由于 WGS 检测的高成本，目前基于 cfDNA 的 CNA 检测方法通常采用低深度测序（例如，0.1×～0.5×），通常需要采取分箱的操作，即将比对到一个基因组窗口的 reads 归类到一起。在删除低可比对性和黑名单区域后，对不同基因组窗口中的 reads 进行统计并根据总 reads 数进行归一化，根据覆盖深度，通常选择一个固定的窗口大小，这样可以获得足够的检测分辨率，同时可以减少相邻窗口之间计数的过度变化，从而提高 CNA 的检测敏感度。这种方式虽然使用起来很简单，但也会带来一个问题，即由于不同窗口间可比对的位置数目不同，其比对上的 reads 数存在很大差异。为了克服这个问题，BIC-seq2 算法在核苷酸水平上进行 reads 数的标准化。使用观察到的 reads 数和预期可比对的 reads 的比率推断特定基因组区域的拷贝数。归一化的 reads 数可以进一步使用 LOWESS 等平滑技术对 GC 含量进行校正。在有参的情况下（如健康对照或者患者自己的胚系 DNA），使用参考样本，将 GC 校正后的 reads 数进行归一化，并用 log2 比值进行表示，将具有相同拷贝数的相邻位点分割成一个区域，以识别潜在的拷贝数变异区域。目前有多种进行基因组分割的方法，其中用的比较多的是环状二元分割（circular binary segmentation，CBS）和隐马尔可夫模型（hidden Markov model，HMM）。分割结束后，需要推断拷贝数异常的基因组 DNA 区域。在基于 NGS 的拷贝数变异分析中，常用方法是基于 Z-score 的方法，通过确定 cfDNA 中与参考样本显著不同的区域来识别 CNA 片段。另外，也有一些基于统计推断的方法，例如，CGHcall 使用一个两级层次混合模型来推断每个片段属于 6 种拷贝数状态之一的可能性：双缺失（double deletion）、单缺失（single deletion）、正常（normal）、增加（gain）、双增加（double gain）和多拷贝扩增（amplification）。该方法使用 log2 比值数据在染色体臂水平上估计不同拷贝数状态的比例。因此，它可能需要大量的样本来进行稳健的推断，特别是对于异常 DNA 拷贝数罕见的染色体。一般认为基于 DOC 的方法需要 cfDNA 中 ctDNA 的含量超过 5% 才能达到良好的特异性和敏感性。除 DOC 外，拷贝数变异分析的其他方法还包括基于组装、read 分割（split-read）和双端 reads（read-pair）信息分析。

基因组结构变异，包括倒位、易位、插入和缺失等，也可以在 cfDNA 中进行检测，研究人员通常关注的是涉及常见的致癌性基因组结构变异，例如涉及 ALK 或 ROS 激酶的结构变异、TMPRSS2-ERG 融合基因等。基因组结构变异通常通过 NGS 技术进行检测。

6. cfDNA 甲基化检测和生物信息分析　　由于在早期肿瘤中，高频突变的数目较少，因此通过 cfDNA 突变检测进行早期诊断的敏感性将受到限制。而 cfDNA 甲基化状态的改变，由于其兼具组织特异性和肿瘤特异性的特点，在早期癌症患者中，可能具有更强的诊断和分类能力。

在组织中，甲基化检测方法主要包括 3 种。最广泛使用的是基于重亚硫酸盐（bisulfite）处理的方法，重亚硫酸盐处理使得未甲基化的胞嘧啶脱氨变成尿嘧啶，而甲基化的胞嘧啶不变，将重亚硫酸盐处理的 DNA 进行测序分析能够获得高分辨率 DNA 甲基化图谱。另一种常用的方法是在 DNA 扩增和检测之前使用甲基化敏感的限制性内切酶进行酶切，甲基化敏感酶只消化未甲基化的 CpG 基序，产生消化的 DNA 片段，这些片段在其末端富集未甲基化的 CpG，再进行重亚硫酸盐处理和测序，从而对富集片段的甲基化展开分析。这种方法也被称为简化甲基化测序（reduced representation bisulfite sequencing，RRBS）。RRBS 是一种准确、高效、经济的 DNA 甲基化研究方法，可以极大幅度地提高 CpG 区域的测序深度，还能通过酶切位点过滤部分降解片段对结果的影响。并且由于 RRBS 主要关注 CpG 富集区域的甲基化，能够避免过多的数据浪费，可以更有针对性地研究覆盖区域的甲基化状态，在大规模的临床样本的研究中具有广泛的应用前景。另外，甲基化 DNA 免疫沉淀法（methylated DNA immunoprecipitation，MeDIP）也被用于甲基化状态分析，目前主要是利用 5 mC 抗体特异性富集基因组上发生甲基化的 DNA 片段，在高 CpG 密度、高 DNA 甲基化水平区域具有很好的抗体亲合性，然后通过高通量测序可以在全基因组水平上进行高精度的 CpG 密集的高甲基化区域研究。

由于血浆中 ctDNA 的含量很少，对癌症患者液体活检样本中甲基化的分析更具挑战性。2018 年，在加拿大玛嘉烈公主癌症中心研究员 Daniel De Carvalho 博士的领导下开发出一种灵敏的基于免疫沉淀的方法来分析少量 cfDNA 中的甲基化组（methylome），即 cfMeDIP-seq。该方法在 Taiwo 等开发的基于低 DNA 量的 MeDIP-seq 方法的基础上，使用外源性肠杆菌噬菌体 λ（exogenous Enterobacteria phage λ DNA）以提高起始 DNA 量。可以实现对 1~10 ng 血浆 cfDNA 进行 cfMeDIP-seq 分析，远低于现有的 MeDIP-seq（methylated DNA immunoprecipitation sequencing，甲基化 DNA 免疫共沉淀测序）分析所需的最低 100 ng DNA。尽管亚硫酸氢盐处理对 cfDNA 有害，因为它会导致起始物质的损伤和丢失，但它仍然是进行 cfDNA 甲基化检测最常用的方法。

　　Lehmann-Werman 等人首先证明了使用 cfDNA 甲基化谱识别组织来源的可行性。通过利用来自 TCGA 和 GEO 的全基因组甲基化数据集,他们鉴定了在特定组织中未甲基化但在其他组织中甲基化的 CpG 位点。通过比较 35 个人体组织的全基因组甲基化数据,选择了组织特异性的 DNA 甲基化标记。随后,Moss 等人生成了 25 种人体组织的参考甲基化图谱,包括涉及常见疾病的主要器官和细胞。对于每种组织或细胞类型,都确定了独特的高甲基化和低甲基化 CpG 位点。并且进一步鉴定了额外的 CpG 位点,以区分在图谱中最相似的任何两种细胞类型。利用组织特异性和癌症甲基化特征的数据和反卷积算法,可以用于分析 cfDNA 来源的肿瘤组织。为了改进信息性甲基化标记的选择,Guo 等人通过对大量全基因组重亚硫酸盐处理测序数据、简化甲基化测序和甲基化阵列数据进行全面分析,鉴定出了 147 888 个紧密耦合的 CpG 位点块,称为甲基化单倍型块,然后将反卷积算法应用于单倍型水平上的组织特异性甲基化分析,该方法成功应用于区分正常个体和肺癌和结直肠癌患者的临床血浆样本。

　　最近,概率模型已经被用来从 cfDNA 中识别特定的癌症类型。Kang 等开发了一种名为 CancerLocator 的方法,利用全基因组 DNA 甲基化数据同时推断 ctDNA 的比例和起源组织。首先,通过使用来自正常和肿瘤样本的 TCGA 甲基化微阵列数据,识别正常和多种癌症类型的特征,即差异较大的 CpG 簇。随后,使用所选的特征及其 β 分布,将患者的血浆 cfDNA 分解为正常的血浆 cfDNA 分布和实体肿瘤 DNA 分布,并通过设计一种概率方法进行推断 cfDNA 中 ctDNA 的比例和组织来源。直觉上,如果任何肿瘤类型存在的可能性并不比观察到的分布为正常背景的可能性高得多,则预测患者没有癌症。否则,患者被预测有与最高可能性相关的肿瘤类型。

　　除常见的 5 mC 甲基化外,5 hmC 也是一种重要 DNA 表观修饰,它被广泛认为是基因表达处于激活状态的标志。5 hmC 由 5-甲基胞嘧啶(5 mC)经过 Ten-eleven translocation 的氧化作用形成,其中 5 mC 是 DNA 胞嘧啶环中第五碳通过脱氧核苷酸甲基转移酶(DNMT)甲基化所形成。目前已有研究证实羟甲基化在正常基因组中表达量相对稳定,且具有独特的表观修饰作用,而不仅仅是 5 mC 代谢的中间产物。5 hmC 的分布具有组织学特异性,且正常组织和肿瘤组织中均可观察到,目前认为该修饰与基因调控和肿瘤发病机制密切相关。多项研究证实其可作为一种肿瘤早期诊断的标志物。例如,2017 年斯坦福大学 Stephen R Quake 课题组与四川大学谢丹教授团队的研究人员,揭示了游离 DNA 上的癌症特异性 5 hmC 分布,为此项技术在肿瘤早期诊断、复发监测,以及今后可能的个体化治疗奠定了良好的基础。同年,复旦大学华山医院的刘杰教授课题组与芝加哥大学何川教授课题组合作,在扩大的临床样品数及相关小鼠模型实验中得到了相似的结果,更进一步表明了游离 DNA 5 hmC 信号的检测在肿瘤早诊早筛中具有重要的临床意义。Michael J Booth 等建立了化学氧化法结合重亚硫酸盐转化的测序技术(oxidative bisulfite sequencing,oxBS-Seq)。该技术首先将 5 hmC 氧化为 5fC,进而可被重亚硫酸盐转换成 U,从而排除了 5 hmC 对 5 mC 的信号干扰,该技术不仅可以精确检测 DNA 甲基化,排除 DNA 羟甲基化的影响,还可以双文库结合同时单碱基分辨率精确检测 DNA 羟甲基化。

（三）细胞外游离 DNA 的临床应用

目前 cfDNA 已广泛应用于肿瘤早期筛查和诊断、治疗后 MRD 监测、靶向治疗用药指导、靶向治疗效果监测、免疫治疗生物标志物、免疫治疗效果监测等。

cfDNA 实现临床应用转化面临的关键障碍是缺乏标准化的技术规范，导致各实验室之间的检测结果可能存在较大差异。2019 国家卫生健康委员会临床检验中心开展的 cfDNA 室间质评总体合格率为 80.0%（99/125），共计报告了 173 个假阳性突变结果、67 个假阴性结果。欧洲体外诊断通用分析前工具和程序的标准化和改进（standardisationand improvement of generic pre-analytical tools and procedures for in vitrodiagnostics，SPIDIA）项目中的 SPIDIA-DNAplas 室间质评中，评价了 56 家实验室的 cfDNA 检测质量，其中仅 12.5% 的实验室全部达标。由此可见，cfDNA 检测质量仍有待提高。

三、循环肿瘤细胞作为液体活检的生物标志物

（一）循环肿瘤细胞的定义

循环肿瘤细胞（circulating tumor cell，CTC）是一种从原发性或继发性肿瘤中分离并进入血液的细胞，其半衰期为 1.0~2.4 h。CTC 可以作为单细胞或细胞簇从癌症患者的血液中分离出来。即使在转移环境中，它们的丰度也很低（<10 细胞/mL 血液），并且不同的肿瘤类型也有所不同。

（二）循环肿瘤细胞提取方法

由于 CTC 的含量很低，如何提取 CTC 是其应用于液体活检的一个重大挑战。目前为止，用来提取 CTC 的方法主要是基于细胞表面特定分子标记物的存在或缺失，或基于 CTC 的大小、变形能力等生物物理特性。

上皮细胞黏附分子（epithelial cell adhesion molecule，EpCAM，也称为 CD326）是最广泛使用的基于细胞表面分子标记物。除 EpCAM 外，多种其他的分子标记物，如 EGFR、PSMA（前列腺癌）以及 HER2（乳腺癌）也被用来进行 CTC 的富集。然而，由于 CTC 具有非常高的异质性，并不是所有的 CTC 均表达相关的分子标记物，因此，通过单个阳性选择标记富集 CTC 通常会引入偏倚。另一种方法是通过使用细胞上表达的各种细胞表面抗（如 CD45 和 CD34）的特异性抗体，能够极大地去除掉正常的血细胞 CD45 和 CD34。这种方式富集 CTC 的主要缺点是 CTC 纯度受到损害，并且由于 CTC 可能被包裹在大部分血细胞中，导致 CTC 意外丢失。

在基于 CTC 的生物物理特性的富集方法中，主要是利用肿瘤细胞和非恶性血细胞的大小、密度、电荷和变形能力等物理特征上的差异来进行 CTC 的富集。这种方法的缺点是，这些特性在 CTC 中变化非常大，与其他非恶性细胞有相当大的重叠。例如，据报道，大部分正常血细胞的直径约为 10 μm，而 CTC 的直径不一致，范围为 6~20 μm。根据这一特性，微过滤装置将血液通过标准化大小的孔以捕获 CTC，采用尺寸排除的方式最终保留更大的 CTC，同时会导致小型 CTC 的潜在损失。

尽管 CTC 检测的方法众多，CellSearch 系统是唯一经 FDA 批准的用于恶性肿瘤疾病

管理的检测 CTC 的商业化产品。CellSearch 系统的技术原理是利用免疫纳米磁颗粒富集上皮来源肿瘤细胞。纳米磁颗粒包含纳米铁磁核心,外面包被了抗 EpCAM 的特异性抗体,通过抗原抗体反应,颗粒会与血液中的表达 EpCAM 的细胞结合。CellSearch 系统可在 7.5 mL 外周血中检测上皮来源［CD45⁻、EpCAM⁺、细胞角蛋白 8 18⁺ 和（或）19⁺］的 CTC。

　　另一种用于 CTC 检测、鉴定和表型分析的方法是荧光激活细胞分选(FACS)。然而,这种方法需要一个预富集步骤,在检测前增加 CTC 的浓度以节省时间,这种方式也会导致 CTC 的活力降低。Lopresti 等人克服了基于 FACS 的方法所需的耗时预富集步骤的缺点,使细胞在 45 min 的范围内同时固定、渗透和染色,并利用 FACS 中的低速采集、细胞大小和泛细胞角蛋白表达进行 CTC 鉴别,建立了高效检测 CTC 的方法,克服了预富集步骤的需要。

　　(三)循环肿瘤细胞的临床应用

　　许多研究已经表明,CTC 计数可以作为疾病预后或预测标记物。如一项针对 243 名黑色素瘤患者的前瞻性研究表明,在第一次就诊(基线)时每 7.5 mL 血液中发现一个或多个 CTC 可以独立预测 6 个月内的复发,以及 54 个月的复发。大量研究表明,许多已经成功切除原发性早期癌症的患者可能已经在显微水平上有隐匿性转移,或以称为微小残留疾病(MRD)的方式存在,导致疾病复发。最近的研究结果表明,即使在多年的初步诊断和成功治疗后,患者血液中发现 CTC 可比标准临床程序更早地发现复发。如,最初诊断后近 5 年检测到 CTC 可以预测激素受体阴性乳腺癌患者的晚期复发。多变量分析显示,CTC 的发现患者,其风险比未发现患者高出 13.1 倍。在免疫治疗领域,通过检测 CTC 的 PD-L1 表达量,可能可以预测患者对免疫治疗疗效的敏感性。

　　对 CTC 进行基因组和转录组分析,也在临床和理解癌症发展的基本过程中开辟巨大的应用。CTC 基因组分析的传统方法是识别染色体变异。通过免疫染色和荧光原位杂交(FISH)进行检测,可以识别 CTC 特有的染色体变异。由于 CTC 非常罕见,而且具有高度异质性,因此,更全面的表征需要分离单细胞,然后进行全基因组扩增,以评估拷贝数变异,并使用基因组杂交或下一代测序(NGS)技术检测特定的突变。在前列腺和肺癌中,利用单细胞全外显子组测序探索了 CTC 突变谱,作为基于 CTC 的癌症诊断的潜在工具。前列腺癌中 CTC 的单细胞 RNA 测序(RNA-Seq)显示了 CTC 在各种信号通路中的异质性,这些信号通路的异质性可能是导致耐药性的原因。在某些情况下,研究证明,从 CTC 中描述肿瘤的异质性比在原发肿瘤中更简单。例如,诊断性白细胞分离(DLA)能够同时分析数百个 CTC,这有助于识别明显的肿瘤异质性,包括亚克隆拷贝数改变(CNA),这些改变不容易从常规肿瘤活检的分析中识别。

　　利用免疫缺陷小鼠,创建 CTC 来源的异种移植模型(cell line-derived xenograft,CDX),可以进行 CTC 的功能研究。Irène Baccelli 等利用来源于乳腺癌原发灶的 CTC,构建了第一个 CDX,识别了转移起始细胞,并对其分子表达特征进行刻画。此外,CDX 模型也可以用于测试各种可能具有治疗价值的抗癌药物的敏感性。Hogdkinson 等研表明来自小细胞肺癌患者的 CTC 可以在免疫缺陷的小鼠中形成肿瘤,并且形成肿瘤与来源 CTC 具有相似的表型和遗传特征,并且对放疗和化疗药物 CDX 也展现出与其供体患者相似的反应。这些研究表明 CDX 可能为治疗测试和耐药机制研究提供特异的模型。除 CDX外,CTC 体外培养也是 CTC 的功能表征研究的方法之一。

四、外泌体作为液体活检的生物标志物

(一)外泌体的定义

外泌体是细胞内来源的小膜囊,其大小通常为 30~150 nm,在正常和病理生理条件下,所有细胞类型的细胞都可能脱落产生外泌体。多个囊泡体与细胞膜融合后,外泌体以细胞外爆发的方式被释放到细胞外。外泌体存在于包括血液、尿液、唾液、乳汁、精液、胆汁、腹水、囊性、支气管肺泡和胃肠灌洗液在内的体液当中。外泌体中包含多种重要分子,如蛋白质、核酸(microRNA、长非编码 RNA、mRNA 以及 DNA 片段)、脂质以及代谢分子等,且它们的组成受环境和健康因素的影响。外泌体在细胞间通信中发挥重要作用,能够通过自分泌、旁分泌、内分泌和(或)juxtracrine 细胞信号传导模式来调节受体细胞的行为。由于外泌体在癌症进展、血管生成、转移生态位形成、器官特异性转移、肿瘤微环境重构、免疫抑制等方面的作用,最近受到了相当大的关注。

(二)外泌体提取方法

选择恰当的外泌体提取方法对下游的分析至关重要。差速离心仍然是最常见的外泌体分离技术之一。该方法包括几个步骤,包括:①低速离心去除细胞和凋亡碎片;②更高速离心以消除更大的囊泡;③高速离心沉淀外泌体。除差速离心外,目前,市场上有几种基于不同原理开发的商业外泌体分离试剂盒,如电荷中和沉淀、凝胶漂化、磁珠永久纯化等。Girijesh Kumar Patel 等比较了 Invitrogen、101Bio、Wako 和 iZON 以及传统的基于超离心的外泌体提取方法在外泌体产量、纯度和质量方面的差异。结果表明 Invitrogen 试剂盒的产率最高,但可能由于微囊泡共沉淀,其产物的尺寸分布更广,分散稳定性最小。其他方式获得的外泌体的尺寸范围为小于 150 nm,稳定性良好。基于 iZON 柱的制备方法,在较小的尺寸范围内,尺寸分布更广,提示可能提取到一些非囊泡聚集物杂质。所有制剂的 RNA 质量都具有可比性;然而,基于 Invitrogen 试剂盒的外泌体制备的蛋白质在质谱中显示了聚乙二醇(PEG)污染。沉淀剂中的化学杂质也可能是基于 Invitrogen 试剂盒的外泌体制剂在生物生长测定试验中产生毒性的原因。

(三)外泌体的临床应用

1. 外泌体用于肿瘤早期筛查与诊断 由于外泌体在稳定性、可获得性、特异性方面的优势,一些学者认为外泌体是肿瘤早期诊断最有价值的标志物之一。例如,Sun 等人报道了 miR-96 对肺癌患者有显著的诊断价值。此外,Jin 等对早期非小细胞肺癌的外泌体 miRNA 进行分析,分别鉴定肺腺癌(LUAD)和肺鳞状细胞癌(SCC)特异 biomarker。结果表明 4 种 LUAD 特异性 miRNA(miR-181-5p、miR-30a-3p、miR-30e-3p 和 miR-320b)和 3 种 SCC 特异性 miRNA(miR-10b-5p、miR-15b-5p 和 miR-320b)可分别作为鉴别 LUAD 和 SCC 的理想生物标志物。一项研究报道,即使在低分化的肿瘤中,外泌体 miR-205 的表达也能分离出鳞状和非鳞状小细胞肺癌,这使得该外泌体被认为是肺癌

的潜在生物标志物。此外,一项探讨血清 micro-RNA(miRNA)是否可作为可切除肺癌的早期筛查工具的研究也报道了 miR-1268b 和 miR-6075 是可切除肺癌的潜在生物标志物。基于上述事实,很明显,外泌体是很有前途的候选者,可以作为肺癌的诊断标志物。

2. 外泌体用于治疗检测和疗效监控　外泌体在肿瘤进展如转移、细胞增殖、血管生成中发挥着多种作用。同时,外泌体也被认为在控制对治疗的反应性方面发挥着重要作用。基于此,一些研究表明,外泌体可用于监控治疗反应。例如,一项旨在确定外泌体 miR-146a-5p 水平和 NSCLC 对顺铂的化学敏感性之间的联系的研究发现,血清外泌体 miR-146a-5p 可能确实是一种新的筛查工具,能预测顺铂对 NSCLC 患者的有效性,并能够实时监测耐药性。自然组织毒性的可能性减少了常规用于治疗非小细胞肺癌的胸辐射治疗的数量,外泌体已被报道为监测胸辐射的潜在工具。一项研究发现在验证队列中,miR-29a-3p 和 miR-150-5p 随着辐射暴露的增加而下降;在观察后,他们得出结论,miR-29a-3p 和 miR-150-5p 可以准确地确定对放疗的意外反应。此外,另一项研究报道,miR-107 水平降低与 NSCLC 患者肺癌发展的增加和生存率的降低有关,这表明 miR-107 可能作为预后生物标志物,预测 NSCLC 患者的顺-二胺-二氯铂反应性。

3. 外泌体用于免疫治疗标志物　多项研究报道,肿瘤来源的外泌体免疫抑制和免疫治疗中扮演重要作用。如 Yibo Fan 等回顾性评估了 69 例胃癌患者术前血浆中外泌体 PD-L1 和可溶性 PD-L1 的预后价值,并对 31 例胃癌转移患者化疗前外周血 T 细胞计数及细胞因子与 PD-L1 的相关性进行了研究。结果表明,GC 患者外周血外泌体 PD-L1 高表达与不良预后相关,此外,外泌体 PD-L1 与 $CD4^+$ 细胞计数、$CD8^+$ 细胞计数、颗粒酶 B 呈负相关,并诱导 GC 免疫抑制。理论上,GC 细胞系分泌的外体 PD-L1 由于其稳定和 MHC-I 的表达,与可溶性对应物相比,能诱导更强的 T 细胞功能障碍。在结直肠癌中,外泌体 PD-L1 可以诱导抗肿瘤免疫和记忆。基于外泌体在免疫过程中的作用,外泌体可能可以作为免疫治疗疗效预测标志物。

五、其他液体活检生物标志物

(一)细胞外游离 RNA

除 DNA 外,在体液中,也检测到细胞外 RNA 分子(cell free RNA,cfRNA)。虽然在体液中也检测到 mRNA 分子,但由于非编码 RNA 通常与蛋白质关联或被包裹在囊泡中,从而免受 RNases 的降解而具有相对较高的稳定性,因此大多数研究侧重于细胞外非编码 RNA。一些研究表明,肿瘤患者和健康个体的细胞外非编码 RNA 表达不同,提示它们可以作为肿瘤诊断生物标志物。然而,cfRNA 的生物学意义尚未得到很好的描述。有研究表明,cfRNA 可能参与细胞间的交流,并作为激素发生作用。这些可能会影响肿瘤微环境,导致肿瘤生长和入侵。

在 cfRNA 中,研究最多的是细胞外 miRNA。miRNA 是长度为 18~23 nt 的单链 RNA 分子,其主要功能是参与转录后基因表达调控。目前人类基因组中共鉴定超过 2 500 种 miRNA 被鉴定,它们参与发育、细胞周期、凋亡等生物学过程并在肿瘤发生发展中扮演重要的作用。研究提示,肿瘤来源的 miRNA 被包裹到囊泡中,传递到接收细胞,并对接收细胞的基因表达产生影响。广泛的研究证实,miRNA 的表达量在肿瘤中发生改变,因此它被认为是有用的癌症生物标志物候选,其相对较高的诊断价值得到了许多支持。需要注意的是,将多个细胞外 miRNA 或将细胞外 miRNA 与其他生物标志物相结合进行多变量诊断,细胞外 miRNA 的诊断潜力可能会进一步增加。

（二）血清代谢组

癌性恶病质（cancer cachexia）是一种多因素代谢综合征,在晚期癌症患者中癌性恶病质的发病率和死亡率较高。癌性恶病质的诊断取决于临床症状的客观测量和体重下降,这滞后于疾病进展,对癌性恶病质的早期诊断效用有限。Yang 等基于核磁共振的方法对 84 名癌性恶病质患者、33 名癌性恶病质高风险患者、105 名体重稳定癌症患者和 74 名健康对照血清和尿液代谢组进行分析,揭示了癌性恶病质的代谢特征,并建立了诊断模型。该模型在验证集的准确度为 94.64%。这项研究提供了一个可行的诊断工具,通过检测代谢物来进行无创诊断。

（三）血清蛋白质组

Shen 等回顾性地从 100 名 GC 患者身上收集了术前和术后血清样本以及肿瘤组织和邻近的正常组织,来自非癌患者的血清样本作为对照组（$n = 50$）。利用高通量蛋白质检测技术——PEA,测量 300 多种蛋白质的水平。通过单变异分析每种蛋白质的改变,利用弹性网逻辑回归模型进行多变量模型构建。结果表明,利用 19 种血清蛋白构建的诊断模型对胃癌的诊断敏感度为 93%、特异度为 100%。这项研究提示血清蛋白质组可作为胃癌早期诊断的有潜力的生物标志物。

（四）血液游离微生物 DNA

Li 对 50 名与乙型肝炎病毒（HBV）有关的肝细胞癌（HCC）患者血清 HBV DNA 进行分析。在 50 名患者中,44 人发现了 HBV 的整合,利用肿瘤特异性 ddPCR 对 HVB-宿主 DNA（vh-DNA）嵌合体进行分析及定量。在 43 名患者（97.7%）中检测出 vh-DNA,且其水平与肿瘤大小相关。在手术后 2 个月采集的血浆中,有 10 例（23.3%）仍然包含在基线上检测到的相同的 vh-DNA,表示残余肿瘤细胞的存在。其中 9 个（90%）在 1 年内经历 HCC 复发,支持 vh-DNA 作为预测早期复发的独立风险因素。在复发时对循环 vh-DNA 的分析进一步帮助确定了克隆的起源。共有 81.8% 的复发来自共享同一血浆 vh-DNA 的原始 HCC 克隆,而 18.2% 来自新的克隆。

第二节 液体活检在肺癌早期筛查与诊断中的应用

尽管肺癌在诊断和治疗方面取到了重大的进展,但 70% 的患者目前被诊断为晚期或局部晚期（高于Ⅲ期）仍然是肺癌相关死亡的主要原因。由于病理诊断和 LDCT 检测无法克服低依从性、肿瘤的异质性、侵入性检测等缺点,这种诊断困境导致了"液体活检"

(liquid biopsy,LB)概念的发展,液体活检是对于肿瘤细胞或肿瘤产物释放到血液或体液的分析,反映肿瘤的实时变化,在 2015 年液体活检被 MIT 科技综述杂志评为了年度十大突破技术之一。肺癌是导致世界范围内癌症死亡人数最多的疾病,其预后和诊断的时期呈正相关,以血液、尿液、淋巴液等其他体液为基础的液体活检可作为肺癌筛查和早期诊断的无创方法。本节主要讲述基于各种不同的生物标志物的液体活检在肺癌早期筛查与诊断中的应用。

一、基于细胞外游离 DNA 的液体活检在肺癌早期筛查与诊断中的应用

在细胞死亡的过程中,cfDNA 从组织中脱落下来,脱落的 cfDNA 可以从体液中分离出来,从而能够提供正常细胞和癌症细胞的 cfDNA 分析。相比组织活检的侵入性和肿瘤的异质性,使用血液或液体活检可以提供所有类型细胞中脱落的 cfDNA,因此基于 cfDNA 在肺癌早期筛查中的应用,需要我们进一步探讨。此外 DNA 甲基化是一种重要的表观遗传现象,可以在不改变碱基组成的情况下影响基因表达,启动子异常甲基化导致抑癌基因沉默,是肿瘤发生的重要的机制之一。一些研究发现 *CALCA*、*HOXA9* 和 *PITX2* 是肺癌的有效的标志物,然而单基因甲基化检测的敏感度只有 60% 左右,达不到较好的肺癌早期诊断的标准,因此基于 cfDNA 的多基因甲基化分析是现如今研究的重点。在一项 cfDNA 甲基化分析在肺癌早期的应用的研究中,使用 QMSP 方法检测经过 LDCT 筛查确诊的患者的 8 个基因的甲基化水平(*WT1*、*CDKN2A*、*HOXA9*、*PITX2*、*CALCA*、*RASSF1A*、*CDH*13 和 *DLEC*1),发现在肺癌和非肺癌者中这 8 个基因具有显著的不同,不同水平的血浆 DNA 甲基化可在 70% 的肺癌患者中检测到,准确度达到 95% ~ 100%,因此 cfDNA 甲基化被认为是肺癌诊断的潜在标志物。

2021 年,一项在 2020 世界肺癌大会发布的肺癌早筛的研究结果显示:基于血液的非侵入的 cfDNA 靶向甲基化检测可以早期检测和鉴别肺癌,具有很高的敏感度和特异性。该研究基于 TCGA 项目下载了大量的可用数据用来最初标志物的筛选,对 cfDNA 与肺癌相关的区域使用甲基化敏感性限制性内切酶-定量 PCR(MSRE-qPCR)进行分析,使用特定的算法,筛选出了一个包含 10 个甲基化标记物的 panel,对于肺癌组织学亚型检测具有良好的准确性,且靶向甲基化标志物检测具有很高的敏感度和特异度,具有早期基于血液检测肺癌的潜力。

(一)基于 IRIS 技术 cfDNA 在肺癌早期筛查与诊断的应用

在 LDCT 筛查中,63% 的肺癌 Ⅰ 期经 LDCT 筛查为孤立性肺结节(SPN)。这些 SPN 通常会受到长期随访,反复 CT 检查,甚至一些侵入性的手术,比如穿刺活检或手术来确认他们的病理结果。DNA 甲基化是研究最深入的领域之一,大量的研究表明异常的 DNA 甲基化是肿瘤发生的主要原因。异常的甲基化主要包括整体低甲基化,局部的多基因组区域的高甲基化和甲基胞嘧啶直接突变。在肺腺癌发育过程中,甲基化发生了明显的变化,表明 DNA 甲基化可以作为一种肺癌早期检测的生物标志物。Liang 团队在2019 年发表了基于高通量靶向 DNA 甲基化 ctDNA 鉴定的测序方法在肺癌的早期筛查与诊断中的应用。将肺恶性肿瘤和良性结节的组织 DNA 甲基化特征做肺部病变的比

较,最终建立能够早期诊断恶性肿瘤和良性结节的诊断模型。该研究基于IRIS技术结合了高的建库转换效率,简化了目标富集工作流程,能够对预先选择的cfDNA高度进行深度测序。对于训练集收集的230例FFPE组织样本,主要包括:129例恶性浸润性腺癌(IA)肿瘤标本、微创腺癌(MIA)、原位腺癌(AIS)、鳞状细胞(SC)、大细胞(LC)、小细胞(SCLC)等罕见病例;101例良性病变标本错构瘤(HAM)、结核(TB)、炎症肉芽肿(GRAN)、真菌感染(FUN)炎症(INF)、硬化性血管瘤(SH)以及其他罕见病例。通过分析肺癌特有的甲基化特征,建立肺癌独特的分类器,该分类型分析出不同的肿瘤亚型其敏感度和特异度不同,使用额外募集的58名癌症的独立队列,肿瘤分类器的敏感度为89.2%,特异度为81.0%。该模型对润性腺癌的敏感度最高,而对其他的肺癌亚型敏感度略低,该模型是以组织样本为分析对象。对33对组织和外周血样本进行一致性分析,结果显示肿瘤组织富集的甲基化模式和配对的cfDNA表现出好的一致性。因此后续使用132例肺癌早期参与者的外周血和118例健康者外周血进行cfDNA甲基化分析,在40例肺癌和26例健康人的训练集中对于组织的3 886超甲基化检验,在血浆中发现71个高甲基化区域。通过进一步生信分析71个高甲基化区域,建立了9个高甲基化指标预测模型,对于训练集AUC分析为83.9%。对于剩余的66例参与者,对肺癌的敏感度为79.5%,特异度为85.2%。此项目对Ⅰa期和Ⅰb期肺癌敏感度分别为75.0%和85.7%,对鳞状细胞肺癌的敏感度为100%,但对腺癌的敏感度较低。虽然后续对于健康人的结节和恶性肿瘤均进行了模型的预测,表现出了不错的准确性,但需要更大规模来验证模型的稳定性。因此ctDNA的甲基化状态可作为肺癌早期筛查与诊断的辅助补充技术。

(二)基于Lung-CLiP检测技术ctDNA在肺癌早期筛查与诊断的应用

高危成人通过LDCT筛查可降低肺癌相关死亡率,尽管如此,在美国仅有5%符合条件的人接受了此类筛查,ctDNA分析是一种很有前途的方法,可以促进基于血液的筛查。Chabon等人介绍癌症个性化的通过对循环肿瘤DNA(ctDNA)深度测序(CAPP-Seq)分析,促进早期筛查的应用普及。该研究开发并预期验证基于机器学习的肺癌血浆Lung-CLiP检测技术可有效鉴别早期肺癌。尽管大多数Ⅰ期肺癌患者含有ctDNA水平低于0.1%,本研究对先前CAPP-Seq技术进行优化,主要通过使用计算机模拟每个诊断过程的分子损失。使用cfDNA双链进行测序改善cfDNA分子片段的回收率,接着通过化学抑制在混合捕获富集过程中发生的G氧化改进了测序数据的误差分布。使用355 kb CAPP-Seq panel对85例Ⅰ~Ⅲ期NSCLC患者的白细胞DNA和血浆cfDNA进行255个基因的深度测序,发现在49%的患者中均检测到4个ctDNA突变。而且这种敏感性随着监测到的肿瘤突变数量的增加,检测水平也逐渐提高,为了验证检验追踪更多的突变是否能提高敏感性,根据17名患者的肿瘤外显子组测序数据设计定制的捕获位点,根据设计的特殊位点,结合分析来自于cfDNA中ctDNA的突变位点,主要包括单核苷酸变异和拷贝数变异建立了Lung-CliP技术模型,模型对于肺癌筛查诊断的敏感度不同,如当设定特异度为80%,其对NSCLC的Ⅰ、Ⅱ、Ⅲ期敏感度为63%、69%、75%。当特异性为98%,其对NSCLC的Ⅰ、Ⅱ、Ⅲ期敏感度为41%、54%、67%。虽然Lung-CliP技术模型没有LDCT的敏感度高,将Lung-CLiP与LDCT或其他循环生物标志物结合,可以进一步提高性能。此外,通过修改考虑到的高危人群,并结合适合其他癌症类型的分子特征,可开发针对多种恶性肿瘤的 CLiP 方法是可行的。

二、基于循环肿瘤细胞的液体活检在肺癌早期筛查与诊断的应用

循环肿瘤细胞(CTC)从原发性肿瘤或转移性肿瘤中脱落下来,存在患者的血液中,相对容易获得,液体活检捕获的 CTC 包含完整的癌细胞基因组和转录组学信息,因此作为液体活检,CTC 评估提供了很多临床相关的信息,它反映了疾病的实际的、实时的情况。然而 CTC 在血液中含量特别少,每个 CTC 都被 $10^6 \sim 10^7$ 个单核白细胞包围(大约为每 10^9 个血细胞或每 $10^6 \sim 10^7$ 个白细胞中存在 1 个 CTC)。因此如何保持 CTC 的完整性、除杂性是 CTC 分离技术需要关注的地方。2021 年对 CTC 的分析被写入美国癌症联合委员会(AJCC)的癌症分期手册,作为补充病例分期的新指标。

尽管现在分离 CTC 的技术有很多,按照分离原理主要分为两类,基于 CTC 表面检测的标记物分离方法,被称为依赖特定标志物的系统/方法。另外一种为基于物理或 CTC 的生物学特性,不依赖标签的系统/方法。本节汇总基于不同的 CTC 分离技术,CTC 作为潜在生物标志物在肺癌早期筛查与诊断的应用。

(一)基于 EpCAM 抗体 CTC 分离技术在 NSCLC 早期筛查与诊断的应用

基于 EpCAM 抗体捕获 CTC 的 GILUPI CellCollector 是首个创新的体内 CTC 分离产品,也是首个体内 CTC 应用于临床的分离产品,其已通过 CE 认证,并通过国家食品药品监督管理总局在乳腺癌实体瘤的应用。该产品在晚期肺癌和磨玻璃样结节患者可检出 CTC,并在肺癌早期诊断中也有相关研究。其参与者主要包括 24 例早期 NSCLC 患者和 72 例无肺部结节者,研究的重心为 CTC 分子 PD-L1 的分子特征和早期肺癌患者的 CTC 的基因突变情况,对于 24 例肺癌早期患者术前收集外周血的 CTC 和手术后组织进行 NGS 深度测序。CellCollector 在 24 例 Ⅰ/Ⅱ 期肺癌患者中 15 例检出 CTC,检出率为 62.5%,在健康人对照中均未检出 CTC,该分离技术表现出高的特异度和敏感度,因此 CTC 可作为肺癌早期诊断的预测诊断的替代物。这个研究中比较了 CTC 和组织的基因突变情况,大约 71.6% 的突变位点是相似的,且在组织肿瘤突变中的罕见突变在 CTC 基因组中易于识别,提示 CTC 的基因测序可以作为一种补充分析基因突变情况的手段。在早期肺癌的患者中检测到包含 *TP53*、*ERBB2*、*PDGFRA*、*CFS1R* 和 *FGFR*1 的突变,对于检测出突变的这些位点进行回顾性探索,*P53* 是一种通常出现在早期癌症中的抑制基因,虽然第 20 外显子的插入突变 *ERBB2* 大约在 2% 非小细胞肺癌检测出来,但所有的早期 NSCLC 的 CTC 中均能检出突变。本应用提供了早筛的未来模型的思路,CTC 的检出率,肺癌相关基因的突变情况,驱动基因的序列分析等均可作为评价肺癌早筛的潜在点。

(二)基于 ISET 分离 CTC 技术在肺癌早期筛查与诊断的应用

Marquette 等人在 2020 年 7 月发表了一篇《循环肿瘤细胞作为肺癌筛查的潜在生物标志物:一项前瞻性队列研究》。该文基于 ISET 技术,判断 CTC 是否可以作为一种独立的筛查工具应用于肺癌的早筛。ISET 是一种依据细胞大小,通过过滤直接富集上皮性肿

瘤细胞的方法,当血液经过 8 μm 孔径的聚碳酸酯膜来过滤血液,较小的淋巴细胞和中性粒细胞可以通过,而较大的肿瘤细胞则保留在膜上。此研究是在法国 21 个大学中心进行的多中心队列分析,参与者必须符合 NLST-UPSTF 试验标准,即年龄在 55~74 岁,30 年或更多年龄的吸烟史,目前仍在吸烟或过去 15 年戒烟的使用支气管扩张剂后 FEV_1/FVC 小于 0.7 的慢性阻塞性肺疾病患者,这些患者根据气流限制分类为 GOLD 1~4 级,按照严重史和症状分为 GOLD A~D,除了基底细胞皮肤癌,在过去 5 年发现癌症为主要排除标准。参与者每隔 1 年进行 3 轮筛选,筛选内容主要包括 LDCT、临床检测、血液 CTC 检测。该研究共募集了 654 例志愿者,其中 614 例完成了近 2 年的临床研究。CTC 根据 ISET 分离后按照 pTNM 分期和组织学评估制定了循环非血液细胞的 3 个状态:CNHC-恶性、CNHC-不确定性、CNHC-良性。CNHC-恶性具有 4 个特点:细胞核大于 24 μm、不规格的核、核质比高、存在三维表面。CNHC-不确定性的特点为具有 CNHC-恶性典型的特点之一。CNHC-良性的特点为没有恶性细胞的任何特点且没有血细胞的形态。研究对 LDCT 和 CTC 对肺癌早筛的敏感度进行了对比,研究发现 LDCT 对肺恶性结节的敏感度为 82.6%,特异度为 73.1%。根据不同的基线标准,CTC 检测的敏感度差异较大,当考虑循环非血液细胞的恶性、不明确性作为阳性结果,CTC 的阳性率仅 26.3%,当考虑整个群体时,CTC 的阳性率高达 96.2%,由于 CTC 作为独立的预测标志物漏检了 13 个恶性结节,目前并不能作为 LDCT 性质不明结节的附加检查。当然该结论为基于 ISET 得出,这并不意味着其他检测 CTC 方法的不可靠性。虽然其不能作为独立的筛查手段取代 LDCT,但可作为对结节性质 LDCT 难判断的技术补充。

（三）基于免疫磁珠 CTC 分离技术在肺癌早期筛查与诊断的应用

随着 LDCT 的使用越来越多,在临床肺检查中肺结节的患病率越来越多,肺结节可能由多种病因引起,包括肺部炎症、肺结核、出血或肿瘤。而根据位置、形状和病变大小判断的可疑病例通常是建议立即进行手术;在有些病例,病变被切除是良性的,表示患者是过度承担重大风险,手术没有任何临床益处。因此如何对疑难的结节早期诊断,是临床做出相应决策的关键因素。随着 CTC 分离技术在免疫磁领域的发展,这使得研究人员能够重新评估 CTC 是否包含在内在筛选和诊断工作流程。Yin 等人在 2020 年开发并验证了一种基于免疫磁珠 CTC 分离技术对结节早期诊断的检测应用,该技术考虑到高回收率,选择利用基于白细胞的负富集策略,当红细胞破裂后,白细胞通过白细胞通用抗原 CD45 的吸收被清除,留下 CTC 和残留白细胞的混合物。第二步是筛选具有强大的敏感性和特异性的一种 CTC 特异性标记物,叶酸受体(folate receptor,FR)位于细胞的表面,在血细胞中通常不表达,而且在活化的巨噬细胞表面表达很弱,但是 FR 在几种类型的肿瘤细胞中高度表达,其中超过 78% 的肺癌细胞中高表达,因此本研究基于 FR-CTC 检测水平对肺结节进行早诊,根据之前的 LDCT 分析,设定 FR-CTC 阳性阈值为 8.7 FU/3 mL,在该队列里有 2 835 个样本 CTC 水平高于诊断阈值,2 468 个样本被病理证实为肺癌。因此 FR-CTC 阳性水平和肺结节诊断密切相关,可作为辅助技术协助对肺癌的早期筛查与诊断,因此如何利用不断发展的技术提高潜在生物标志物的精准诊断是我们需要不断挖掘的地方。

三、基于循环 miRNA 的液体活检在肺癌早期筛查与诊断的应用

miRNA 是一种非编码、短的单链 RNA 平均大小为 22 个核苷酸,它主要涉及调节机体的基因转录与翻译的病理生理过程。miRNA 的异常表达参与了细胞增殖、肿瘤细胞的转移、侵袭和血管生成。2008 年,Mitchell 等人在健康人的血浆中发现了游离的 miRNA,这些循环 miRNA 被发现对 RNase 的消化、多次冻结和融化、极端的 pH 均有抗性,初步的研究还发现在健康人的外周血或血浆中循环 miRNA 的表达是一个常数,而癌症患者的水平则发生了变化,血浆和血清中循环 miRNA 的高稳定性和耐药性,且在恶劣的储存条件下,它们的可量化性使它们成为诱人的肿瘤生物标志物的目标。此外,在其他体液如唾液、尿液、胸腔积液、痰和支气管肺泡灌洗液等,与血清和血浆中的 miRNA 相似,它们的改变水平与癌症的诊断有关。

Fehlmann 等人在 2020 年发表了一项大规模队列的回顾性多中心研究,将 3 066 名受试者分为 4 个研究组:其中包括肺癌患者($n=606$),非肿瘤性肺病($n=593$),其他不受影响的肺病($n=883$)和健康对照组($n=964$)。作者分析了全血样本中各种 miRNA 谱图(或特征)的诊断价值,使用 miRNA 微阵列来识别候选 miRNA。结果组成了 3 组能够对肺癌早诊起作用的 3 组 miRNA 标志物。第一组显示了 15 个 miRNA 的特征,可以将肺癌患者与其他亚型区分开来,AUC 为 0.965,第二组显示了 14 个 miRNA 能够区分肺癌患者与非肿瘤性肺病,AUC 为 0.977,第三组显示 14 个 miRNA 的特征区分了早期肺癌患者和非肺癌患者,AUC 为 0.960。该研究对于多组合的 miRNs 预测肺癌的诊断,该研究的局限性为该研究的样本类型为全血,全血中的 miRNA 的来源包括内源性 miRNA 来源于破裂红细胞(红细胞、血小板和白细胞),以及游离的 miRNA,这些不同的细胞表达特定的 miRNA,大部分 miRNA 可能并不与癌症的存在相关。

Ying 等人在 2020 年在 744 例诊断早期非小细胞肺癌(NSCLC)病例(Ⅰ期和Ⅱ期)和 944 例匹配对照的大队列中,基于血清样本鉴定出了 5 个显著相关的 miRNA。在队列中的 180 例 NSCLC 和 216 例中国男性健康吸烟者的对照组中分析了 540 个 miRNA,从中选择了 5 种 miRNA(let-7a-5p、miR-1-3p、miR-1291、miR-214-3p 和 miR-375)。在两个包含早期 NSCLC 和健康人的独立验证组中验证得出非小细胞肺癌病例与非癌症对照组区分开来,具体性能为当特异度为 90.7% 时,所有的癌症敏感度为 81.3%,Ⅰ期的敏感度为 82.9%,Ⅱ期的敏感度为 83.0%。因此 miRNA 具有潜在的肺癌早期诊断的诊断价值。

前面列举了 2 个团队在 miRNA 作为潜在标志物在肺癌早诊中的应用,虽然敏感度较好,但可能验证的大队列仍然有限,需要稳定验证其准确度,为提高 miRNA 对肺癌诊断的精准性,联合机器学习分类是目前研究的热点。Zhang 在 2020 年提出了一种基于识别显著性循环 miRNA 的新的计算方法可应用于早期筛查、诊断和监测肺癌的进展。该研究在 1 032 的大队列中筛选显著的循环 miRNA,主要包括 48 例肺癌患者和 984 例对照,使用 LVQ-SMOTE 的学习矢量量化方法来减少不平衡数据对模型带来的影响。将循环 miRNA 的表达值作为一种关键的输入特征,利用分类器对健康和肺癌样本进行分类。基于计算机分析验证得出了 5 个显著相关的 miRNA,并使用验证组进行了验证,该模型

表现出了显著的相关性和准确性,因此利用这些显著表达的 miRNA 结合创新的生信分析为精准化治疗早期癌症提供了方向。

四、基于外泌体的液体活检在肺癌早期筛查与诊断的应用

外泌体是 40 ~ 100 nm 大小的细胞外囊泡,外泌体在细胞-细胞通信中具有关键作用。外泌体包含蛋白质、一系列的核酸,可以转移至靶细胞,从而调节这些受体细胞的活动。正常情况下可以利用密度梯度离心从体液中提取外泌体,或通过超速离心法、透射显微镜观察,或根据特定蛋白质的存在进行选择标记分离。外泌体一旦进入体液中,可以通过 RT-PCR、测序技术、Western Blot 或 ELISA 对其进行分析,从而对体细胞进行分析突变、剪接变异、基因融合、基因或蛋白质表达分析。一些研究人员发现一些体液衍生物质,例如外泌体 miRNA,被认为是在早期肺癌诊断的活检中是最有潜力的生物标志物,因为体液的稳定性、可访问性和特异性。

除了 miRNA,外泌体蛋白谱在不同阶段肺癌具有早期诊断潜力。一项在 431 例肺癌和 150 例对照的队列的研究,探讨外泌体蛋白在肺癌早期筛查与诊断中的应用,使用包含 49 种抗体的细胞外囊泡阵列捕获外泌体。随后鸡尾酒式的结合上 CD9、CD81 和 CD63 抗体去检测可视化的捕获的外泌体,利用这种分析,筛选出合适的蛋白谱这种多个标志物的分析模型用来对肺癌及健康人进行早期诊断的验,显示出外泌体蛋白图谱作为生物标志物的前景。

五、基于肿瘤血小板的液体活检在肺癌早期筛查与诊断的应用

血小板是外周血中第二丰富的细胞类型,血小板是循环的无核细胞碎片,起源于骨髓的巨核细胞,因其在止血中的作用而闻名。血小板与肿瘤细胞相互作用会影响肿瘤的生长和侵袭以及远处转移的建立。血小板可以直接摄取体液中的 RNA,外部信号激活血小板表面的受体和脂多糖介导的血小板诱导产生独特的 mRNA 图谱,血小板可作为肺癌早期筛查与诊断的潜在标志物。一项对 283 个样本的血小板 mRNA 谱图研究,主要包括 228 例早期或晚期转移性癌症患者,具有 6 种肿瘤类型包括非小细胞肺癌、结直肠癌、恶性胶质瘤、胰腺癌、胆道癌以及 55 名健康人士,通过使用更智能的 mRNA 扩增和测序,研究发现与健康者相比 1 453 个 mRNA 显示增加,793 个降低,通过特异性的 mRNA 对健康者、肿瘤或转移肿瘤进行预测。血小板 RNA 的单独或互补的诊断价值需要更大队列的研究进行深度的验证,但它作为一种潜在的生物标志物被关注。

对于肿瘤进行早期筛查,目前主要的关注点是检测循环肿瘤细胞、cfDNA、cfRNA、循环蛋白质或外泌体等,而癌症早期筛查与诊断分子诊断产品主要有三大技术:基于 cfDNA 甲基化、基于癌症基因突变、基于癌症基因组的全景分析。综合上述标志物在肺癌早筛的应用得出,缺少更大规模的验证和低的敏感度仍是现在限制大规模使用的原因,现代卫生系统产生和储存大量的数字信息,电子管理健康记录被广泛采用,如何利用电子管理健康记录,机器学习和人工智能结合多组学生物标志物研发出经济、精确的预测模型是我们的动力。

第三节　液体活检在肿瘤早期筛查与诊断中的未来和挑战

液体活检在肺癌筛查中的应用主要弥补了目前肺癌早筛 LDCT 带来的两个问题,细化风险以改进筛选个体的工作,确定 CT 筛选中发现的未确定结节的特征。本节除了上一节讲述的目前主要应用的生物标志物外,还对新兴的生物标志物、新兴的技术进行汇总。探讨未来多组学技术在肿瘤早期筛查和诊断中应用的重要性,以及肺癌筛查背景下生物标志物领域未来的研究挑战。

一、肺癌筛查的困境

对于符合国家肺癌筛查试验(NLST)标准的受试者进行肺癌筛查,美国肺癌筛查试验数据显示每年的 LDCT 筛查与每年的胸透相比,仅在三轮筛查后 LDCT 筛查就能减少了 20% 的肺癌死亡率。国际早期肺癌行动计划(iELCAP)从数千轮的筛查中积累的前瞻性数据、来自荷兰 – 比利时倡议的欧洲 NELSON 试验的数据也证明了 LDCT 能够降低 20% 以上的肺癌死亡率。因此,尽管 LDCT 假阳性率高、具有过度医疗的风险、辐射挑战和选择标准的差异,其仍然是肺癌早筛的主要应用,然而全世界只有不到 5% 的人处于高危状态对肺癌进行了筛查,其主要的问题为 NLST 的标准主要采用了烟草暴露(烟龄 ≥ 30 年)、年龄两大标准,这样的标准可能会排除对许多高危人群的筛查,例如考虑肺部其他疾病可能会更好一些。为了提高肺癌早筛的依从性和降低肺癌早筛的假阳性率,我们迫切需要生物标志物来支持检验前和检验后(LDCT)风险评估,首先允许进一步改进筛选的选择标准,尽量降低肺癌早筛的花费使得补充的标志物受欢迎。如一些单核苷酸多态性(SNP)被指出作为特定个体机构基因组风险评估的潜在生物标志物,其次在处理不确定肺结节时利用。因此改善肺癌早筛困境的关键核心是寻找稳定、可重复、准备预测肺癌的生物标志物。

二、新兴的生物标记物、新技术及未来的发展方向

随着肿瘤学技术的快速发展及广大的市场,有潜力有前景的新技术得到快速发展,因此将肺癌早筛相关的新型的生物标记物结合新技术、多组学整合探讨肺癌早筛未来的发展方向。

（一）基于呼出气体生物标志物在肺癌诊断中的应用

越来越多的证据支持使用呼出气(exhaled breath,EB),包括用于癌症检测的呼出气冷凝液(exhaled breath concentration,EBC)可用于肿瘤的检测,EBC 能够获得细胞和 DNA 片段,甚至可以支持 EGFR 的检测。而气体包含的挥发性化合物(volatile organic compound,VOC)是碳基气体,可以以空气污染物的形式进入肺部,或以代谢副产品的形式内源性形成。炎症、氧化应激等病理生理过程可以改变 VOC 的组成,可以通过 GC-MS、纳米传感器、比色法传感器和其他方法捕获和分析。一项研究分析不用患者的 EB,结果显示区分肺癌患者和健康对照者的准确度达到 89%。Barbara 等人在 2020 年的呼出气挥发物分析鉴别肺癌病例,发现在区分癌症病例和非癌症对照时的平均敏感度和特异度超过 80%,尽管特异度较低,但对区分癌症病例和非恶性肺病病例的研究也具有较高的敏感性。研究结果表明,呼吸气味是肺癌的有效标志物,可能是鉴别癌症病例的有效筛查措施。

(二)基于痰细胞的图像分析在肺癌诊断中的应用

痰细胞学传统上在肺癌筛查的样本不能得到充分或有用的结果,复杂的图像分析算法和人工智能结合,"增强细胞学"的出现使得痰液在癌症的早筛中可能起作用。一种新开发的测试可以在筛查患者的痰样本中识别异常细胞,该检测可作为一种初级筛查方式,据报道其敏感度为 90%,利用传统的 CT 筛查结合基因组分析,可能需要更少的细胞,能够提高该标志物的应用。

(三)基于代谢组学在肺癌诊断中的应用

代谢组学从机体动态、代谢途径中寻找肿瘤标志物,有助于肿瘤的早期发现,目前应用代谢组学的方法寻找肺癌标志物的研究层出不穷。代谢组学与其他组学相比,有几个优势,包括较少数量的代谢产物和范围,广泛的生物样品可以量化。肺癌代谢物的变化包括糖酵解、柠檬酸循环、氨基酸代谢和细胞膜合成,代谢组学可以区分组织亚型和遗传亚型背景,从尿液中排出的代谢产物,包括肌酸核苷(CR)和 N-乙酰神经氨酸(NANA)已被广泛应用于临床可检测疾病的肺癌相关风险。如前说举例血液、痰液、呼气产物均作为标志物对于良恶性结节进行判断,因此其他组学,例如微生物学等提供了新的诊断标记价值。

(四)肺癌的遗传易感性

全基因组关联研究(GWAS)的出现可能为肺部研究提供线索,强有力的证据表明癌症群体的遗传易感性基因,可在肺癌风险预测模型中得到应用。一项 2017 年的研究表明,在 1 000 多例参与者中在 21 个肺相关基因中鉴定出 22 个变异,具有很强的流行病学累积性与肺癌风险显著相关的证据。研究人员利用 OncoArray 基因分型平台,完成了最大规模的全基因组肺癌易感性研究,从中发现了一些新的癌症易感位点。目前有一个 GWAS 数据集中能够捕获的丰富信息,它的优势将取决于最先进的数学和统计技术,能够将大量 SNP 纳入风险模型的方法进行人工智能和监督机器学习方法验证肺癌早期筛查与诊断的准确性。

(五)影像学和人工智能整合生物标志物

成像数据在当今人工智能时代这一领域取得了很大的进展,深度学习影像学对定性肺结节有用。目前该领域重点研究了肿瘤微环境的暂时表型特征在局部(结节)、区域(瓣)和器官水平,以及影像、临床和组学数据的整合构造模型学习。基于图像的深度学习与分子生物标志物的结合可能对良恶性结节的特性描述非常有效,如影像组学可以识

别 *EGFR* 和 *KRAS* 突变肿瘤,基于成像特征影像学数据的定量分析也可以预测生存率。一些血浆生物标志物与放射学特征是 IPN 患者肺癌较好的预测指标。结合血清生物标志物和临床特征的预测模型可疑结节的影像学特征可正确识别为恶性。综合模型优于单独使用血清生物标志物,人工智能合并多组学标志物是一个非常有前景的早期肺癌预测技术。

三、生物标志物在肺癌早期筛查的挑战和未来

尽管现有的生物标志物和方法有巨大的潜力,但没有一个肺癌分子生物标志物目前正在大规模临床中应用。成本高,研发周期长以及缺乏大规模的临床验证,肺癌模型评价结果的敏感度和准确度标准不统一,参与的比对标准不固定,使得部分的研究数据准确度减少。我们需要促进学习整合有前途的候选生物标志物,包括基于分子和图像并利用人工智能技术来帮助选择最合适的组合,新的数学和基于机器学习的计算模型肯定会有所帮助。相信随着技术和标志物的不断发展和更新,大数据的不断扩大和分享,优化肺癌早筛流程,降低肺癌相关死亡率,减轻肺癌对卫生医疗系统的压力是我们的最终目的。

参考文献

[1]POULET G, MASSIAS J, TALY V. Liquid biopsy: general concepts[J]. Acta Cytologica,2019,63(6):449−455.

[2]MANDEL P, MéTAIS, P. Les acides nucléiques du plasma sanguin chez l'Homme[J]. C R Seances Soc Biol Fil,1948,142(3−4):241−243.

[3]TAN E, SCHUR P, CARR R, et al. Deoxybonucleic acid(DNA)and antibodies to DNA in the serum of patients with systemic lupus erythematosus[J]. The Journal of Clinical Investigation,1966,45(11):1732−1740.

[4]LEON S, SHAPIRO B, SKLAROFF D, et al. Free DNA in the serum of cancer patients and the effect of therapy[J]. Cancer Research,1977,37(3):646−650.

[5]STROUN M, ANKER P, MAURICE P, et al. Neoplastic characteristics of the DNA found in the plasma of cancer patients[J]. Oncology,1989,46(5):318−322.

[6]SORENSON G D, PRIBISH D M, VALONE F H, et al. Soluble normal and mutated DNA sequences from single−copy genes in human blood[J]. Cancer epidemiology, biomarkers & prevention: a publication of the American Association for Cancer Research,cosponsored by the American Society of Preventive Oncology,1994,3(1):67−71.

[7]VASIOUKHIN V, ANKER P, MAURICE P, et al. Point mutations of the N−ras gene in the blood plasma DNA of patients with myelodysplastic syndrome or acute myelogenous

leukaemia[J]. British Journal of Haematology,1994,86(4):774-779.

[8]QI CHEN X,STROUN M,MAGNENAT J L,et al. Microsatellite alterations in plasma DNA of small cell lung cancer patients[J]. Nature Medicine,1996,2(9):1033-1035.

[9]NAWROZ H,KOCH W,ANKER P,et al. Microsatellite alterations in serum DNA of head and neck cancer patients[J]. Nature Medicine,1996,2(9):1035-1037.

[10]MARKUS H, CONTENTE-CUOMO T, FAROOQ M, et al. Evaluation of pre-analytical factors affecting plasma DNA analysis[J]. Scientific Reports,2018,8(1):1-10.

[11]NORMANNO N, DENIS M G, THRESS K S, et al. Guide to detecting epidermal growth factor receptor (EGFR) mutations in ctDNA of patients with advanced non-small-cell lung cancer[J]. Oncotarget,2017,8(7):12501.

[12]VAN DER POL Y,MOULIERE F. Toward the early detection of cancer by decoding the epigenetic and environmental fingerprints of cell-free DNA[J]. Cancer Cell,2019,36(4):350-368.

[13]SIRAVEGNA G, SARTORE-BIANCHI A, MUSSOLIN B, et al. Tracking aCAD-ALK gene rearrangement in urine and blood of a colorectal cancer patient treated with an ALK inhibitor[J]. Annals of Oncology,2017,28(6):1302-1308.

[14]BOSSCHIETER J,BACH S,BIJNSDORP I,et al. A protocol for urine collection and storage prior to DNA methylation analysis[J]. PloS One,2018,13(8):e0200906.

[15]BOHERS E,VIAILLY P J,JARDIN F. cfDNA sequencing:technological approaches and bioinformatic issues[J]. Pharmaceuticals,2021,14(6):596.

[16]BETTEGOWDA C, SAUSEN M, LEARY R J, et al. Detection of circulating tumor DNA in early-and late-stage human malignancies [J]. Science Translational Medicine,2014,6(224):ra24.

[17]MORTIMER S A,MS D R G,MS A M,et al. The landscape of actionable genomic alterations in cell-free circulating tumor DNA from 21,807 advanced cancer patients[J]. Clin Cancer Res,2018,24(15):3528-3538.

[18]KELLER L, BELLOUM Y, WIKMAN H, et al. Clinical relevance of blood-based ctDNA analysis:mutation detection and beyond[J]. British Journal of Cancer,2021,124(2):345-58.

[19]MOULIERE F, CHANDRANANDA D, PISKORZ A M, et al. Enhanced detection of circulating tumor DNA by fragment size analysis [J]. Science Translational Medicine,2018,10(466):eaat4921.

[20]MOULIERE F,MAIR R,CHANDRANANDA D,et al. Detection of cell-free DNA fragmentation and copy number alterations in cerebrospinal fluid from glioma patients[J]. EMBO Molecular Medicine,2018,10(12):e9323.

[21]CRISTIANO S, LEAL A, PHALLEN J, et al. Genome-wide cell-free DNA fragmentation in patients with cancer[J]. Nature,2019,570(7761):385-389.

[22]AUNG K L,DONALD E,ELLISON G,et al. Analytical validation of BRAF mutation

testing from circulating free DNA using the amplification refractory mutation testing system[J]. The Journal of Molecular Diagnostics,2014,16(3):343-349.

[23]SIGGILLINO A, ULIVI P, PASINI L, et al. Detection of EGFR mutations in plasma cell-free tumor DNA of TKI-treated advanced-NSCLC patients by three methodologies:scorpion-ARMS,PNAClamp,and digital PCR[J]. Diagnostics,2020,10 (12):1062.

[24]ZHANG X, CHANG N, YANG G, et al. A comparison of ARMS-Plus and droplet digital PCR for detecting EGFR activating mutations in plasma[J]. Oncotarget,2017,8 (67):112014.

[25]KWAPISZ D. The first liquid biopsy test approved. Is it a new era of mutation testing for non-small cell lung cancer? [J]. Annals of Translational Medicine,2017,5(3):46.

[26]HINDSON C M, CHEVILLET J R, BRIGGS H A, et al. Absolute quantification by droplet digital PCR versus analog real-time PCR[J]. Nature Methods,2013,10(10): 1003-1005.

[27]DRESSMAN D, YAN H, TRAVERSO G, et al. Transforming single DNA molecules into fluorescent magnetic particles for detection and enumeration of genetic variations[J]. Proceedings of the National Academy of Sciences,2003,100(15):8817-8822.

[28]HASELMANN V, GEBHARDT C, BRECHTEL I, et al. Liquid profiling of circulating tumor DNA in plasma of melanoma patients for companion diagnostics and monitoring of BRAF inhibitor therapy[J]. Clinical Chemistry,2018,64(5):830-842.

[29]OSHIRO C, KAGARA N, NAOI Y, et al. PIK3CA mutations in serum DNA are predictive of recurrence in primary breast cancer patients[J]. Breast Cancer Research and Treatment,2015,150(2):299-307.

[30]KUO Y B, CHEN J S, FAN C W, et al. Comparison of KRAS mutation analysis of primary tumors and matched circulating cell-free DNA in plasmas of patients with colorectal cancer[J]. Clinica Chimica Acta,2014,433:284-289.

[31]FORSHEW T, MURTAZA M, PARKINSON C, et al. Noninvasive identification and monitoring of cancer mutations by targeted deep sequencing of plasma DNA[J]. Science Translational Medicine,2012,4(136):ra68.

[32]KINDE I, WU J, PAPADOPOULOS N, et al. Detection and quantification of rare mutations with massively parallel sequencing[J]. Proceedings of the National Academy of Sciences,2011,108(23):9530-9535.

[33]TIE J, COHEN J D, LO S N, et al. Prognostic significance of postsurgery circulating tumor DNA in nonmetastatic colorectal cancer:individual patient pooled analysis of three cohort studies[J]. International Journal of Cancer,2021,148(4):1014-1026.

[34]PHALLEN J, SAUSEN M, ADLEFF V, et al. Direct detection of early-stage cancers using circulating tumor DNA[J]. Science Translational Medicine, 2017, 9 (403): eaan2415.

［35］SCHERER F,KURTZ D M,NEWMAN A M,et al. Distinct biological subtypes and patterns of genome evolution in lymphoma revealed by circulating tumor DNA［J］. Science Translational Medicine,2016,8(364):ra155.

［36］DUDLEY J C,SCHROERS-MARTIN J,LAZZARESCHI D V,et al. Detection and surveillance of bladder cancer using urine tumor DNA［J］. Cancer Discovery,2019,9 (4):500-509.

［37］NEWMAN A M,LOVEJOY A F,KLASS D M,et al. Integrated digital error suppression for improved detection of circulating tumor DNA［J］. Nature Biotechnology,2016,34 (5):547-555.

［38］MA F,GUAN Y,YI Z,et al. Assessing tumor heterogeneity using ctDNA to predict and monitor therapeutic response in metastatic breast cancer［J］. International Journal of Cancer,2020,146(5):1359-1368.

［39］SIRAVEGNA G,MUSSOLIN B,BUSCARINO M,et al. Clonal evolution and resistance to EGFR blockade in the blood of colorectal cancer patients［J］. Nature Medicine,2015,21(7):795-801.

［40］NABET B Y,ESFAHANI M S,MODING E J,et al. Noninvasive early identification of therapeutic benefit from immune checkpoint inhibition［J］. Cell,2020,183(2):363-736,e13.

［41］WANG Z,DUAN J,WANG G,et al. Allele frequency-adjusted blood-based tumor mutational burden as a predictor of overall survival for patients with nsclc treated with PD-(L)1 Inhibitors［J］. Journal of Thoracic Oncology,2020,15(4):556-567.

［42］LAMY P-J,VAN DER LEEST P,LOZANO N,et al. Mass spectrometry as a highly sensitive method for specific circulating tumor DNA analysis in NSCLC:a comparison study［J］. Cancers,2020,12(10):3002.

［43］BELLOUM Y,JANNING M,MOHME M,et al. Discovery of targetable genetic alterations in NSCLC patients with different metastatic patterns using a MassARRAY-based circulating tumor DNA assay［J］. Cell,2020,9(11):2337.

［44］THRESS K S,BRANT R,CARR T H,et al. EGFR mutation detection in ctDNA from NSCLC patient plasma:a cross-platform comparison of leading technologies to support the clinical development of AZD9291［J］. Lung Cancer,2015,90(3):509-515.

［45］HUNG M S,LUNG J H,LIN Y C,et al. Comparative analysis of two methods for the detection of EGFR mutations in plasma circulating tumor DNA from lung adenocarcinoma patients［J］. Cancers,2019,11(6):803.

［46］SCHEININ I,SIE D,BENGTSSON H,et al. DNA copy number analysis of fresh and formalin-fixed specimens by shallow whole-genome sequencing with identification and exclusion of problematic regions in the genome assembly［J］. Genome Research,2014,24 (12):2022-2032.

［47］HEITZER E,ULZ P,BELIC J,et al. Tumor-associated copy number changes in the circulation of patients with prostate cancer identified through whole － genome sequencing[J]. Genome Medicine,2013,5(4):1－16.

[48]XIA S, HUANG C C, LE M, et al. Genomic variations in plasma cell free DNA differentiate early stage lung cancers from normal controls[J]. Lung Cancer, 2015, 90 (1):78－84.

[49]HUANG C－C,DU M,WANG L. Bioinformatics analysis for circulating cell－free DNA in cancer[J]. Cancers,2019,11(6):805.

[50]XI R,LEE S,XIA Y,et al. Copy number analysis of whole－genome data using BIC－seq2 and its application to detection of cancer susceptibility variants [J]. Nucleic Acids Research,2016,44(13):6274－6286.

[51]BENJAMINI Y,SPEED T P. Summarizing and correcting the GC content bias in high－throughput sequencing[J]. Nucleic Acids Research,2012,40(10):e72.

[52]VENKATRAMAN E,OLSHEN A B. A faster circular binary segmentation algorithm for the analysis of array CGH data[J]. Bioinformatics,2007,23(6):657－663.

[53]OLSHEN A B,VENKATRAMAN E S,LUCITO R,et al. Circular binary segmentation for the analysis of array－based DNA copy number data[J]. Biostatistics,2004,5(4):557－572.

[54]SHAH S P,XUAN X,DELEEUW R J,et al. Integrating copy number polymorphisms into array CGH analysis using a robust HMM[J]. Bioinformatics,2006,22(14):e431－e439.

[55]VAN DE WIEL M A,KIM K I,VOSSE S J,et al. CGHcall:calling aberrations for array CGH tumor profiles[J]. Bioinformatics,2007,23(7):892－894.

[56]CHAN K A,JIANG P,ZHENG Y W,et al. Cancer genome scanning in plasma: detection of tumor－associated copy number aberrations, single－nucleotide variants, and tumoral heterogeneity by massively parallel sequencing[J]. Clinical Chemistry,2013,59 (1):211－224.

[57]LEARY R J,SAUSEN M,KINDE I,et al. Detection of chromosomal alterations in the circulation of cancer patients with whole－genome sequencing [J]. Science Translational Medicine,2012,4(162):ra54.

[58]ADALSTEINSSON V A, HA G, FREEMAN S S, et al. Scalable whole － exome sequencing of cell－free DNA reveals high concordance with metastatic tumors[J]. Nature Communications,2017,8(1):1－13.

[59]SHEN S Y, SINGHANIA R, FEHRINGER G, et al. Sensitive tumour detection and classification using plasma cell－free DNA methylomes[J]. Nature,2018,563(7732): 579－583.

[60]TAIWO O,WILSON G A,MORRIS T,et al. Methylome analysis using MeDIP－seq with low DNA concentrations[J]. Nature Protocols,2012,7(4):617－636.

[61]LEHMANN－WERMAN R, NEIMAN D, ZEMMOUR H, et al. Identification of

tissue-specific cell death using methylation patterns of circulating DNA[J]. Proceedings of the National Academy of Sciences,2016,113(13):E1826-E34.

[62]MOSS J, MAGENHEIM J, NEIMAN D, et al. Comprehensive human cell-type methylation atlas reveals origins of circulating cell-free DNA in health and disease[J]. Nature Communications,2018,9(1):1-12.

[63]TESCHENDORFF A E,BREEZE C E,ZHENG S C,et al. A comparison of reference-based algorithms for correcting cell-type heterogeneity in Epigenome-Wide Association Studies[J]. BMC Bioinformatics,2017,18(1):1-14.

[64]GUO S, DIEP D, PLONGTHONGKUM N, et al. Identification of methylation haplotype blocks aids in deconvolution of heterogeneous tissue samples and tumor tissue-of-origin mapping from plasma DNA[J]. Nature Genetics,2017,49(4):635-642.

[65]LI W,ZHANG X,LU X,et al. 5-Hydroxymethylcytosine signatures in circulating cell-free DNA as diagnostic biomarkers for human cancers[J]. Cell Research,2017,27(10):1243-1257.

[66]SONG C-X,YIN S,MA L,et al. 5-Hydroxymethylcytosine signatures in cell-free DNA provide information about tumor types and stages[J]. Cell Research,2017,27(10):1231-1242.

[67]TIAN X,SUN B,CHEN C,et al. Circulating tumor DNA 5-hydroxymethylcytosine as a novel diagnostic biomarker for esophageal cancer[J]. Cell Research,2018,28(5):597-600.

[68]BOOTH M J, BRANCO M R, FICZ G, et al. Quantitative sequencing of 5-methylcytosine and 5-hydroxymethylcytosine at single-base resolution[J]. Science,2012,336(6083):934-937.

[69]CHEN L,BODE A M,DONG Z. Circulating tumor cells:moving biological insights into detection[J]. Theranostics,2017,7(10):2606.

[70]CHAUHAN A,KAUR R,GHOSHAL S,et al. Exploration of circulating tumour cell (CTC) biology:a paradigm shift in liquid biopsy[J]. Indian Journal of Clinical Biochemistry,2021,36(2):131-142.

[71]COUMANS F A, VAN DALUM G, BECK M, et al. Filtration parameters influencing circulating tumor cell enrichment from whole blood[J]. PloS one,2013,8(4):e61774.

[72]SUN N, LI X, WANG Z, et al. High-purity capture of CTCs based on micro-beads enhanced isolation by size of epithelial tumor cells (ISET) method[J]. Biosensors and Bioelectronics,2018,102:157-163.

[73]LUCCI A,HALL C S,PATEL S P,et al. Circulating tumor cells and early relapse in node-positive melanomacirculating tumor cells and relapse in stage Ⅲ melanoma[J]. clinical cancer research,2020,26(8):1886-1895.

[74]LOHR J G,ADALSTEINSSON V A,CIBULSKIS K,et al. Whole-exome sequencing

of circulating tumor cells provides a window into metastatic prostate cancer[J]. Nature Biotechnology,2014,32(5):479-484.

[75] NI X, ZHUO M, SU Z, et al. Reproducible copy number variation patterns among single circulating tumor cells of lung cancer patients[J]. Proceedings of the National Academy of Sciences,2013,110(52):21083-21088.

[76] MIYAMOTO D T, TING D T, TONER M, et al. Single-cell analysis of circulating tumor cells as a window into tumor heterogeneity[J]. Cold Spring Harb Symp Quant Biol,2016,81:269-274.

[77] PEREIRA C B, FIGUEIREDO I, RIISNAES R, et al. Single cell analyses of prostate cancer liquid biopsies acquired by apheresis[J]. Clin Cancer Res,2018,24(22):5635-5644.

[78] BACCELLI I, SCHNEEWEISS A, RIETHDORF S, et al. Identification of a population of blood circulating tumor cells from breast cancer patients that initiates metastasis in a xenograft assay[J]. Nature Biotechnology,2013,31(6):539-544.

[79] HODGKINSON C L, MORROW C J, LI Y, et al. Tumorigenicity and genetic profiling of circulating tumor cells in small-cell lung cancer[J]. Nature Medicine,2014,20(8):897-903.

[80] ADMYRE C, JOHANSSON S M, QAZI K R, et al. Exosomes with immune modulatory features are present in human breast milk[J]. The Journal of Immunology,2007,179(3):1969-1978.

[81] NILSSON J, SKOG J, NORDSTRAND A, et al. Prostate cancer-derived urine exosomes: a novel approach to biomarkers for prostate cancer[J]. British Journal of Cancer,2009,100(10):1603-1607.

[82] PATEL G K, KHAN M A, ZUBAIR H, et al. Comparative analysis of exosome isolation methods using culture supernatant for optimum yield, purity and downstream applications[J]. Scientific Reports,2019,9(1):1-10.

[83] ARISTON GABRIEL A N, WANG F, JIAO Q, et al. The involvement of exosomes in the diagnosis and treatment of pancreatic cancer[J]. Molecular Cancer,2020,19(1):1-9.

[84] WU H, ZHOU J, MEI S, et al. Circulating exosomal microRNA-96 promotes cell proliferation, migration and drug resistance by targeting LMO7[J]. Journal of Cellular and Molecular Medicine,2017,21(6):1228-1236.

[85] JIN X, CHEN Y, CHEN H, et al. Evaluation of tumor-derived exosomal miRNA as potential diagnostic biomarkers for early-stage non-small cell lung cancer using next-generation sequencing exosomal miRNA as early diagnostic biomarkers for NSCLC[J]. Clinical Cancer Research,2017,23(17):5311-5319.

[86] LEBANONY D, BENJAMIN H, GILAD S, et al. Diagnostic assay based on hsa-miR-205 expression distinguishes squamous from nonsquamous non-small-cell lung

carcinoma[J]. Journal of Clinical Oncology,2009,27(12):2030－2037.

[87]ASAKURA K,KADOTA T,MATSUZAKI J,et al. A miRNA－based diagnostic model predicts resectable lung cancer in humans with high accuracy[J]. Communications Biology,2020,3(1):1－9.

[88]YUWEN D,SHENG B,LIU J,et al. MiR－146a－5p level in serum exosomes predicts therapeutic effect of cisplatin in non－small cell lung cancer[J]. Eur Rev Med Pharmacol Sci,2017,21(11):2650－2658.

[89]DINH T K T,FENDLER W,CHAŁUBIŃSKA－FENDLER J,et al. Circulating miR－29a and miR－150 correlate with delivered dose during thoracic radiation therapy for non－small cell lung cancer[J]. Radiation Oncology,2016,11(1):1－11.

[90]ZHONG K Z,CHEN W W,HU X Y,et al. Clinicopathological and prognostic significance of microRNA－107 in human non small cell lung cancer[J]. International Journal of Clinical and Experimental Pathology,2014,7(7):4545.

[91]FAN Y,CHE X,QU J,et al. Exosomal PD－L1 retains immunosuppressive activity and is associated with gastric cancer prognosis[J]. Annals of Surgical Oncology,2019,26(11):3745－3755.

[92]BAYRAKTAR R,VAN ROOSBROECK K,CALIN G A. Cell－to－cell communication:microRNAs as hormones[J]. Molecular Oncology,2017,11(12):1673－1686.

[93]YANG Q J,ZHAO J R,HAO J,et al. Serum and urine metabolomics study reveals a distinct diagnostic model for cancer cachexia[J]. Journal of Cachexia,Sarcopenia and Muscle,2018,9(1):71－85.

[94]SHEN Q,POLOM K,WILLIAMS C,et al. A targeted proteomics approach reveals a serum protein signature as diagnostic biomarker for resectable gastric cancer[J]. E Bio Medicine,2019,44:322－333.

[95]HEIDRICH I,AČKAR L,MOSSAHEBI MOHAMMADI P,et al. Liquid biopsies:potential and challenges[J]. International Journal of Cancer,2021,148(3):528－45.

[96]PANTEL K,ALIX－PANABIèRES C. Circulating tumour cells in cancer patients:challenges and perspectives[J]. Trends in Molecular Medicine,2010,16(9):398－406.

[97]宋治鹏,刘洋. 液体活检在肺癌早期诊断中的研究进展[J]. Chinese Journal of Lung Cancer,2018,21(8):620.

[98]YANG Z,QI W,SUN L,et al. DNA methylation analysis of selected genes for the detection of early－stage lung cancer using circulating cell－free DNA[J]. Advances in Clinical and Experimental Medicine:Official Organ Wroclaw Medical University,2019,28(3):355－360.

[99]KRUUSMAA K,BITENC M,CHERSICOLA M,et al. P46. 06 cell－free DNA(cfDNA) methylation assay allows for early detection and identification of lung cancer[J]. Journal of Thoracic Oncology,2021,16(3):S491.

［100］LIANG W，ZHAO Y，HUANG W，et al. Non－invasive diagnosis of early－stage lung cancer using high－throughput targeted DNA methylation sequencing of circulating tumor DNA（ctDNA）［J］. Theranostics,2019,9(7):2056.

［101］CHABON J J,HAMILTON E G,KURTZ D M,et al. Integrating genomic features for non－invasive early lung cancer detection［J］. Nature,2020,580(7802):245－251.

［102］MARQUETTE C H,BOUTROS J,BENZAQUEN J,et al. Circulating tumour cells as a potential biomarker for lung cancer screening：a prospective cohort study［J］. The Lancet Respiratory Medicine,2020,8(7):709－716.

［103］PINSKY P F,GIERADA D S,BLACK W,et al. Performance of lung－RADS in the national lung screening trial：a retrospective assessment ［J］. Annals of Internal Medicine,2015,162(7):485－491.

［104］YIN W,ZHU J,MA B,et al. Overcoming obstacles in pathological diagnosis of pulmonary nodules through circulating tumor cell enrichment［J］. Small,2020,16(25):2001695.

［105］MITCHELL P S,PARKIN R K,KROH E M,et al. Circulating microRNAs as stable blood－based markers for cancer detection［J］. Proceedings of the National Academy of Sciences,2008,105(30):10513－10518.

［106］FEHLMANN T, KAHRAMAN M, LUDWIG N, et al. Evaluating the use of circulating microRNA profiles for lung cancer detection in symptomatic patients ［J］. JAMA Oncology,2020,6(5):714－723.

［107］YING L,DU L,ZOU R,et al. Development of a serum miRNA panel for detection of early stage non－small cell lung cancer［J］. Proceedings of the National Academy of Sciences,2020,117(40):25036－25042.

［108］ZHANG Y H,JIN M,LI J,et al. Identifying circulating miRNA biomarkers for early diagnosis and monitoring of lung cancer［J］. Biochimica et Biophysica Acta（BBA）－Molecular Basis of Disease,2020,1866(10):165847.

［109］HUANG S H,LI Y,ZHANG J,et al. Epidermal growth factor receptor－containing exosomes induce tumor－specific regulatory T cells［J］. Cancer Investigation,2013,31(5):330－335.

［110］BEST M G,SOL N,KOOI I,et al. RNA－Seq of tumor－educated platelets enables blood－based pan－cancer,multiclass,and molecular pathway cancer diagnostics［J］. Cancer Cell,2015,28(5):666－676.

［111］SWANSON B,FOGG L,JULION W,et al. Electronic nose analysis of exhaled breath volatiles to identify lung cancer cases：a systematic review［J］.Journal of the Association of Nurses in AIDS Care,2020,31(1):71－79.

［112］MCKAY J D,HUNG R J,HAN Y,et al. Large－scale association analysis identifies new lung cancer susceptibility loci and heterogeneity in genetic susceptibility across histological subtypes［J］. Nature Genetics,2017,49(7):1126－1132.

［113］MIETH B,KLOFT M,RODRíGUEZ J A,et al. Combining multiple hypothesis testing with machine learning increases the statistical power of genome－wide association studies［J］. Scientific Reports,2016,6(1):1－14.

［114］SCHRIDER D R,KERN A D. Supervised machine learning for population genetics:a new paradigm［J］. Trends in Genetics,2018,34(4):301－312.

［115］SEIJO L M, PELED N, AJONA D, et al. Biomarkers in lung cancer screening: achievements,promises,and challenges［J］. Journal of Thoracic Oncology,2019,14(3): 343－357.

第九章

肺癌早期筛查与诊断的产学研结合实践

第一节　我国肿瘤早期筛查与诊断开展现状及政策指导

一、肺癌早期筛查与诊断相关政策

国务院在《"健康中国 2030"规划纲要》中提出要求：我国人均预期寿命要达到 79 岁，全民总体癌症 5 年生存率提高 15%，并提出坚持预防为主、防治结合原则，强化慢性病筛查和恶性疾病的早期发现。国家"健康中国行动"癌症防治实施方案则将其明确至 2030 年，我国癌症总体 5 年生存率应不低于 46.6%。

2018 年，北京健康管理协会组织专家撰写并发表了《防癌体检规范专家共识》(以下简称《共识》)，这也是国内首家推出的有关防癌体检的规范性文件。该《共识》纳入了肺癌、肝癌、胃癌、食管癌、结直肠癌、乳腺癌及宫颈癌 7 种国内常见、高发的癌症，根据国家肿瘤登记中心的数据，这 7 种恶性肿瘤占所有新发癌症病例的 60% 以上，并且都具备比较成熟的防癌体检手段。《共识》除了提出防癌体检涵盖的癌症，还就防癌体检高风险人群的界定、防癌体检技术方案、对癌症高风险人群进行干预与管理等提出了非常具体的规范要求。

2018 年，为了提高肿瘤诊疗规范化水平，国家卫健委在对原有肿瘤病种诊疗规范进行修订的基础上，发布《关于印发原发性肺癌等 18 个肿瘤诊疗规范(2018 年版)的通知》(以下简称《规范》)，明确了原发性肺癌、甲状腺癌、食管癌、胃癌等国内高发癌种致病诱因筛查、诊断、分型、治疗、预后等方面的规范化举措。例如，该系列规范要求，应当定期对 40~70 岁的乳腺癌高危人群进行乳腺超声或乳腺 X 线等影像学检查，对 40 岁以上胃癌高危人群定期开展 G-17、胃镜、PG 检测等影像学、内镜、肿瘤标志物相结合的检查，以实现对这些疾病的早诊早治。

二、国内政府参与的大型肿瘤早期筛查、早期诊断与早期治疗项目

2020 年 11 月 27 日,泛生子宣布与无锡市政府达成战略合作,并发布了一项由国家癌症中心指导、无锡市政府牵头的公共卫生计划"肝癌早筛综合防控项目"。在本次项目过程中,泛生子 HCCscreenTM 将在 3 年内为本地 15 万肝癌高危人群提供检测及综合防控。

2021 年 1 月 8 日,扬州市邗江区结直肠重大疾病筛查项目启动仪式举行,将针对为全区 40 ~ 74 岁居民,分 3 年对全区 12 万名符合条件户籍居民免费提供结直肠癌等重大疾病筛查,2021 年首批筛查人数将达 4 万人。此筛查项目由邗江区政府领导,区卫健委牵头实施,鹍远生物作为技术支持方,项目采用鹍远生物自主研发的专利甲基化检测技术进行检测。

第二节　肿瘤早期筛查与诊断的相关研究进展

一、基于临床电子病历数据的早期筛查与诊断研究

对于持续积累大量电子病历数据的医院相关科室,最直观的设想,即通过已有电子病历数据的挖掘,寻找潜在与肿瘤早期发生相关的临床特征,并由此做出早期筛查判断或预警。

近些年来,由于人工智能技术,尤其是自然语言处理方法的发展,已经有不少研究开始从这个角度入手,通过对电子病历数据的挖掘,来寻找与肿瘤早期发生相关的表型特征或临床指标。除了深度学习技术外,也有基于统计算法,如贝叶斯网络模型,对电子病历数据进行挖掘的研究工作。大多数自然语言处理的框架都是针对英语开展的,但现在也开始逐步有一些针对中文电子病历的处理模型,这为将来充分利用和挖掘我国丰富的临床资源,建立符合中国人群或亚洲人群构建肿瘤早期筛查与诊断模型,打下了良好基础。

二、基于多组学检测的早期筛查与诊断研究

使用 DNA 甲基化信号作为生物标志物,进行肿瘤早期筛查和早期诊断,是目前的主流技术策略。2017 年,徐瑞华团队先后使用机器学习方法,基于血浆游离 DNA 的甲基化特征谱,对肝癌和结直肠癌进行了早期筛查、早期诊断、预后预测等模型的构建和验证。

低深度全基因组测序(low-pass whole genome sequencing,LP-WGS),可以用于高灵敏地鉴定样本中低丰度的肿瘤来源 DNA 片段所携带的大片段拷贝数变异,这些肿瘤特

异性的变异,同样可作为重要的代表肿瘤早期发生的生物标志物。已经有多个研究团队在这方面做了初步尝试,并取得了不错的结果,能够在肿瘤发生早期,成功地与对照样本进行区分。

此外,影像组学作为重要的诊断手段,在早期筛查研究中同样具有重要地位。2020年,基于人工智能技术研发的乳腺癌和肾癌的早期筛查,在肿瘤的早期识别方面取得了重要进展。

蛋白水平的生物标志物,对于早期筛查与诊断研究同样具有重要意义。无论是低通量还是中通量技术,对于肺癌或乳腺癌的早期诊断,都有相应的研究,通过生物芯片或免疫组化等方法进行检测。

三、基于多模态影像技术的肺癌早期筛查与诊断研究

上海长征医院(海军军医大学第二附属医院)刘士远教授领衔的放射诊断团队,围绕周围型肺癌早期筛查、早期诊断与早期治疗,在科技部、国家自然科学基金等21项基金资助下,历时16年,针对肺结节影像检查、肺癌筛查、定量定性诊断、影像组学、人工智能及分子影像等重大临床及基础科学问题,开展了基于多模态影像学的系列研究,将早期肺癌诊断的正确率提高到94.74%,并形成了早期肺癌诊断规范和标准。

其主要创新成果如下。

1. 创建肺结节检出新方法 优化检出、随访方案:①首次提出改变体位靶扫描,病变的诊断正确率从44%提高到90%。②首次使用肋骨抑制成像技术、CT时间减影技术评估肺结节的检出及动态变化。③国际上首次提出肺纯磨玻璃密度结节CT定量指标与肺组织膨胀程度相关。④优化了GGN的随访扫描方案。

2. 提出磨玻璃结节分类新方法 制定早期肺癌定性、定量标准:①国际上首次创建了GGN定义及分类新方法,提出采用中间窗设置(-50 WL/2 WW)可实现对GGN实性成分的精准分类及侵袭性判断(特异度82.5%,准确度75.6%)。②国内率先提出磨玻璃结节的重要恶性征象,并建立了肺癌定性诊断的预测模型,形成了国际共识相关内容更新的重要组成部分,并被引入英国胸科协会指南及加拿大肺结节报告分析系统。

3. 引领影像组学及人工智能研究 提升磨玻璃结节临床处理水平,国内最早开展GGN放射组学自动分割技术,识别精度为96.35%,分割准确性为81.70%。首次证明增强CT图像不影响组学特征的提取,国内率先建立了判断磨玻璃型肺腺癌浸润性、NSCLC远处转移及 *EGFR* 突变的模型。国际上首次提出了基于肿瘤和瘤周的影像组学模型对早期NSCLC术前淋巴结转移的精准预测(预测精度 AUC = 0.862)。国内率先开展医学影像人工智能研究,制定了国际上第一个用于人工智能研究的肺结节CT征象和标注共识。国际上首次探索了胸片人工智能模型检测磨玻璃结节的能力。

4. 规范肺癌筛查路径 构建早期筛查与诊断体系开展上海大样本多中心早期肺癌筛查(14 506例),发现上海地区肺结节检出率为29.89%,肺结节真阳性率为3.48%,肺癌检出率为1.23%,Ⅰ期肺癌比例为81.09%。牵头制定了低剂量CT筛查和亚实性结节临床处理专家共识,为我国大规模肺癌筛查和筛查结节的处理奠定了基础。

5. 聚焦肺癌精准诊疗　构建靶向分子探针在靶向识别肺癌肿瘤细胞和诊治结合等方面构建了一系列多功能诊疗一体化纳米探针,首次成功构建了同时载带磁共振和核素示踪剂的双靶向纳米探针;构建了以碳纳米角为载体负载阿霉素和顺铂的多功能纳米诊疗系统;发现了纳米材料形貌和主动靶向可以通过影响肿瘤内部微观动力学过程,进而影响其对纳米材料的摄取,为肺癌高效诊疗奠定了基础。

该项题为《基于多模态影像学的肺癌早筛早诊关键问题研究》的成果,最终荣获2019 年上海市科学技术进步奖一等奖。

第三节　肺癌早期筛查产品研究进展

一、政府、医院与企业共同推进的肿瘤早期筛查相关项目

（一）和瑞基因

2018 年开始,和瑞基因与国家肝癌科学中心和广州南方医院联合发起了全球首个万人大队列的肝癌早筛前瞻性临床研究项目 PreCar。2019 年的 CSCO 大会上,PreCar 首个阶段性成果公布,表明和瑞基因能够较金标准提前 6 ~ 12 个月筛查出极早期肝癌的研究成果,实现临床意义上的肝癌早筛。在第二年的 CSCO 上,和瑞基因公布了 PreCar 扩大到超万人次的研究成果,表明队列扩大和访视点增加没有破坏筛查的稳定性。

随后,和瑞基因上市了第一个基于 PreCar 研究的肝癌早筛产品莱思宁。根据和瑞基因的多瘤种早期筛查与诊断路线图,未来 3 ~ 5 年内,其计划交付 5 ~ 8 种中国高危高发肿瘤早期筛查与诊断的研究成果,并进行产业化落地。

在很长一段时间,PreCar 都是和瑞基因肝癌早筛业务最重要的标签。

（二）诺辉健康

同样是在 2020 年 CSCO 大会上,诺辉健康发布国内首个癌症早筛前瞻性大规模多中心注册临床试验(Clear-C)数据结果。Clear-C 于 2018 年 9 月正式启动,历时 16 个月,累计入组数据近 6 000 例,实际纳入统计分析数据 4 758 例,产出的临床数据成为国家药监局审评"常卫清"上市的重要依据。有媒体报道,诺辉健康在 Clear-C 投入研发费用超亿元。

2021 年 1 月,常卫清进入中国首个国家级癌症筛查指南。《中华肿瘤杂志》发布《中国结直肠癌筛查与早诊早治指南(2020,北京)》,明确推荐多靶点粪便 FIT-DNA 联合检测技术为肠癌早筛的重要手段之一。

（三）基准医疗

此外,基准医疗也在 2018 年启动了名为"钟声计划"的肺癌早筛前瞻性临床研究,相继入组近万人。

从大规模前瞻性研究到产品注册证,再到临床指南,诺辉健康 CEO 朱叶青表示,分步骤的常卫清商业生态构筑计划才刚刚起步,这条道路至少给了同行者信心,也形成一种趋势,越来越多企业启动不同形式的大队列人群验证,覆盖了更多的癌种。比如,世和基因开展免费提供 10 万例肿瘤早筛检测的金陵队列研究专项、聚禾生物开展基因甲基化妇科肿瘤多中心前瞻性研究等。

（四）泛生子

2019 年 3 月,泛生子与国家癌症中心/中国医学科学院肿瘤医院联合开展的,包含 331 名无症状 HBV 携带者的前瞻性队列研究发布在《美国科学院院刊》(*PNAS*)上,这是国内肝癌早期筛查领域第一个发表的前瞻性研究。2021 年 2 月,泛生子宣布其肝癌早筛成果被《中国抗癌协会原发性肝癌患者指南》引用。此外,泛生子正在开展一项覆盖 4 500 名乙肝表面抗原(HBsAg)阳性人群的多中心前瞻性研究。

（五）燃石医学

燃石医学从 2016 年开始布局肿瘤早筛,并从肺癌逐步转移到泛癌种。这种变化的一个重要标志,也是异常大队列的前瞻性研究。2020 年 5 月,广州燃石医学检验所有限公司宣布将与多家临床研究机构合作,正式启动中国首个超万人前瞻性泛癌种早筛研究"PREDICT",预期纳入超过 14 000 例受试者,拟覆盖 9 个癌种(增加胃癌、胆管癌、头颈癌),这也意味着广州燃石医学检验所有限公司泛癌种早筛项目正式进入临床验证阶段。

（六）鹍远基因

2020 年 7 月,鹍远基因将旗下产品 PanSeer® 的大型自然人群队列研究结果发表在国际权威期刊 *Nature Communication* 上,成为继 GRAIL、Thrive EarlierDetection 之后,全球第 3 个公布泛癌种早筛大规模临床数据的公司。数据表明,PanSeer® 检测能够比临床诊断最多提前 4 年发现肺癌、肝癌、胃癌、食管癌和结直肠癌 5 种癌症的微量 ctDNA 甲基化信号。

尽管在现有条件下,肿瘤早筛的临床试验还有许多细节需要完善,但临床证据被置于前所未有的重要位置,这本身就是对过往的颠覆,也足以重新定义肿瘤早筛的未来。

二、政府、企业、高校的定位角色

肿瘤的筛查,是一项惠及民生、功在当代、利在千秋的系统性工程。在其推广实施的过程中,需要政府、医院、企业和高校等不同组织都参与进来,并发挥其各自不同的角色,才能有效推动早期筛查与诊断工作的开展。举例而言:

高校:负责核心技术的创新和研发,形成可以用于早期筛查标志物发现的技术体系或建模方法。

企业:资源整合及科技成果原型的产业化,使检测能力得以规模化,成本得以下降,成为可及且可承担的检测平台。

医院:临床需求实现并连接患者。

政府:民生规划及政策支持,同时对各相关方进行监管和指导。

三、肺癌早期筛查的治疗经济学权衡

开展早期筛查工作,不可避免需要考虑经济学的问题。成本是否可持续,检测后是否有相应治疗手段跟上,整体上能否提高国民生活质量,都是早期筛查工作能否取得成功的关键。

开展全国性的大规模人群早期筛查项目,对于早期筛查检测技术的执行通量是非常有挑战的。以目前公认的 LDCT 为例,该设备并非所有医院都能配置,如果只有省市级的重点医院才有配置,则乡镇和村镇的高风险人群,需要付出相对较高的代价,才可能被纳入筛查程序。并且从通量上说,现有设备的总量,都难以支持全体高风险人群的筛查需求。为此,在患者达到入组条件前,更大范围人群的量表筛选,会是一项经济且可行的策略。为此,开发相应的网站或手机端应用界面,来帮助政府、社区、家庭和个人进行合理的评判,显得尤为重要。社区人员的执行,对于早期筛查工作的开展也是非常必要的。

从医院、健康检查到居家,肿瘤早期筛查所能覆盖的人群数量呈现金字塔形态分布,由上至下逐渐放量。这背后,有两个关键点值得关注。第一,从供给端讲,在我国,以公立医疗机构为主的医疗体系,难以承担人们全部的医疗健康需求,部分操作难度低、实施风险小的医疗项目,应当有序外溢,肿瘤早期筛查就在其中。第二,从需求端讲,相对于已经发生症状的患病人群,更大体量的貌似健康人群定期排除患病可能性对应了更大的有效需求量。随着人们前置健康管理意识的不断增强,在消费升级的大趋势下,这部分需求的变现活跃度很高。如果以每年恶性肿瘤新发约 450 万例计算,每年存在肿瘤早筛需求的人群数量将 10 倍于此。

这些是目前推动资本和企业积极参与相关领域研发工作的重要原因。然而,正如前面所说,早筛的研发是一项投资巨大、周期很长的大型工程,如何寻找合适的发展模式,调动企业及其他相关各方,降低系统性风险,是非常重要的。

参考文献

[1] XU R H,WEI W,KRAWCZYK M,et al. Circulating tumour DNA methylation markers for diagnosis and prognosis of hepatocellular carcinoma[J]. Nature Mmaterials,2017,16(11):1155-1161.

[2] MATHIOS D,JOHANSEN J S,CRISTIANO S,et al. Detection and characterization of lung cancer using cell-free DNA fragmentomes[J]. Nature Communications,2021,12(1):1-14.

[3] ALI H R,JACKSON H W,ZANOTELLI V R,et al. Imaging mass cytometry and multi-platform genomics define the phenogenomic landscape of breast cancer[J]. Nature Cancer,2020,1(2):163-175.

[4] CALANDRINI C,SCHUTGENS F,OKA R,et al. An organoid biobank for childhood

kidney cancers that captures disease and tissue heterogeneity ［ J ］. Nature Communications,2020,11(1):1-14.

［5］COLES G L,CRISTEA S,WEBBER J T,et al. Unbiased proteomic profiling uncovers a targetable GNAS/PKA/PP2A axis in small cell lung cancer stem cells［J］. Cancer Cell, 2020,38(1):129-143,e7.

［6］CHEN L, ABOU - ALFA G K, ZHENG B, et al. Genome - scale profiling of circulating cell-free DNA signatures for early detection of hepatocellular carcinoma in cirrhotic patients［J］. Cell Research,2021,31(5):589-592.

［7］QU C,WANG Y,WANG P,et al. Detection of early-stage hepatocellular carcinoma in asymptomatic HBsAg-seropositive individuals by liquid biopsy［J］. Proceedings of the National Academy of Sciences,2019,116(13):6308-6312.

［8］CHEN X D,GOLE J,GORE A,et al. Non-invasive early detection of cancer four years before conventional diagnosis using a blood test［J］. Nature Communications, 2020, 11 (1):1-10.

第四部分

肺癌的治疗及预防

第十章

肺癌的治疗

第一节　肺癌的手术治疗

手术是治疗肺癌的首选方案,也是最主要和最行之有效的治疗手段。根据美国国立综合癌症网络(NCCN)指南,凡是Ⅰ期、Ⅱ期及部分ⅢA期(N1)的肺癌均应及早进行手术治疗。目前,部分ⅢB期(可切除的卫星病灶)肺癌也可采用手术为主的综合治疗。正确的手术前分期,严格掌握肺癌手术适应证,规范性的肺癌根治性手术是提高肺癌外科疗效的关键性保证。常用的手术方法有肺叶切除术,支气管、全肺切除术,局部切除术,肺血管成形肺叶切除术和纵隔淋巴结切除术等,以肺叶切除术为首选方式。手术治疗肺癌已经有70多年的历史,技术日臻成熟,已经出现了以视频辅助胸腔镜为代表的微创胸外科技术,最大限度地切除肿瘤及其转移部位,最大限度地保留有肺功能的组织。肺癌手术死亡率在3%以下,但总体而言,手术治疗肺癌的疗效并未得到明显的提高,3年生存率为40.0%~60.0%,5年生存率为22.0%~47.3%。随着对肺癌认识的不断提高,其治疗方案已经从单纯外科治疗发展到以外科为主多学科综合治疗的时代。

一、传统开放手术

早期NSCLC传统开放手术方法有多种,如肺叶切除术、亚肺叶切除术、袖式肺叶切除术、全肺切除术、扩大性肺癌切除术,这些术式各具相应的适应证。

(一)肺叶切除术

肺叶切除术适用于肿瘤病灶在同一个肺叶内的早期肺癌患者,通过切除病灶肺叶,彻底消除肺部原发肿瘤病灶及其相关淋巴结,是常用的肺癌治疗术式。位于多肺段的磨玻璃样结节,术中快速病理为原位腺癌或微浸润腺癌时,可行肺叶切除术。美国国立综合癌症网络NSCLC临床实践指南和美国胸科医师协会肺癌诊疗指南均认为,早期NSCLC开放手术的标准术式是解剖性肺叶切除术+淋巴结采样/清扫。

（二）亚肺叶切除术

亚肺叶切除术包括楔形切除术和肺段切除术。Meta 分析显示,亚肺叶切除术的术后远期生存率与肺叶切除术相近。但亚肺叶切除术能够减少肺功能损失,提高手术安全性,减少围手术期并发症。妥协性的亚肺叶切除术适用于不能耐受肺叶切除术或不能确定原发性还是转移性 NSCLC。亚肺叶切除术适用于临床分期 I A 期、肿瘤直径 2～3 cm 的周围型 NSCLC。

1. 楔形切除术　楔形切除术是切除包括病变在内的、呈三角形的肺组织,不需要解剖血管和支气管。楔形切除术适用于肺周边部的局限性病灶,不须或不能行肺叶切除术的早期 NSCLC 患者。位于外周的磨玻璃样结节,术中快速病理为原位腺癌或微浸润腺癌时,亦可行楔形切除术。虽然楔形切除术能够减少肺功能损失,但有报道显示,行楔形切除术的临床分期 I A 期 NSCLC 患者的预后较行肺叶切除术患者差。

2. 肺段切除术　肺段切除术是切除有病变的某些肺段,保留该肺叶其余正常肺组织的手术。肺段切除术是肺切除的最小单位,该手术不仅能彻底切除病灶、减少创伤,还能最大限度地保留有功能的肺组织,对肺功能影响较小,特别适合年龄大、体质弱或肺功能低下的 NSCLC 患者。位于 1 个肺段内较深位置的磨玻璃样结节,术中快速病理为原位腺癌或微浸润腺癌时,可行肺段或亚肺段切除术。病灶<1 cm 的非实性结节或术中快速冰冻病理为贴壁生长的主型腺癌,可行肺段切除术+淋巴结清扫。靠近肺门且无法保证足够切缘的肿瘤病灶、恶性程度高或怀疑有淋巴结转移的 NSCLC 患者不宜行肺段切除术。有研究报道,对 I 期 NSCLC 而言,肺叶切除术与肺段切除术患者 5 年总生存率和无复发生存率比较差异无统计学意义。而从美国国立癌症研究所 SEER 数据库筛选的 15 760 例早期 NSCLC 患者中发现,行肺段切除术者总生存期和肺癌相关特异性生存期均较行肺叶切除术者差。

3. 亚肺段联合切除术　亚肺段联合切除术是以肺结节为中心,解剖性切除数个分属不同肺段的相邻亚段,适合对深部肺段间结节的处理。有研究发现,肺段间结节患者采用 3D-CTBA 导航联合亚肺段切除术与采用扩大肺段切除术的手术时间、术中出血量、中转开胸率、术后引流时间、清扫淋巴结数量、住院时间比较差异均无统计学意义,但 3D-CTBA 导航联合亚肺段切除术的切缘深度和切缘宽度大于扩大肺段切除术,而其并发症的发生率明显低于扩大肺段切除术。位于 1 个肺段内较深位置的磨玻璃样结节,术中快速病理为原位腺癌或微浸润腺癌,可行亚肺段联合切除术。位于多个肺段的磨玻璃样结节,术中快速病理为原位腺癌或微浸润腺癌时,亦可行亚肺段联合切除术。

（三）袖式肺叶切除术

袖式肺叶切除术是指一并切除病变肺叶及相连的主支气管或肺动脉,再重新端端连接,尽量保留有用的肺组织,最大限度保存肺功能,从而延长患者术后生存时间并改善其生存质量。袖式肺叶切除术适用于上叶中央型 NSCLC,特别是具有心肺功能代偿的早期 NSCLC 患者。

（四）全肺切除术

全肺切除术是治疗 NSCLC 的重要手段,适用于累及其他组织病变的中央型 NSCLC,如在肺实质内跨叶裂生长的巨块型肿瘤或累及主支气管的转移性结节病变。全肺切除术有利于根治早期 NSCLC,减少复发事件。对于身体条件好,脏器功能正常,又能耐受手术的 NSCLC 患者,全肺切除术可能是最好的治疗方法。但全肺切除术能够增加手术并发症和病死率。有报道显示,NSCLC 患者采用全肺切除术治疗的病死率高达 10%。

（五）扩大性肺癌切除术

扩大性肺癌切除术是指在常规肺癌手术的基础上,将肺以外受侵组织器官一并切除,目的是尽可能彻底切除肿瘤。这种术式的围手术期并发症发生率和病死率较常规术式高,但能最大限度切除肿瘤,降低复发率,延长患者生存时间。

二、微创手术

2006 年美国国立综合癌症网络 NSCLC 临床实践指南建议,对老年、体质较差及要求美观的肺癌患者采用微创手术治疗。目前认为,临床分期Ⅰ、Ⅱ期的 NSCLC 患者均适用于微创手术治疗。肺癌微创手术主要有电视胸腔镜外科手术（video-assisted thoracoscopic surgery,VATS）、胸腔镜辅助小切口开胸术（video-assisted minithoracotomy,VAMT）和机器人辅助胸腔镜手术（robot-assisted thoracoscopic surgery,RVATS）。微创手术较传统开放手术创伤小、术中出血少、并发症少,对心肺功能影响较小,患者术后恢复快。但在清扫淋巴结和肿瘤病灶周围组织方面困难,肿瘤复发率会升高。

（一）电视胸腔镜外科手术

1992 年,首次报道采用 VATS 行解剖性肺叶切除治疗肺癌。该技术通过一个 4～8 cm 的切口和两个 0.5 cm 的操作孔,不需撑开肋骨,电视显示屏观察并实施解剖性肺叶切除术和淋巴结切除,是目前公认的胸腔镜微创标准术式。VATS 适用于临床Ⅰ期的 NSCLC,尤其是伴有心肺功能不全或不能耐受常规开放手术患者。有研究表明,VATS 肺癌切除术后短期效果优于传统开放手术（住院时间更短且并发症发生率相对更低）或与之相当。但也有学者报道,VATS 肺癌切除术与传统开放手术患者 5 年总生存率和无复发生存率比较差异无统计学意义。近年随着手术器械逐步改进、术者临床经验增多和手术操作技能提高,VATS 已由简单的肺楔形切除发展到了较复杂的肺叶甚至全肺切除。

（二）胸腔镜辅助小切口开胸术

VAMT 是通过一个 8～10 cm 的肋间小切口,将肋骨撑开,在胸腔镜辅助下获得满意视野,直视下完成解剖分离。VAMT 在临床分期Ⅰ、Ⅱ期的 NSCLC 中较为适用。有研究报道,采用 VAMT 行肺癌切除术治疗临床分期Ⅰ、Ⅱ期的 NSCLC 患者,术后 5 年生存率与传统开放手术比较差异无统计学意义,提示 VAMT 可达到传统开放手术相同的治疗效果,安全性较高且治疗费用较低。此外,VAMT 较 VATS 对手术医师的技术要求相对较低,不使用一次性昂贵手术器械,费用相对较低,故国内在 VAMT 下实施早期 NSCLC 手术相对更普遍（图 10-1）。

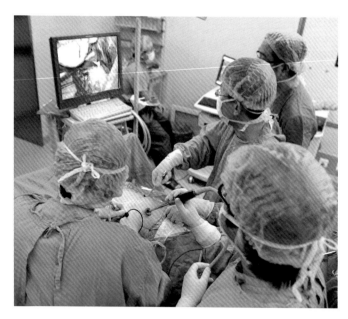

图 10-1　胸腔镜辅助小切口开胸术

(三)机器人辅助胸腔镜手术

2002 年有学者报道了首例在 RVATS 下肺叶切除,引起了全球胸外科医师的高度关注。目前,较为成熟的手术机器人主要有达·芬奇和宙斯两个品牌。达·芬奇机器人的机械手具有多于人腕 6 个方向自由度的"腕关节",其"指尖关节"能够模仿人手指的动作。宙斯机器人是声控机器人。有研究报道,RVATS 治疗临床 Ⅰ、Ⅱ 期的 NSCLC 患者手术时间较 VATS 明显延长,但二者术后并发症、住院时间、术后 30 d 病死率和术后淋巴结转移率比较差异均无统计学意义。有研究观察了临床 Ⅰ 期的 NSCLC 患者在 RVATS 和 VATS 下行肺叶切除的治疗效果,结果发现在 RVATS 下行肺叶切除患者的 5 年无复发生存率高于在 VATS 下行肺叶切除患者,但多因素分析认为这种术式并不影响患者远期生存率。有学者认为,RVATS 的手术时间长、创伤大且治疗费用较高,其在临床中的应用优势并不明显。但与 VATS 相比,RVATS 的手术适用范围较广,对全胸腔粘连、胸外科手术中气管或血管吻合与重建等较复杂操作及术中出血等突发事件的处理更具优势,并且 RVATS 操作容易掌握,学习曲线较短,能够节约医师的体力和精力。美中不足的是 RVATS 的操控臂无力反馈,对小结节不能通过触摸定位。

NSCLC 的诊治策略已从临床症状性肺癌转向筛查发现无症状、未转移的早期 NSCLC。早期 NSCLC 的治疗应在充分考虑患者身体情况下,根据肿瘤部位和分期、转移和复发的可能性,采取以手术局部切除手段为主,选择性实施全肺切除或合理地应用微创术式。随着磁导航支气管镜、微创近红外胸腔镜技术定位小结节及 D-CT 模拟技术辅助完成解剖性亚肺段切除术等新技术的临床应用,对不同部位、大小和分期的 NSCLC 患者手术方式、切除范围和淋巴结清扫的选择和确定产生了重要影响,这将是 NSCLC 微创手术治疗的新方向。

第二节 肺癌的化学治疗

随着疾病谱改变,目前肿瘤已成为仅次于心血管疾病,严重威胁人类生命健康的第二大疾病。肺癌是引起肿瘤相关性死亡的主要原因,而肺癌中约85%为非小细胞肺癌(NSCLC)。Ⅲ期 NSCLC 患者的预后与患者健康状况、肿瘤生物学行为等多种因素相关,其中部分Ⅲ期 NSCLC 患者是有治愈可能的。患者预后不良与治疗毒性和(或)患者健康状态变差、体重显著减轻、淋巴转移数增多以及 V20 等多种因素有关。目前对高龄以及伴有吸烟相关慢性病(包括心肺功能受损)的Ⅲ期 NSCLC 患者的治疗依然存在很大挑战。晚期 NSCLC 患者的治疗方案选择与肿瘤组织类型及驱动基因状态有关,但尚未应用于Ⅲ期 NSCLC 的治疗。

一、Ⅲ期非小细胞肺癌的化学治疗现状

以铂类为基础的化疗方案为标准方案。目前铂类联合长春花碱或依托泊苷、丝裂霉素+长春地辛、长春瑞滨、紫杉醇、多西他赛等化疗药物在Ⅲ期 NSCLC 中的疗效,已有较多临床研究报道。西日本胸部肿瘤协助组(west japan thoracic oncology group,WJTOG)开展的一项随机Ⅲ期临床研究表明,Ⅲ期 NSCLC 患者中,二代与三代化疗药物治疗组的总生存时间上并没有显著差异,但放疗联合 MVP 方案(即丝裂霉素、长春地辛及顺铂联合化疗)毒性更高。另一项Ⅲ期临床研究结果显示,局部晚期 NSCLC 患者中,接受放疗联合 DP 方案(即顺铂与多西他赛联合化疗)的 2 年生存率优于接受 MVP 方案($P=0.059$),但 3~4 级放射性食管炎的发生率亦更高($P=0.056$)。另一项回顾性研究比较了 PE 方案(即顺铂与氟尿嘧啶联合化疗)与卡铂联合紫杉醇化疗方案,结果显示两化疗方案在总生存时间上没有差异,但 PE 方案的治疗不良反应更高。

二、Ⅲ期非小细胞肺癌的诱导化疗与巩固化疗

Dillman 等人研究结果显示,与单一放疗相比,放疗前行 2 个周期顺铂和长春花碱诱导化疗可以显著提高Ⅲ期 NSCLC 患者中位生存时间及长期生存率,首次显示诱导化疗在Ⅲ期 NSCLC 中的生存获益。而Ⅲ期 NSCLC 患者中,接受卡铂/紫杉醇联合同步化疗治疗前给予 2 个周期卡铂/紫杉醇诱导化疗在总生存时间上与仅接受同步放化疗患者没有差异。PE 方案化疗联合同步放疗后加 3 个周期多西他赛巩固化疗治疗Ⅲ期 NSCLC 患者,没有提高总生存时间,反而有更高肺炎和发热性中性粒细胞减少症的风险。同步放化疗后加用卡铂/紫杉醇巩固化疗治疗效果未显示生存获益。总而言之,目前研究显示,同步放化疗前诱导化疗或放化疗后加巩固化疗与单独放化疗相比,在生存时间上无

统计学差异,甚至可能有更高的不良反应。目前关于 Ⅲ 期 NSCLC 患者的治疗,对于化疗药物、放疗剂量及化疗周期的调整,并未显著延长患者生存时间,3 年生存率仅 15% ~ 25%。患者中位生存时间的提高主要取决于入组患者选择、转移分期、放疗技术、支持治疗的提高,以及临床医生对于此类患者治疗经验的积累。

第三节　肺癌的放射治疗

一、放射治疗的概况及主要技术

随着临床影像学诊断技术的不断完善,NSCLC 在早期的检出率不断提高。临床对于早期 NSCLC 的治疗,多采取手术治疗的方式,临床治疗效果较好,但有部分患者由于自身的原因(耐受性低、存在手术禁忌证等)不能接受手术治疗。立体定向放射治疗(stereotactic body radiation therapy,SBRT)是一种高精准的放射治疗技术,可有效降低周围组织的受照剂量。据相关研究显示,使用 SBRT 对早期 NSCLC 患者进行治疗,在提高临床治疗效果上可起到至关重要的作用。肿瘤放射治疗是利用放射线治疗肿瘤的一种局部治疗方法。放射线包括放射性同位素产生的 α、β、γ 射线和各类 X 线治疗机或加速器产生的 X 线、电子线、质子束及其他粒子束等。大约 70% 的癌症患者在治疗癌症的过程中需要用放射治疗,约有 40% 的癌症可以用放射治疗根治。放射治疗在肿瘤治疗中的作用和地位日益突出,已成为治疗恶性肿瘤的主要手段之一。放射治疗虽仅有几十年的历史,但发展较快。在 CT 影像技术和计算机技术发展帮助下,现在的放射治疗技术由二维放射治疗发展到三维放射治疗、四维放射治疗技术,放射治疗剂量分配也由点剂量发展到体积剂量分配,体积剂量分配中的剂量最强。现在的放射治疗技术主流包括立体定向放射治疗(SRT)和立体定向放射外科(SRS)。SRT 包括三维适形放射治疗(3DCRT)、三维适形调强放射治疗(IMRT);SRS 包括 X 刀(X-knife)、伽玛刀(γ-knife)和射波刀(Cyber knife),X 刀、伽玛刀和射波刀等设备均属于 SBRT 的范畴,其特征是三维、小野、集束、分次、大剂量照射,它要求定位的精度更高和靶区之外剂量衰减更快。

二、放射治疗的应用

NSCLC 的首选治疗方法是外科手术切除。对于不适宜手术的患者放射治疗是最有效和最安全的治疗方法。放射治疗的目的在于对确定的肿瘤体积给予精确的辐射积量,同时使病变周围的正常组织仅受到极小的损伤,在根治肿瘤的同时以最小的代价取得患者长期高质量的存活。放射治疗对某些患者则可作为有效的姑息治疗手段,如缓解疼痛和减轻症状。肺癌放射治疗包括单纯性放射治疗、术前放射治疗和术后放射治疗。

1. 单纯性放射治疗　适应于有手术禁忌证或拒绝手术的早期肺癌患者。

2. 术前放射治疗　适应于对直接手术在技术上有困难的中期偏晚的肺癌病灶。术前放射治疗能提高手术切除率,特别是对肺尖癌,术前放射治疗可以减少肿瘤与胸壁和肋骨的粘连,使手术切除彻底性提高。

3. 术后放射治疗　适应于以下情况之一:手术后可见残留的肿瘤、手术后的标本经病理检查,证实标本的边缘有肿瘤侵犯;手术中没有做淋巴结清扫;术后病理显示淋巴结转移。

三维立体适形放疗越来越多地被用于增加肉眼可见肿瘤的照射剂量,所选择的放射治疗体积日趋减小。对肺癌所导致的上腔静脉压迫征和远处转移(如骨转移、脑转移等)的患者,放射治疗是姑息疗法,能缓解临床症状、缓解痛苦、改善生存质量。

支气管腔内近距离放疗:腔内放射治疗是用计算机控制的后装近距离放射治疗机将高剂量率的放射源(直径 1 mm)直接放到气管、支气管腔内进行近距离照射。其优点是照射范围较局限,直径仅 2 ~ 3 cm,在此范围以外放射剂量急剧下降,因而有利于肿瘤周围正常肺的保护,缺点是不能用于治疗直径>3 cm 的肿瘤。适应于支气管原发肿瘤位置浅表者;腔内型肿瘤,伴肺不张或阻塞性肺炎者;放疗后复发病例作为姑息治疗。

NSCLC 占全部肺癌的20%左右,具有恶性度高、生长快、早期出现远处广泛转移的生物学特性。目前认为 NSCLC 是全身性疾病,治疗以全身化学治疗为主,放疗配合化学治疗应用。现有放射治疗三维治疗计划和质量保障系统,SBRT 以及即将实施的调强放射治疗,对提高肺癌放射治疗疗效及保护正常组织,提高生存质量有重要意义。

三、放射治疗的优势

临床对早期 NSCLC 患者所采取的放射治疗法,主要以 SBRT 为主,SBRT 是一种高精准的放射治疗技术,是近年来在放射治疗领域所取得的一种突破性治疗手段。该放射治疗方式主要是在伽玛刀的发明和良好治疗效果的前提下产生的一种新的放射治疗方式。20 世纪 80 年代,多位学者不断对医用的直线加速器进行改进,在常规的医用直线加速器上加入立体定向系统以及准直器,通过非共面多弧度小野三维技术对病灶进行集束照射,取得与伽玛几乎一致的治疗效果,在医学界被称为立体定向放射治疗即 SBRT。相关研究显示,SBRT 的放疗剂量与肿瘤局部控制、患者生存时间具有密切的联系,尤其是肿瘤体积较大的患者,在短时间内将放疗剂量从小剂量转为大剂量,可有效减少局部复发和肿瘤转移的情况。通过非共面以及多野的照射方法,在三维空间将放射束线聚集在病灶处,在肿瘤的靶区形成高剂量,能够避免周围正常组织受到损伤,使周围组织得到有效的保护。在使用 SBRT 高分次剂量对早期 NSCLC 患者进行治疗时,做到以下几点,可有效提高治疗效果,改善预后。内容如下:①在治疗的过程中,严密监测患者的身体体征;②必须是小靶区;③必须保证食管、脊髓等器官与高剂量区域之间有足够间距。高剂量照射后,能够促进抗原提呈细胞(ntigen-presenting cell,APC)成熟,增加 APC 在肿瘤局部中的浸润,可在一定程度上提高肿瘤细胞的杀灭数量,进一步增强治疗效果。SBRT 具有高精准、高剂量等特点,能够提高局部的控制率,避免周围组织受到辐射。SBRT 还具有速度快、疗程短的特点,每次治疗时间不超过 20 min,最快可在 2 周内完成治疗,治疗过程中不会对患者的身体造成损伤。通常情况下,在对早期 NSCLC 患者实施 SBRT 前,需要使用 CT 对患者进行诊断,主要目的是对患者体内的肿瘤进行定位,确定需要进行治疗的位置,可有效避免周围组织受到不必要的损伤,同时,主治医师需与物理师进行充分沟通与合作,严格按照物理师制订的放射治疗计划对患者进行治疗,进而有效保证治疗时所采用的放疗剂量在安全范围内。众所周知,使用常规的放射疗法对早期 NSCLC 患者进行治疗时,若分次提高剂量,将会导致肿瘤周围的正常组织修复减少,增加后反应损伤的发生率,且分次剂量越高,后反应损伤的程度越重。利用 SBRT 对早期 NSCLC 患者进行治疗,可有效减少正常组织的暴露面积,实现细胞亚致死损伤的修复,调整细胞周期的再分布,能最大限度保护正常组织,降低正常组织的损伤程度。且通过多次分割照射的方式,有助于降低正常组织的放射损伤,减少放射损伤程度、降低不良反应的发生率、改善患者的肺功能、提高健康水平。综上所述,采用 SBRT 对早期 NSCLC 患者进行治疗,其治疗效果较为良好,可有效改善患者的肺功能,提高患者的健康水平,促进患者康复,具有较高的应用价值,值得在临床中推广应用,将其作为早期 NSCLC 的首选治疗手段。

第四节　肺癌的质子/重离子放射治疗

一、质子/重离子放射治疗的基本原理

质子/重离子束相对其他射线来说,具有倒转的深度剂量分布和高的相对生物学效应等优势,质子/重离子已被誉为 21 世纪放疗最理想射线,最佳治疗恶性肿瘤的方法。

质子束的最大特征是它进入人体内形成尖锐的 Bragg 峰,在形成峰之前的低平坦段为坪(platuea),峰后则是一个突然减弱陡直的尾。由于 Bragg 峰太尖,所以一般都将它扩展后形成与肿瘤大小吻合的扩展 Bragg 峰(spread out Bragg peak,SOBP)。但对于小的肿瘤则可调整质子束的能量,使 Bragg 峰直接作用于肿瘤。

由于质子束的能量巨大,在达到靶区的途中与组织形成的散射远小于电子线,在照射区域周围半影非常小。而且,质子束峰锐减(尾),所以肿瘤后面与侧面的正常组织可以得到保护,而肿瘤区域以前的受量也只有 X 线、电子线的一半,其正常组织损伤也是非常少的。

我国学者在研究中发现,由于质子束 LET 比 γ 线要高,质子束照射后所产生的潜在性致死损伤修复小于 γ 线,质子束的这一优点有可能成为解释质子治疗肿瘤疗效好的新理论基础。重离子不但具有与质子相类似的物理学特性,而且还具有独特的生物学特性,因此不仅可以彻底杀灭肿瘤细胞并避免正常组织受到损伤,而且对常规放射抗拒的肿瘤也能取得良好的疗效。

重离子具有倒转剂量分布（inversed dose profile）的特性,会形成与质子相似的 Bragg 峰,在 Bragg 峰内,其剂量值达到顶峰,随后迅速跌落。同时 Bragg 峰位的深度还可以通过改变入射重离子的初始能量来调节,治疗时把展宽的 Bragg 峰精确地调整在肿瘤靶区,使周围正常组织只受到很少剂量的照射。

重离子治疗可将肿瘤置于高剂量、高生物学效应的 Bragg 峰内,靶区前面正常组织处在低剂量和低 LET 的范围内,受到的损伤极小,靶区后面正常组织被照射的剂量也很低,从而保证了在杀死肿瘤细胞的同时,不损伤周围组织。

重离子对癌细胞 DNA 产生直接作用,使 DNA 的双链同时受到损伤且不受氧浓度的影响,使正常癌细胞或乏氧癌细胞产生不可修复的致死性损伤,可以彻底杀死癌细胞。而以 X 线为代表的低 LET 射线在多数情况下受到氧浓度的影响,只导致 DNA 单链断裂的亚致死性损伤,可进行自然修复,且对于乏氧细胞杀伤力更低,并不能完全杀死癌细胞。

不同周期时相的细胞对低 LET 射线的放射敏感性差异很大,G0 期细胞几乎是完全抗拒放射的。重离子受细胞周期的影响较小,可以彻底杀灭各个周期的细胞,减少了复发和转移的概率。

重离子的 Bragg 峰快速跌落即将结束时,有一个很低剂量的尾区,可发射出正电子束,通过正电子发射断层显像（positron emission tomography,PET）可以监测到离子束在患者体内的路径,利用这个特性可以在线监控人体内重离子的照射部位,精确地把离子束控制在靶区,这也是其他射线所没有的特性。

二、质子/重离子放射治疗的优势

传统放射疗法的疗效与肿瘤的位置以及肿瘤细胞的耐受性有很大的关系,并且易对肿瘤周围组织造成极大损伤,尤其是对于位置太深或者被敏感性正常组织包围的肿瘤来说,传统放射疗法的疗效微乎其微。而质子/重离子由于具有独特的物理学和生理学特性,具有传统放射疗法不可比拟的优势。①准确攻击肿瘤细胞,减少周围组织损伤:质子/重离子放射治疗是一种精确控制剂量,对肿瘤病灶实施最大剂量照射的放射治疗。其优势是对肿瘤细胞的杀伤能力强,同时可以最大幅度地降低对正常细胞的影响。②对肿瘤具有强大的杀伤力:质子/重离子放射治疗的另一特征是具有强大的肿瘤细胞杀伤能力。肿瘤细胞与正常细胞一样,其 DNA 也呈现出双螺旋结构,传统放疗只能切断其中的单链,因此肿瘤存在复发的风险。质子/重离子放射治疗在很大程度上可一次性切断双链,并且不受细胞内氧含量以及细胞周期的影响,对肿瘤细胞 DNA 造成不可修复的致死性损伤,减少肿瘤复发和转移的概率。③没有疼痛,很难出现并发症,质子/重离子放射治疗在治疗过程中和结束后都不会伴有明显疼痛,治疗后也很难出现并发症,如果是肿瘤早期（Ⅰ期）,患者甚至可以一边工作一边前来医院接受治疗。

三、质子/重离子放射治疗在肺癌中的应用

放射治疗是目前非小细胞肺癌（NSCLC）治疗的主要手段之一,约 70% 的 NSCLC 患

者在治疗中接受了放射治疗。质子治疗（protpntherapy，PT）和重离子放射治疗（heavy ion radiotherapy，HIRT）都属于粒子治疗（particle therapy），相对于光子放疗和电子线治疗，在穿过人体组织时粒子线的质量更大、速度更快、能量更高，对周围组织的散射极少，且在到达一定深度后可以释放大量的能量，而在其后的组织中释放的能量又急剧下降，从而在放射治疗深度-剂量曲线上形成陡峭的 Brogg 峰，因此理论上可使肿瘤组织在接受高剂量的同时降低周围正常组织的受量，临床和研究中采用质子放射治疗和重离子放疗，可能会将 Brogg 峰扩展或叠加以适应不同的肿瘤大小。这两种粒子放射治疗的理论优势在 NSCLC 患者治疗的临床应用中显现出更为理想的剂量学参数，尤其是降低了脊髓、食管、心脏等危及器官的剂量，从而减少不良放射反应的发生。此外，由于质子/重离子放疗还能够到达更深位置的肿瘤，对乏氧和放疗耐受的肿瘤也可发挥一定的作用。

第五节　肺癌的射频消融治疗

一、射频消融治疗的基本原理

射频消融（radiofrequency ablation，RFA）是通过射频发生器在组织内释放一定频率（460~500 kHz）的射频电流，从治疗电极尖端的未绝缘部分进入肿瘤组织，使组织粒子振动与移动，摩擦产热，将肿瘤区加热至 60~100 ℃并维持一定时间，使细胞内蛋白质变性，脂质双分子层溶解，DNA 和 RNA 被破坏，导致肿瘤组织的凝固性坏死。同时，使肿瘤周围的血管组织凝集成一反应带，阻断肿瘤的血液供应，防止肿瘤转移。

二、射频消融治疗的优势

首先，肿瘤组织、正常肺组织以及电极针在 CT 影像学下对比明显，有利于精确定位及调整穿刺电极针。其次，正常肺组织含大量空气，可阻止热传导，使热量容易在肿瘤组织传递和蓄积，而在肺组织中的传递速度迅速下降，有利于肺癌的治疗。研究表明，同样频率的射频电流，与皮下组织或肾脏相比，肺部能产生更大的消融面积。此外，其治疗的不良反应相对较小，可用于不能手术或拒绝手术治疗的肿瘤患者。

三、射频消融治疗在肺癌中的应用

（一）射频消融的适应证

肺癌的 RFA 治疗适应证尚无统一指南，主要根据治疗目的选择。以根治性治疗为目的：①经病理学明确诊断的 Ⅰ 期非小细胞肺癌（NSCLC）患者；②病灶最大径≤5 cm，病灶数目≤3 个,病灶周边有 0.5 cm 以上的正常肺组织;③经治疗后复发或转移的肺癌患者,其数目、大小同前;④虽为 I 期 NSCLC,因患者心肺功能等情况较差不适合行手术或患者拒绝手术治疗;⑤病灶距心脏大血管、支气管等重要结构 1 cm 以上。以姑息性治疗为目的,主要为了减轻患者症状,改善患者生活质量。可用于病灶最大径>5 cm,单侧肺病灶数目>3 个或双肺均有病灶者。对于病灶较大者,重复消融可以提高病灶的局部控制率,也可同时联合放、化疗等其他手段进行综合治疗。

（二）射频消融的禁忌证

RFA 治疗肺癌尚无绝对禁忌证,但以下情况应视为相对禁忌证:①有严重的心肺功能不全,有严重凝血功能障碍;②病灶位于肺门部或靠近大血管,弥漫性肺癌;③大量胸腔积液或预计生存时间小于 3 个月的患者。

（三）射频消融的并发症

RFA 虽是一种微创治疗手段,但也会发生一些并发症。虽然大多数并发症轻微可控,但也偶见严重的并发症发生,需特殊处理。

1.气胸 为最常见的并发症,报道发生率为 11% ~ 52% ,偶尔会伴有皮下气肿发生。其主要危险因素有高龄、肺气肿、电极针过长及穿过肺组织次数多等。但仅有<20% 患者需置胸腔管闭式引流,大部分患者的气胸 2 ~ 3 d 可自行吸收。

2.出血 发生率较低,可表现为咳血、血胸、皮下血肿,后两者较少见,多因消融针损伤血管所致。咳血症状较轻,多为自限性,一般无须特殊处理,必要时加用止血药物对症处理。对于保守治疗无效时可行动脉栓塞或外科手术。

3.胸腔积液 发生率为 6% ~ 19% ,与肺组织受热后局部出现炎性渗出有关,给予保守治疗后常可自行吸收。

4.针道种植转移 主要是因为消融结束后未边消融针道边拔针导致的,对于这种情况,可再次行消融术治疗。

5.皮肤灼伤 主要见于因回路电极板粘贴不实或脱落引起局部电流负荷过大及治疗过程中引导针与消融针活性端接触导致局部皮肤损伤。通常损伤较轻,对症处理即可。

其他并发症主要包括术中疼痛,术后发热,穿刺部位血管、神经损伤,支气管胸膜瘘,肺不张,闭塞性细支气管炎伴机化性肺炎,肺动脉假性动脉瘤等。

总的来说,RFA 已应用于临床 10 余年,虽然目前取得了较满意的效果,但仍存在自身局限性。首先,由于 RFA 用于肺癌的治疗时间短,目前尚没有统一的治疗标准,其操作技术要点尚需规范化。其次,对于直径>5 cm 的肺部肿瘤疗效较差,常需进行多点或多次消融,然而并发症的发生率也增大,如何有效地减少并发症的发生是亟须解决的问题。

第六节 肺癌的光动力治疗

一、光动力治疗的基本原理

肺癌光动力治疗(photodynamic therapy,PDT)是一种使用光敏剂(photosensitizer,PS)的系统性治疗,相比于周围组织,PS可以选择性地在肿瘤细胞中保持更高的浓度,当对应波长光照射时,PS可以在特定的位点被激活,在氧气存在时,激活的PS发生光动力反应,产生局部细胞毒性作用。这些细胞毒性作用包括直接导致肿瘤细胞凋亡或坏死,以及通过损伤微血管结构、产生局部炎症反应而间接产生肿瘤毒性。

二、光动力治疗在肺癌中的应用

(一)早期非小细胞肺癌

早期NSCLC的常规治疗是手术切除,因此,PDT在早期NSCLC的使用大多数是应用于不适合手术的患者。

研究表明,在胸部X线隐性的肺癌(radiographically occult lung cancer,ROLC)中,肿瘤大小≤1 cm使用PDT的临床完全缓解率为76%~100%,大小>1 cm的为38%~86%。也有研究报道表面积≤3 cm² 的ROLC使用PDT的临床完全缓解率为72%,而所有的ROLC临床完全缓解率为64%。

生存率在PDT的研究中差异较大,但是大多数研究报道的5年总体生存率在43%~72%,平均值大约为50%,以下几种因素是导致生存率差异较大的原因:肿瘤因素(即大小和部位)、对治疗的临床反应程度、患者整体的身体状况和患者经历非癌症死亡的可能性。

非胸部X线隐性的肺癌应用PDT后,肿瘤大小≤1 cm和>1 cm的临床完全缓解率分别为94%~98%和43%~54%。肿瘤的表面积也十分重要,表面积≤3 cm² 和>3 cm² 的肿瘤对PDT的临床完全缓解率分别为48%和0。

最常见的并发症是光敏反应。报道称5%~28%患者发生中度晒伤反应,0~18%的患者有轻度呼吸并发症(主要是咳嗽和呼吸困难),0~8%的患者有轻度咯血。尽管有可能发生严重的呼吸并发症如呼吸衰竭,但是很罕见,一般与PDT治疗后坏死的肿瘤脱落引起气道阻塞有关。因此,PDT治疗后实行支气管镜下清扫是十分重要的。

（二）晚期非小细胞肺癌

PDT 在晚期、发生阻塞和不能手术的肺癌患者中已经用于减轻症状。与单独体外放射治疗相比，PDT 联合体外放射治疗的患者更容易完全解除气道阻塞，而且局部复发率更低。

此外，PDT 比激光治疗更易耐受，PDT 组没有报道并发症，而激光组有患者死亡、穿孔、大咯血等严重不良反应。有报道显示，PDT 临床缓解率为 41% ~ 100%，最常见的不良反应是晒斑和光敏反应；严重可出现窒息、呼吸衰竭、咳血，倾向于发生这些并发症的都是一些有严重气管阻塞的高危患者。

（三）小细胞肺癌

因为 SCLC 远处转移的可能性大，所以 PDT 治疗早期 SCLC 仍然有争议，迄今为止，临床上使用 PDT 治疗 SCLC 的研究十分少，主要是对单个患者的病例研究或是对支气管源性 SCLC 的队列研究。有报道在 258 个肺癌患者中使用了 PDT 姑息治疗，其中 1 个是 SCLC。曾有报道的 133 个使用 PDT 的患者中 4 个是 SCLC。

总之，PDT 作为 SCLC 的确定性疗法证据不足，而且，SCLC 对放疗和化疗比较敏感，晚期或已经转移的 SCLC 的治疗最好用那些传统的治疗方法，PDT 可以被考虑，但是，应该用于有症状的 SCLC 患者接受标准治疗后病情进展或患者不适用标准治疗的情况下。

作为肺癌微创侵入性的治疗，PDT 已经用于早期和晚期 NSCLC 肺癌治疗中，其引起的并发症较少，严重程度较轻，最常见的是光敏反应，一些肿瘤因素如大小、表面积等可以影响 PDT 的临床疗效。PDT 可以减轻晚期气管内肿瘤的阻塞和出血。

第七节　肺癌的中医药治疗

一、中医药治疗现状

（一）肺癌的病因病机

肺癌的临床症状在中医中可属于"肺积""息贲""息积"等范畴。因肺主一身之气，故将积气列于肺脏，多因正气亏损、脏腑失和、气滞血瘀、饮食痰浊所致。内伤七情、饮食不节均可导致气机失司，酿生痰瘀，热痰壅结，酿生癌毒，胶结成块，而致肺积。

（二）肺癌的中医治疗

由于肺癌患者年龄、环境、病程等各不相同，常存在个体差异，导致其证候各不相同，辨证治法也有别。①痰湿蕴肺：该证以燥湿祛痰、理气运脾为主要治法。②气血瘀滞：此证以活血散瘀、化痰行气为主要治法。③阴虚毒热：此证以养阴清热、解毒散结为主要治法。④气阴两虚:此证以益气养阴、化痰清热为主要治法。尽管目前肺癌的中医证型并无统一的标准,但综合分析还是存在一定共性的,主要为正气虚损和邪毒内积两个方面,临床表现多为本虚标实,虚实错杂。

二、中医药治疗肺癌的相关机制

(一)阻滞细胞周期

细胞周期失控是细胞过度增殖导致癌变的重要原因之一。目前已经发现,一些中药复方可通过阻滞细胞周期而抑制肺癌细胞增殖:以黄芪、生白术、太子参、茯苓等为主要成分的益气养阴方可通过下调细胞周期蛋白D1(Cyclin D1)的表达,抑制C57BL/6小鼠肺癌细胞增殖而实现抑瘤及抗肺癌转移的作用;调气消积汤(由柴胡、黄芩、人参、半夏等组成)能够阻滞A549细胞分裂间期S期向分裂期G2/M期过渡,降低有丝分裂期的细胞比例,抑制细胞增殖。除上述中药复方外,中药单体在阻滞肺癌细胞周期中也发挥着重要作用:中药丹参具有活血化瘀、抗凝、抑制瘤栓形成的作用,其脂溶性成分丹参酮ⅡA具有天然的抗氧化作用,可诱导肿瘤细胞周期阻滞,研究发现丹参酮ⅡA可明显下调小鼠Lewis肺癌细胞的PCNA表达水平,从而抑制肿瘤细胞增殖。

(二)促进细胞凋亡

木犀草素是一种存在于多种植物中的天然黄酮类化合物,研究证实其可以通过靶向MDM4(P53调控因子)调控miR-34a-5p,使P53、P21、Bax蛋白表达增加,激活Caspase-3和Caspase-9,引发A549和H460细胞凋亡。华蟾素是中药中华大蟾蜍皮经提取加工而成的水溶性制剂,具有清热解毒、利水消肿、化瘀溃坚等作用,对多种肿瘤细胞有抑制作用,研究表明其可以通过下调Bax/Bcl-2比值而抑制NCI-A549移植瘤的增殖;并且华蟾素联合多柔比星可显著促进肺癌A549细胞凋亡。扶正解毒方由黄芪、麦冬、沙参等组成,具有补肺养阴、培土生金之功效,其可通过促进细胞凋亡达到抑制肺癌细胞增殖的作用。

(三)抑制血管生成

肿瘤内促血管生成因子的表达增多,导致肿瘤组织中血管增生异常活跃。血管内皮生长因子(vascular endothelial graoth factor,VEGF)是目前所知的作用最强的血管生长因子,是缺氧诱导因子-1α(HIF-1α)重要的靶基因之一,在基因水平上直接受HIF-1α的调控,因此通过抑制HIF-1α的活性而抑制VEGF,从而抑制肿瘤血管生成,是治疗肿瘤的重要手段。黄柑烟由雄黄、枇杷叶组成,研究发现,吸入黄柑烟后可通过抑制HIF-1α,降低VEGF的表达水平,从而抑制肿瘤血管生成,达到抑制肿瘤生长的作用。研究发现,痰热清注射液可通过下调血清VEGF以及上调血管抑素(AS)、内皮抑素(ES)的表达而抑制癌组织内血管生成,从而达到抑制C57BL/6小鼠肿瘤生长的作用。研究发现,大黄蛰虫丸作用于Lewis肺癌小鼠后,可下调VEGF及COX-2表达,降低肿瘤微血管密度(MVD),从而抑制肿瘤血管生成。

(四)抑制上皮间质转化途径

肿瘤细胞间黏附作用降低及运动能力增强可导致转移的发生,上皮间质转化(EMT)通过改变肿瘤细胞特性,恶化肿瘤细胞微环境,增强肿瘤的侵袭性和转移性。EMT 发生的特征为上皮细胞主要标志物层连蛋白、E-钙黏蛋白(E-cadherin)、角蛋白等表达水平下调,而间充质细胞标志物纤连蛋白(FN)、波形蛋白(Vimentin)、N-钙黏蛋白(N-cadherin)等表达水平上调。E-钙黏蛋白是细胞与细胞间的连接蛋白,研究发现化痰消瘤方可通过上调肿瘤细胞 E-钙黏蛋白的表达,从而增加肿瘤细胞间的黏附,减弱肿瘤细胞向周围组织侵袭,抑制肺癌的转移。三七总皂苷是活血化瘀类中药三七的有效成分,可有效升高 E-钙黏蛋白并抑制 FN 和波形蛋白的表达,维持上皮细胞的特性,从而抑制转化生长因子-β(transforming growth factor-β,TGF-β)诱导的 A549 细胞的 EMT 过程。中药六君子汤是益气健脾的经典方剂,临床上常用于治疗晚期非小细胞肺癌,实验研究发现,六君子汤含药血清可以降低 TGF-β 诱导的 A549 细胞的迁移能力,亦能降低基质金属蛋白酶-9(MMP-9)和整合素 β1 的表达水平,从而抑制 EMT 途径,这也是其用于治疗晚期肺癌转移的机制。

(五)免疫调节

所谓"正气内存,邪不可干",正气为人体对各种致病因素的防御抵抗能力,即西医学的人体自身免疫功能。中医药在改善肺癌患者免疫功能方面的研究主要涉及 T 细胞亚群、自然杀伤细胞、白细胞介素(interleukin,IL)-4、IL-13、肿瘤相关巨噬细胞等细胞免疫内容。大黄䗪虫丸出自《金匮要略·血痹虚劳病篇》,由大黄、黄芩、杏仁、桃仁、甘草、芍药等 12 味药组成,研究发现,其可以通过两种途径发挥抑制肿瘤生长的作用:一是通过增加 Lewis 肺癌小鼠胸腺指数,提高血清中 IL-2 的分泌水平,增强机体的免疫状态;二是通过降低 $CD4^+CD25^+Foxp3^+T-reg/CD4^+T-reg$ 比值来降低肿瘤细胞的免疫逃逸。中药肺积散源于《本草求原》,具有补气养阴、活血化瘀的功效,可以减轻临床中使用顺铂引起的不良反应,能够明显增加白细胞数量,提高 $CD4^+/CD8^+$ 比值,从而提高患者的免疫功能,改善其生活质量。机体的抗肿瘤作用主要是 Th1 介导的细胞免疫,但大多数肿瘤患者体内常发生 Th1 向 Th2 漂移。白藜芦醇(resveratrol,Res)是一类非类黄酮多酚化合物,其可以调节 Lewis 肺癌小鼠体内细胞因子水平,促进 Th1 类细胞因子的表达,促进 Th2 向 Th1 转变,平衡 Th1/Th2 比例,抑制肺癌细胞的生长,从而发挥其抗肿瘤作用。

第八节　肺癌的免疫治疗

近几年,肿瘤免疫治疗的好消息不断,目前已在多种实体瘤的治疗中展示出了强大的抗肿瘤活性,多个肿瘤免疫治疗药物已经获得美国食品药品监督管理局(Food and Drug Administration,FDA)批准应用于临床。所谓肿瘤免疫治疗,是指在肿瘤治疗过程中直接或间接利用人体免疫系统控制和清除患者体内肿瘤的一种治疗方法。

2018 年 10 月 1 日，美国免疫学家詹姆斯·P. 艾利森（James P. Allison）和日本免疫学家本庶佑（Tasuku Honjo）因在肿瘤免疫治疗领域做出的巨大贡献，获得了 2018 年诺贝尔生理学或医学奖。他们通过抑制免疫负调节机制，发现了一种新的癌症治疗方法，即通过激活免疫系统来对抗肿瘤细胞。在 2013 年，肿瘤免疫治疗荣获《科学》杂志年度最重要的科学突破的榜首。其实，肿瘤免疫疗法已经有 100 多年的发展历史，其案例最早可以追溯到 19 世纪末。1891 年，美国纽约骨科医生威廉·科利（William Coley）意外发现1 例骨肉瘤患者术后感染了化脓性链球菌，肿瘤自然消退，随后他向没有手术指征的癌症患者体内注射热灭活细菌（Coley 毒素），并对其治疗效果进行长时间的观察和报道，由此揭开了肿瘤免疫疗法的序幕。因此，他被认为是尝试诱导炎症治疗癌症进行大规模人群试验的第一人。直到现在，无论在发达国家还是发展中国家，感染仍然是造成人类生病和死亡的重要因素。因此，肿瘤免疫学的许多知识和研究是建立在对感染性疾病抵抗力的理解之上的。1957 年，癌症免疫监视假说被首次提出，该假说认为免疫系统能够识别并清除体内出现的"非自身"恶性细胞。一直以来，免疫监护假说被认为是癌症免疫治疗及免疫预防的理论基础。1976 年，Morales 等首次报道应用卡介苗（BCG）膀胱灌注治疗膀胱癌，这种疗法在今天仍然被使用。1983 年，人们首次尝试用 IL-2 来治疗肿瘤，IL-2是一种 T 细胞生长因子，可调控 T 淋巴细胞的增殖和分化。1985 年 Rosenberg 等首次报道应用过继性 T 细胞疗法（adoptive T-cell therapy, ACT）来治疗晚期癌症患者，即将免疫细胞输入患者体内进行治疗。1991 年，Pierre van der Bruggen 等首次证实肿瘤特异性免疫的存在，其中肿瘤表达的特异性抗原可以激发肿瘤特异性免疫应答。这个发现对肿瘤免疫治疗领域来说是一块非常重要的里程碑，有效推动了肿瘤免疫治疗的进一步发展。由此可见，确定合适的肿瘤抗原是开发有效的肿瘤免疫治疗的关键所在。2009 年，人们开发出人乳头瘤病毒（HPV）疫苗来预防宫颈癌，这是第一个预防癌症的疫苗。2010 年，美国 FDA 批准首个树突状细胞疫苗上市，用于治疗前列腺癌，这个疫苗是首个肿瘤治疗性疫苗。2011 年，美国 FDA 批准首个免疫检查点抑制剂 CTLA-4单抗（Ipilimumab）上市，用于治疗黑色素瘤，这是肿瘤免疫治疗领域的又一次伟大革新。2012 年，宾夕法尼亚大学教授 Carl H. June 使用 CD19 CAR-T 细胞治愈了 7 岁的急性淋巴细胞性白血病女孩 Emily，这个小女孩成为首个细胞免疫疗法治愈的白血病儿童患者。2014 年，美国 FDA 批准两个 PD-1 单抗上市，分别是 Keytruda（Pembrolizumab）和 Opdivo（Nivolumab）。PD-1，即程序性死亡受体-1，是活化 T 细胞膜表面表达的一种关键免疫检查点受体。肿瘤细胞分泌的 PD-L1 配体与 PD-1 受体结合后，抑制 T 细胞活化和增殖，诱导肿瘤特异性 T 细胞的失能，从而逃避免疫系统对肿瘤细胞的清除。因此，抑制 PD-1 与 PD-L1 的结合可以阻断负向调控信号，从而增强 T 细胞的功能，提高其抗肿瘤活性。2016 年，美国 FDA 批准 PD-L1 单抗 Tecentriq（Atezolizumab）上市。2017 年，FDA 批准 CAR-T 细胞疗法 Kymriah（Tisagenlecleucel）和 Yescarta（Axicabtagene Ciloleucel）上市，这也正式开启了 CAR-T 细胞治疗肿瘤的新时代。近年来，由于肿瘤免疫治疗领域空前发展，所以了解肿瘤免疫治疗的发展历程（图 10-2）对于帮助我们正确全面认识肿瘤免疫疗法至关重要。随着我们对肿瘤免疫学理解的不断提高,我们最终才能够利用免疫系统的敏感性和特异性来治疗癌症。

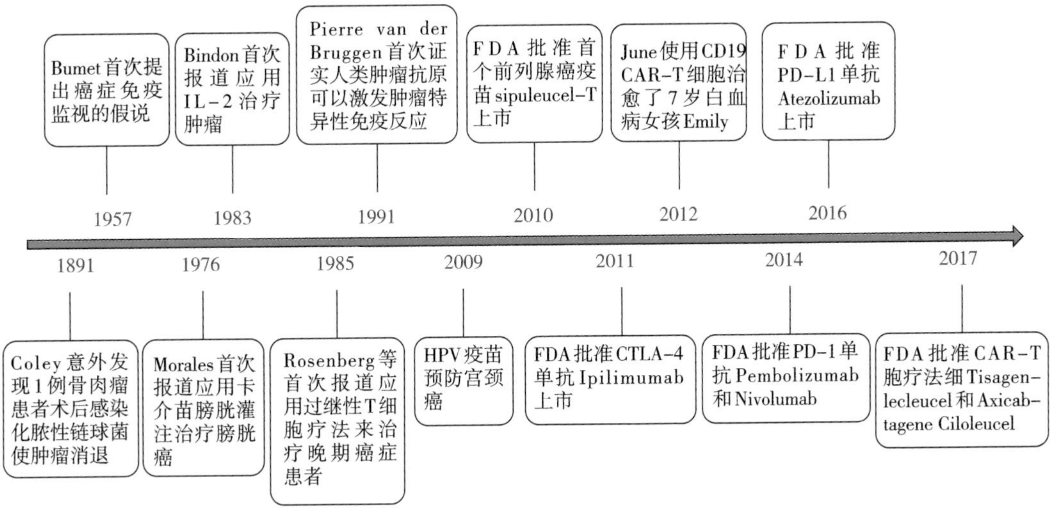

图 10-2　肿瘤免疫疗法的发展历程

随着我们对抗肿瘤免疫反应以及如何阻断肿瘤免疫逃逸抑制的认识不断深入,肿瘤免疫治疗得到了不断的进步与发展。与传统的肿瘤治疗手段相比,肿瘤免疫疗法有望成为癌症患者的新希望。肿瘤的传统治疗方式,包括手术、化疗、放疗及靶向疗法,均具有不同程度的局限性。肿瘤免疫疗法是直接或间接利用人体免疫系统控制和清除患者体内肿瘤的一种治疗方法,具有反应快、疗效持久和不良反应小等优点。目前肺癌的免疫治疗主要包括免疫检查点抑制剂、过继性免疫细胞、肿瘤疫苗、溶瘤病毒、细胞因子等。

一、免疫检查点抑制剂

免疫检查点是一类免疫抑制性的分子,可以调节免疫反应的强度和广度,从而避免正常组织的损伤和破坏,在肿瘤的发生、发展过程中,免疫检查点成为免疫耐受的主要原因之一。免疫检查点抑制剂是阻断 T 细胞激活的负性调节分子(免疫检查点)的活性,解除肿瘤导致的免疫抑制,增强免疫系统功能,从而达到消除肿瘤的目的。目前,肿瘤免疫检查点抑制剂的研究主要集中在 CTLA-4、PD-1 和 PD-L1 3 个分子上,针对非小细胞肺癌(NSCLC)和小细胞肺癌(SCLC),目前已经上市或正在研发中的代表性药物有 CTLA-4 单抗(Ipilimumab、Tremelimumab)、PD-1 单抗(Pembrolizumab、Nivolumab)、PD-L1 单抗(Atezolizumab、Durvalumab、Avelumab)等。其中 PD-1/PD-L1 免疫检查点抑制剂在晚期非小细胞肺癌的治疗中显示出了突出的临床价值,为已使用铂类化疗药物或其他靶向治疗药物无效的晚期肺癌患者提供了新的治疗方法。在某些特定基因表达阳性的癌症患者中,PD-1/PD-L1 免疫检查点抑制剂可以起到一定作用。

免疫检查点抑制剂为多种病理类型肺癌患者带来了临床获益,具有安全、长效且不良反应小等优点,但此疗法仅能解除位于肿瘤边缘的 T 淋巴细胞的束缚或加强呈递,不能促使 T 细胞攻击肿瘤,与传统肿瘤靶向疗法和其他免疫疗法联合也许会有较好的应用前景。

二、过继性免疫细胞

过继性免疫细胞疗法是指通过向肿瘤患者体内回输在体外培养扩增、功能鉴定或激活后具有抗肿瘤活性的免疫细胞,从而达到直接杀伤或激发机体免疫应答杀伤肿瘤细胞的一种肿瘤免疫疗法。过继性免疫细胞主要包括肿瘤浸润性淋巴细胞(TIL)、淋巴因子激活的杀伤细胞(LAK)、细胞因子诱导的杀伤细胞(CIK)、树突状细胞(DC)、自然杀伤细胞(NK)、T 细胞受体嵌合型 T 细胞(TCR-T)和嵌合抗原受体 T 细胞(CAR-T)等几大类。

特异性和靶向性的治疗是目前研究的重点和未来发展的方向,TCR-T 和 CAR-T 都表达特异性 T 细胞受体,介导特异性识别和杀伤肿瘤细胞过程,因而受到广泛的关注和研究。TCR-T 疗法作用机制是提取患者外周血中的 T 淋巴细胞,经过基因修饰,使其表达能够识别肿瘤抗原的 T 细胞受体(TCR),从而使 T 细胞能够重新高效地识别和杀死肿瘤细胞。TCR-T 疗法中 T 细胞的激活依赖于 MHC-I 类复合物呈递靶向新表位,而 MHC-I 类复合物在癌细胞中通常被下调。这种疗法的优点是能像化疗和靶向治疗一样快速杀灭肿瘤,同时还避免了疫苗和免疫检查点阻断疗法的延迟效应。TCR-T 疗法尽管取得了一些成功,但还是存在一些重大问题:临床疗效不高;易造成严重的自身免疫反应;只能在有限的患者群体中使用;需要投入大量的资金、人力和时间;并且插入的 TCR 与体内 MHC 特异性结合难度大;还存在安全监管困难等问题。因此很明显,如果要使 TCR-T 疗法在临床上有效、实用、经济,就需要对其进行实质性的调整。另一种重要治疗方法 CAR-T 疗法,其与 TCR-T 疗法最大的不同是将 TCR 头部直接换成了靶向肿瘤抗原的抗体可变区,可大大提高对肿瘤抗原的亲和力。经改造后的 CAR-T 细胞可以直接识别肿瘤细胞抗原,不再具有 MHC 限制性,使它们绕过癌症患者面临的主要障碍,包括 MHC 表达下调或丢失导致的肿瘤逃逸,其靶向性、持久性和杀伤活力都得到了提高。CAR-T 细胞靶向肿瘤细胞抗原后,在抗原接触后增殖并杀死肿瘤细胞。CAR-T 细胞治疗多种复发和难治性恶性血液肿瘤的临床试验已显示出良好的疗效,是近年抗癌研究的颠覆性突破。

CAR-T 细胞治疗肺癌适应证主要包括:①二线治疗失败肺癌患者(指患者初次化疗或手术后的辅助化疗);②一线治疗失败而不愿接受二线治疗晚期肺癌患者(一线化疗后3 个月内肿瘤复发或一线治疗期间肿瘤进展采用的治疗);③不适合手术治疗的中晚期肺癌;④PD-1 或 PD-L1 免疫检查点抑制剂治疗不敏感或不良反应太大不耐受或可以联合 PD-1 或 PD-L1 免疫检查点抑制剂治疗。目前,CAR-T 治疗肺癌的主要靶点有表皮生长因子受体(EGFR、HER2)、酪氨酸激酶受体(EphA2)、黏蛋白(MUC1)、间皮素(MSLN)、双唾液酸神经节苷脂(GD2)等。尽管 CAR-T 疗法为肿瘤患者带来希望,但也可能引起严重的毒副作用。比较常见的两个不良反应是细胞因子释放综合征和神经毒性。为提高 CAR-T 细胞疗法的可控性和安全性,主要采用以下 3 个途径:①将编码 *CAR* 基因的 mRNA 导入 T 细胞,*CAR* 瞬时表达,发生插入突变的概率极低,从而减轻了对基因毒性的担忧;②使用双特异性 CAR-T 细胞可以减少脱靶效应带来的不良反应;③通过基因工程向 CAR-T 细胞引入"自杀"或"消除"基因,在发生毒性的情况下可以选择性清除 CAR-T 细胞。随着对肺癌发生发展机制研究的逐渐深入,有理由相信,CAR-T 细胞疗法将会为广大的肺癌患者提供更多的选择和方案。

三、肿瘤疫苗

肿瘤疫苗将肿瘤抗原,如肿瘤细胞、肿瘤相关蛋白或多肽、表达肿瘤抗原的基因等,导入患者体内并激活患者自身的特异性免疫功能,从而达到控制或清除肿瘤的目的。肿瘤疫苗治疗的最终目标是利用免疫系统的固定诱导性和特异性产生持久且记忆力强的活性,从而产生更快、更强大的免疫能力。Sipuleucel-T 是首个由美国 FDA 批准用于治疗目的的肿瘤疫苗,是一种树突状细胞疫苗,用于转移性去势抵抗性前列腺癌(CRPC)的治疗。而其他类型的疫苗是采用物理、化学或生物方法处理的肿瘤细胞或特定的肿瘤抗原,包括肿瘤特异性抗原和肿瘤相关抗原两类。所有这些肿瘤疫苗导入患者体内,其目的都是通过产生肿瘤特异性抗体或 T 细胞引起抗肿瘤免疫反应来增强免疫原性。然而,大部分肿瘤疫苗临床试验结果并不是很乐观,如肾细胞癌疫苗 IMA901 和脑癌疫苗 Rintega。Sipuleucel-T 使患者的平均存活时间也仅仅延长了 4 个月,与其他药物相比并无明显优势。MUC1 是一种跨膜糖蛋白,在正常上皮细胞以及来自各种恶性肿瘤(包括 NSCLC)的肿瘤细胞上表达。研究表明,这种蛋白质在肿瘤的生长和存活中起作用,并且与肺癌的疾病进展和较差的预后有关。MUC-1 肽具有高度免疫原性,已显示在动物模型和患者中引起强烈的 T 细胞反应。L-BLP25 是由 BLP25 脂肽、3 种脂质和免疫佐剂单磷酰脂质 A 构成的脂质体疫苗。L-BLP25 疫苗能够经过靶向 MUC1,诱导细胞免疫反应,可能导致表达 MUC1 的肿瘤组织产生免疫排斥反应。Belagepumatucel-L 是 4 种不同的人类 NSCLC 细胞组成的同种异体肿瘤细胞疫苗,主要由转化生长因子-β2 反义修饰肿瘤细胞,激活患者的免疫系统,引起特异性的免疫应答。目前,肿瘤疫苗在肺癌中的临床研究未达到主要终点。

随着高通量测序技术和生物信息学领域的飞速发展,为患者预测具有高免疫原性和高表达水平的新生肿瘤抗原成为可能,基于新抗原的个性化免疫疫苗,非常有前景。相对于传统的肿瘤相关抗原,新抗原来源于突变蛋白,不在正常组织表达,安全性高。2017 年 7 月美德两国团队同时在 *Nature* 宣布源自肿瘤突变的个体化新抗原疫苗在恶性黑色素瘤患者治疗中获得惊人效果。美国 Catherine Wu 教授领衔的研究团队为每例患者预测了 20 种具有高免疫原性、高表达水平的新抗原,设计个体化突变长肽(新抗原)疫苗,4 例患者在接种疫苗 2 年内未出现复发迹象;另 2 例患者出现了复发,但在进一步接受 PD-1 抗体治疗后获得了完全缓解。德国美因茨大学的 Ugur Sahin 教授团队依据个体化突变设计多表位 RNA 疫苗(将 5 个新生抗原序列串联表达),同样获得了很好的效果。入组的 13 例患者中 8 例患者在接种后 1 年内未复发;接种疫苗前后已出现扩散的其他 5 例患者中,2 例在接种后出现肿瘤缩小,1 例在接受 PD-1 抗体治疗后获得完全缓解。根据基因组和转录组数据预测肿瘤新抗原,个体化新抗原疫苗给攻克癌症带来希望,助力癌症精准医学发展,其制备过程如图10-3所示。首先收集患者的癌症组织和正常组织标本,全外显子测序对比癌症和正常组织的基因序列,获得癌组织突变基因数据,经过转录组检测,依照基因表达水平来选择合适的突变新抗原;然后,采用生物信息学或人工智能算法,将候选新抗原排序并制备个体化新抗原疫苗;最后,将新抗原疫苗有效递送至次级淋巴器官(如淋巴结),在那里被抗原提呈细胞捕获并呈递给 CD8$^+$或 CD4$^+$ T 细胞等免疫效应细胞,最终产生有效的抗肿瘤免疫反应。随着对肺癌免疫机制的深入研究和了解,结合患者个体实际情况的新型肺癌治疗疫苗还在进一步的探索中。未来新抗原疫苗将成为肺癌免疫治疗的热点之一,更多临床试验也正在进行中。

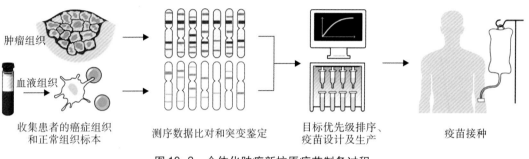

| 收集患者的癌症组织和正常组织标本 | 测序数据比对和突变鉴定 | 目标优先级排序、疫苗设计及生产 | 疫苗接种 |

图 10-3　个体化肿瘤新抗原疫苗制备过程

四、溶瘤病毒

溶瘤病毒是一类通过天然的或经过基因工程技术改造的、能特异性在肿瘤细胞内复制并能最终破坏肿瘤细胞,而对正常组织细胞无杀伤作用的一类病毒。溶瘤病毒疗法是一种利用溶瘤病毒对肿瘤细胞进行特异性杀伤,释放肿瘤相关抗原激活机体产生抗肿瘤免疫应答的免疫治疗方法。溶瘤病毒主要分为两大类。①天然病毒株:自然状态下未经修饰或者连续传代后毒力衰竭的病毒株,包括野生型及自然变异的弱病毒株,如细小病毒、呼肠孤病毒、新城疫病毒、流行性腮腺炎病毒、西尼罗河病毒、腺病毒、牛痘病毒等。②基因改造病毒株:删除病毒某些关键基因、加载外援治疗基因、在病毒必需基因前插入组织或者肿瘤特异性启动子来控制溶瘤病毒在细胞内复制,如加载粒细胞巨噬细胞集落刺激因子(GM-CSF)的 T-VEC、JX-594 等。每一种病毒具有特定的细胞趋向性,狂犬病毒倾向于破坏神经系统;HBV 倾向于侵染肝细胞;HIV 倾向于破坏辅助 T 细胞;流感病毒倾向于破坏呼吸道上皮细胞等。溶瘤病毒的这种细胞趋向性可以通过基因工程的方法进行改变(例如采用 microRNA 靶位点或调控病毒细胞趋向性的方法)来适应不同类型的肿瘤,同时还可以保留其杀伤肿瘤细胞的特性。

目前已上市以及正在临床研究的各类溶瘤病毒均为经过特殊基因改造过的、仅仅特异性针对不同类型的肿瘤细胞。尤其以腺病毒、疱疹病毒、牛痘病毒、呼吸孤病毒、柯萨奇病毒为主要研究载体,所以安全性进一步得到提高和保证。溶瘤病毒杀伤肿瘤细胞的主要机制主要体现在以下 3 个方面:①溶瘤病毒在肿瘤细胞中特异繁殖,直接裂解癌细胞;②溶瘤病毒通过感染肿瘤相关的血管内皮细胞,阻止肿瘤血管生成,进而导致肿瘤细胞坏死,杀伤肿瘤;③溶瘤病毒通过多种途径诱导全身系统的抗肿瘤免疫反应来杀伤肿瘤。

溶瘤病毒可参与肿瘤免疫治疗的多个阶段:①直接裂解肿瘤细胞,进而释放肿瘤特异性抗原和免疫相关因子,诱发机体产生系统的抗肿瘤免疫反应;②表达外源治疗基因,吸引淋巴细胞在肿瘤微环境中富集;③通过交叉提呈感染肿瘤细胞作为新抗原疫苗原位源,促使机体产生特异的抗肿瘤免疫反应,进而杀伤远端未受感染的肿瘤细胞。溶瘤病毒药物给药途径多样化,其有效性取决于足够数量的溶瘤病毒感染肿瘤细胞,被感染的肿瘤细胞裂解并将溶瘤病毒扩散到邻近肿瘤细胞。现阶段研究中,溶瘤病毒药物的主要给药途径为局部给药(瘤内、腹腔内或颅内),但局部给药的方式临床使用范围有限,一定程度限制了溶瘤病毒药物的应用。对给药途径多样化的研究,更有利于晚期转移性癌症的治疗,同时降低瘤内注射存在的肿瘤破碎出血、癌细胞脱落转移等风险。

实际上,溶瘤病毒的发现已经有百年历史(图 10-4),大致可分为 3 个阶段:野生病毒株发现应用阶段(1904—1990 年)、基因改造病毒株研发阶段(1991—2000 年)和基因插入及联合治疗增效阶段(21 世纪)。1904 年,*The Lancet* 报道一位患有慢性白血病的妇女在一次流感病毒感染后,出现了病变的白细胞数减少、病情意外好转的现象,至此生物医学家开始关注病毒在抗癌中可能存在的价值。1912 年,意大利医生 Depace 发现宫颈癌患者接种减毒狂犬病疫苗后肿瘤自发地消退、缩小,解开了病毒治疗肿瘤的历史。1950 年,人们开始利用变异后的天然弱毒病毒株对癌细胞进行治疗研究,主要利用西尼罗河病毒和腺病毒。1970 年,水痘病毒、麻疹病毒开始进入研究历程。1991 年,人类首次对溶瘤病毒进行基因改造,使溶瘤病毒治疗肿瘤成为可能;2005 年,一个由腺病毒改造而来的溶瘤病毒 H101 经 CFDA 审批,开始投入临床用于治疗难治性晚期鼻咽癌,这是世界上第一个由官方批准的溶瘤病毒药物。2015 年,FDA 批准溶瘤病毒产品 T-VEC 上市,该药物可用于治疗病灶在皮肤和淋巴结,未能通过手术完全清除的黑色素瘤,标志着溶瘤病毒技术已经成熟。已经进入临床试验的 DNA 病毒主要有腺病毒科(腺病毒)、疱疹病毒科(单纯疱疹病毒)、痘病毒科(痘苗病毒)、微小病毒科(细小病毒);RNA 病毒主要有小 RNA 病毒科、副黏病毒科(麻疹病毒)、呼肠孤病毒科、逆转录病毒科、弹状病毒科。不断有新的溶瘤病毒进入临床试验。现阶段,全球上市售的溶瘤病毒药物仅有 T-VEC(美国)与安科瑞(中国),大量的溶瘤病毒的研发处于临床试验阶段,其中大部分处于早期临床阶段。安全性、有效性、成本与适应证是肿瘤治疗药物的主要考量维度,溶瘤病毒药物具有靶向性好、安全性高、不良反应小等优点,是未来具潜力和应用前景的肿瘤治疗手段之一。

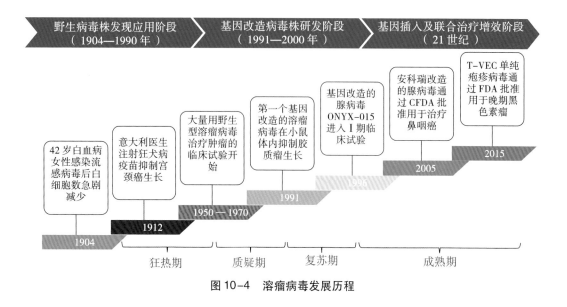

图 10-4　溶瘤病毒发展历程

五、细胞因子

细胞因子（cytokines）是由免疫细胞（淋巴细胞、单核巨噬细胞等）及其相关细胞（血管内皮细胞、成纤维细胞等）合成和分泌的调节其他免疫细胞或靶细胞功能的生物活性物质，属小分子多肽或糖蛋白。细胞因子一般具有以下共同特点：①低分子量的分泌型蛋白质，分子量<800 000；②产生具有多元性，即单刺激可使同一细胞分泌多种细胞因子，一种细胞因子可由多种细胞产生，并作用于多种靶细胞；③正常静息状态细胞极少储存，需经激活后合成分泌；④生物学效应极强，导致细胞行为的改变；⑤以非特异方式发挥作用；⑥大多通过自分泌或旁分泌方式短暂地产生并在局部发挥作用；⑦需与靶细胞上的高亲和性受体特异结合发挥生物学效应；⑧构成细胞因子网络，相互诱生、调节和影响。

细胞因子的抗肿瘤机制包括以下几个方面：①控制癌细胞的生长和促进分化；②调节宿主的免疫应答；③对肿瘤细胞的直接毒性作用；④破坏肿瘤细胞血管和营养供应；⑤刺激造血功能，促进骨髓恢复。常用于肺癌的细胞因子有白细胞介素（interleukin，IL）、红细胞生成素（erythropoietin，EPO）、干扰素（interferon，IFN）、肿瘤坏死因子（tumor necrosis factor，TNF）和集落刺激因子（colony-stimulating factor，CSF）等。随着对细胞因子研究的深入，必将会有更多的因子应用于肺癌的免疫治疗。

六、分子靶向治疗

在过去的十余年中，肺癌靶向治疗与精准医学的迅速发展彻底改变了传统的以铂类药物为基础的联合治疗模式。吉非替尼治疗表皮生长因子受体（epidermal growth factor receptor,EGFR)突变阳性患者开启了 EGFR-酪氨酸激酶抑制剂(tyrosine kinase inhibitors,TKIS)的肺癌精准医学时代。同时,肺癌的精准医学时代还包括了 ALK 间变性淋巴瘤激酶(anaplastic lymphoma kinase,ALK)融合、KRAS 鼠肉瘤病毒癌基因(kirsten rat sarcoma viral oncogene,KRAS)突变、BRAF 丝氨酸/苏氨酸激酶(serine/threonine-protein kinase,BRAF)基因突变、ROS1 原癌基因酪氨酸受体激酶(proto-oncogene tyrosine-protein kinase,ROS)基因重排、RET 原癌基(retproto-oncogene,RET)重排 HER2 受体酪氨酸蛋白激酶 erbB-2(receptortyrosine-protein kinase erb B-2,HER2)基因突变的研究。

第九节　肺癌的联合治疗

　　肺癌的治疗方案主要根据肺癌的组织学来决定,通常 SCLC 发现时已经存在全身转移,往往难以通过外科手术来根治,主要依赖化学治疗(简称化疗)或放化疗综合治疗。相反,NSCLC 外科手术或放射治疗(简称放疗)可根治,但对化疗的反应性较 SCLC 差。

一、小细胞肺癌的联合治疗

　　SCLC 由于其病理类型的特殊性,多选择以化疗为主的综合治疗以延长患者的生存期。

(一)化疗联合放疗

　　初治 SCLC 对破坏 DNA 的化疗和放疗都非常敏感,治疗后可使肿瘤明显缩小,症状减轻,是治疗 SCLC 的基本方案。许多化疗药物对于未经治疗或复发的 SCLC 均有较好的疗效。一线治疗可以应用的化疗药物包括足叶乙苷、伊利替康、顺铂、卡铂等,共 4～6 个周期。常用的联合方案是足叶乙苷加顺铂或卡铂,3 周一次,共 4～6 个周期。对于有明确颅脑转移的患者应给予全脑高剂量放疗(40 Gy)。对完全缓解的患者亦推荐预防性颅脑放射(PCI),能显著地减少脑转移(存活≥2 年,未做 PCI 的患者 60%～80% 发生脑转移)。对于有症状、胸部或其他部位病灶转移的患者,可给予全剂量(如胸部肿瘤病灶给予 40 Gy)放疗。大多数局限期的 SCLC 可考虑给予足量的足叶乙苷加铂类药物化疗以及同步放疗的综合治疗。对于局限期 SCLC(Ⅱ～Ⅲ期),推荐放、化疗为主的综合治疗。尽管会出现放化疗的急慢性毒性,但能降低局部治疗失败率并提高生存期。可选择合适的患者(局限期、行动状态评分 0～1 分且基础肺功能良好者),给予全部剂量的放疗并尽可能减少对肺功能的损伤。对于广泛性病变,通常不提倡初始胸部放疗。然而对于情况良好的患者(如行动状态评分 0～1 分,肺功能良好以及仅有局部病变的患者)可在化疗基础上增加放疗。对于所有 SCLC 患者,如果化疗不足以缓解局部肿瘤症状,可在化疗基础上增加 1 个疗程的放疗。

（二）化疗联合手术治疗

SCLC 患者 90% 以上就诊时已有胸内或远处转移,因此很少从手术中获益,一般不推荐手术治疗。尽管常规不推荐 SCLC 手术治疗,如经病理学纵隔分期方法(如纵隔镜、纵隔切开术等检查)发现有纵隔淋巴结阴性且无转移的患者,仍然可以考虑进行肺叶切除术和淋巴结清扫。单纯手术无法根治 SCLC,因此所有术后的 SCLC 患者均需采用含铂的两药化疗方案化疗 4 ~ 6 个疗程。

（三）靶向治疗联合放疗

对于驱动基因阳性的肺癌,在使用靶向治疗后产生耐药的最常见机制是 20 号外显子 T790M 错义突变。靶向治疗可增加 T790M 突变肿瘤细胞的辐射敏感性,而在肿瘤进展前联合放疗可缓解 T790M 突变,减少 T790M 突变的耐药肿瘤克隆性生长。在早期靶向治疗中联合放疗局部治疗病灶可减少远处转移的风险,从而更早地控制微转移病灶。

对于伴有脑转移的驱动基因阳性的 SCLC 患者,根据其体能状况和脑转移的数量和体积,可以考虑选择全脑放疗或立体定向放射外科治疗(stereotactic radiosurgery,SRS)联合靶向治疗,可以改善患者生存,并且耐受性好。

（四）生物反应调节剂

近年来,随着生物技术的发展,生物反应调节剂(biological response modifiers,BRM)逐渐成为 SCLC 一种新的治疗手段。BRM 已在肾癌、黑色素瘤等肿瘤的治疗中得到了肯定。目前,有研究表明,BRM 加放化疗联合治疗肺癌,能够提高近期疗效和 2 年生存率,且患者能够耐受不良反应。如小剂量干扰素(2×10^6 U)每周 3 次间歇疗法。转移因子、左旋咪唑、集落刺激因子(CSF)在肺癌的治疗中都能增加机体对化疗、放疗的耐受性,提高疗效。

二、非小细胞肺癌的联合治疗

（一）手术联合化疗

NSCLC 的治疗应当根据患者的机体状况、病理学类型(包括分子病理诊断)及侵及范围(临床分期)采取多学科综合治疗模式,强调个体化治疗。有计划、合理地应用手术、化疗、生物靶向和放射治疗等手段。以期达到根治或最大限度控制肿瘤,提高治愈率,改善患者的生活质量,延长生存期的目的。

手术治疗是早期肺癌的最佳治疗方法,分为根治性手术与姑息性手术,应当力争根治性切除,以期切除肿瘤后减少肿瘤转移和复发的情况发生,并可进行 TNM 分期,指导术后综合治疗。手术治疗主要适于可耐受手术的 Ia、Ib、IIa 和 IIb 期 NSCLC 患者,根治性手术切除是首选的治疗手段,对于 T_3N_0 和 $T_{1 \sim 3}N_2$ 的 IIIA 期患者,若患者年龄、心肺功能和解剖位置合适,也可考虑通过多学科讨论采取综合治疗的方法,包括手术治疗联合术后化疗或序贯放化疗,或同步放化疗等。术前化疗(新辅助化疗)可使许多原先不能手术者降期而后进行手术,术后根据患者最终病理 TNM 分期、切缘情况,选择再次手术、术后辅助化疗或放疗。电视胸腔镜外科手术(VATS)主要适用于Ⅰ期肺癌患者,也可用于肺功能欠佳的周围型病变患者。对不能耐受肺叶切除的患者也可考虑行楔形切除。目前有新的报道称,对于伴有恶性疾病的原发性支气管肺癌(NSCLC 及其亚型细支气管肺泡癌)患者,肺移植可以是等同于或优于传统的癌症治疗方法,以提高患者生存率和改善患者生活质量。肺癌肺移植的适应证:因肺功能储备受限或多灶性及一线肿瘤药物治疗禁忌而不能进行常规手术切除的癌症。

肺癌术后 NSCLC 患者恢复程度的不同可能会影响患者耐受辅助化疗的能力,研究发现辅助化疗在 NSCLC 患者术后 7～18 周开始仍然有效,且在较晚间隔期间接受化疗的患者比仅接受手术的患者有更低的死亡率风险($HR=0.664$;95% CI:$0.623～0.707$;$P<0.001$),这说明 NSCLC 患者术后恢复缓慢的患者仍可从术后 4 个月开始的延迟辅助化疗中获益。如患者体力状况评分≤2 分,重要脏器功能可耐受者可给予化疗。术后患者常规进行基于顺铂的联合治疗,可增加患者生存率、缓解症状及提高生活质量。对于不符合顺铂治疗条件的 NSCLC 患者,共识指南指出,可以进行新辅助化疗代替辅助化疗和卡铂治疗。转移性 NSCLC 患者全身治疗的主要目标是减少癌症症状负担,提高生存率,同时提高生活质量。以铂为基础的联合化疗方案(如卡铂和紫杉醇或卡铂和培美曲塞)已被证明比单药化疗更能提高生存率,尽管许多细胞毒性化疗方案与显著的毒性作用相关(如脱发、恶心、骨髓抑制、疲劳)。

(二)化疗联合放疗

以顺铂为基础的辅助化疗仍是高危非转移 NSCLC 患者的标准治疗方法。应当严格掌握化疗适应证,充分考虑患者的疾病分期、体力状况、自身意愿、药物不良反应、生活质量等,避免治疗过度或治疗不足。目前化疗常见的药物有顺铂、卡铂、长春瑞滨、吉西他滨、紫杉醇、多西他赛和培美曲塞等。且目前一线化疗推荐治疗方案为含铂两药联合化疗,如紫杉醇+卡铂、多西紫杉醇+顺铂或长春瑞滨+顺铂、吉西他滨+顺铂等;对于肺鳞状细胞癌患者,一线化疗还可选用培美曲塞+顺铂或卡铂。联合化疗可使 NSCLC 患者达到30%～40%的部分缓解率,近 5%的完全缓解率,中位生存期 9～10 个月,1 年生存率为30%～40%。而二线化疗方案多推荐多西他赛或培美曲塞单药治疗。无论是一线或是二线治疗,对于化疗后肿瘤缓解或疾病稳定而没有发生进展的 NSCLC 患者,都要给予适当的支持治疗(止吐药,用顺铂治疗时补充体液和盐水,监测血细胞计数和血生化,监测出血或感染的征象以及在需要时给予促红细胞生成素和粒细胞集落刺激因子)并根据最低粒细胞计数及时调整化疗剂量。一般治疗 2 个周期后评估疗效,密切监测及防治不良反应,并酌情调整药物和(或)剂量。

根据国际癌症控制联盟(UICC)新 TNM 分类第七版,约 30%的患者处于Ⅲ期。对于表现良好且无相关合并症的Ⅲ期疾病患者,以同步放化疗为治疗目的。几项随机Ⅲ期试验数据和基于个体患者数据的 Meta 分析证实,Ⅲ期 NSCLC 并行放化疗方案后的 5 年生存率在 10%～20%。如果患者的原发瘤阻塞支气管引起阻塞性肺炎、上呼吸道或上腔静脉阻塞等症状,应考虑放疗。也可对无症状的患者给予预防性治疗,防止胸内病变进展。

通常 1 个疗程为 2 ~ 4 周,剂量为 30 ~ 40 Gy。对于不能耐受手术或拒绝进行手术的 Ⅰ 、Ⅱ期患者及Ⅲ期患者均可考虑根治性放疗(60 Gy)并联合化疗(含顺铂的方案 2 ~ 3 个周期)。已有远处转移、恶性胸腔积液、高龄、心肺功能较差累及心脏者,以及合并较多基础病的 NSCLC 患者,一般不考虑根治性放疗。心脏压塞可予心包穿刺术治疗和放疗,颅脑、脊髓压迫和臂丛神经受累亦可通过放疗缓解。

(三)化疗联合靶向治疗

细胞毒性化疗仍是大多数患者全身治疗的重要组成部分,但放弃化疗而采用分子靶向治疗或免疫治疗的方案是约 50% 的晚期 NSCLC 患者的标准一线治疗方案,目前分子靶向治疗标准流程见图 10-5。分子靶向治疗是以肿瘤细胞或肿瘤组织中存在突变的驱动基因以及肿瘤相关信号通路中特异性分子为靶点,利用特定的分子靶向药物特异性阻断该靶点在肿瘤中的生物学作用,从分子水平上阻断或逆转其对肿瘤细胞进展的促进作用,从而达到阻断肿瘤生长甚至使其消退的作用。目前,分子靶向治疗主要应用于晚期 NSCLC 的肺腺癌患者,在对晚期 NSCLC 治疗前,无论是否有吸烟史,建议对所有肺鳞状细胞癌 NSCLC 患者都应进行潜在的靶向突变基因检测,以筛选特异性的靶标人群。对于不可切除或不可手术的非转移性 NSCLC,若存在驱动基因阳性如表皮生长因子受体(EGFR)、间变性淋巴瘤激酶(ALK)、原癌基因受体酪氨酸激酶(ROS1)和 BRAF V600E 突变等,化疗和放疗后使用靶向治疗可提高总生存率。

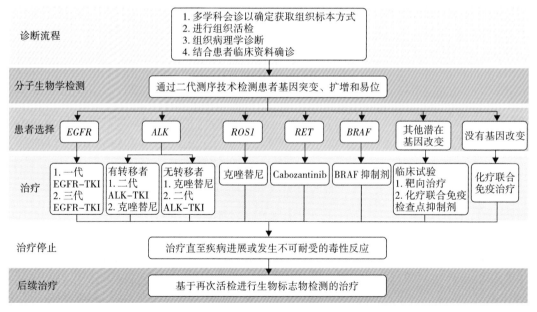

图 10-5 非小细胞肺癌分子靶向治疗模式

EGFR 基因中的体细胞活化突变存在于约 20% 的晚期 NSCLC 患者中。有这些 *EGFR* 突变的患者接受 EGFR-酪氨酸激酶抑制剂(EGFR-TKI)治疗,以 *EGFR* 突变阳性为靶点

EGFR-酪氨酸激酶抑制剂(EGFR-TKI)的厄洛替尼(erlotinib)、吉非替尼(gefitinib)、阿法替尼(afatinib)、奥希替尼(osimertinib),*ALK* 重排阳性为靶点的克唑替尼(crizotinib)、艾乐替尼(alectinib)、色瑞替尼(ceritinib)等和 *ROS*1 重排阳性为靶点的克唑替尼可用于一线治疗或化疗后的维持治疗,对于不适合根治性治疗局部晚期和转移的 NSCLC 有显著的治疗作用。此外,以肿瘤血管生成为靶点的贝伐珠单抗(bevacizumab),联合化疗能明显提高晚期 NSCLC 的化疗效果并延长肿瘤中位进展时间。对 *EGFR* 突变阳性的 Ⅳ 期 NSCLC,与基于铂类的化疗相比,一线给予 EGFR-TKI(厄洛替尼、吉非替尼和阿法替尼)治疗较一线含铂的两药化疗方案可改善具有易感 *EGFR* 突变的患者的治疗反应、无进展生存期,且毒性反应更低。同时,EGFR-TKI 治疗也可用于化疗无效的二线或三线口服治疗。

对于没有生物标志物且对特定靶向治疗敏感的患者,采用分子靶点抑制剂的单一疗法或联合化疗方案优于单纯化疗方案。随着更有效和特异的 ALK-TKI 的引入,在出现耐药性后接受克唑替尼和第二代 TKI 治疗的 ALK 阳性 NSCLC 患者的中位生存期接近 5 年,突出了 ALK 常规检测和根据分子检测结果选择相应的靶向药物治疗的重要性。生物标志物分子靶向疗法的这些进步使得总生存期得到改善。在发生分子靶向治疗耐药(如 *T790M* 突变)或疾病进展时(一般在治疗后 9 ~ 13 个月),可使用二线 TKI 奥希替尼治疗。对于 *ALK* 和 *ROS*1 重排阳性的患者可选择克唑替尼治疗。对于 Ⅳ 期肺鳞状细胞癌的 NSCLC,若患者无咯血及脑转移,可考虑在化疗基础上联合抗肿瘤血管药物如贝伐珠单抗。2018 年,基于一项多队列 2 期试验,第三代 ALK 抑制剂劳拉替尼被批准用于治疗 ALK 阳性非小细胞肺癌患者,以及在接受 2 种既往 ALK-TKI 治疗后出现疾病进展的患者。

埃罗替尼是首个获得 FDA 批准的 EGFR-TKI 抑制剂,最初用于化疗后进展的 NSCLC 患者。该批准是基于 BR.21 试验中观察到的显著的总生存期(OS)改善,涉及 731 名接受了一或两组化疗但不适合进一步化疗的患者(厄洛替尼组中位 6.7 个月,安慰剂组 4.7 个月;$HR=0.70$;$P<0.001$)。厄洛替尼也改善了客观缓解率(ORR)和无进展生存率(PFS)。最终,厄洛替尼和其他 EGFR-TKI 的多项 Ⅲ 期试验结果显示,与标准一线铂基化疗相比,ORR 和 PFS 更优,但仅在 EGFR 存在活化体细胞突变的 NSCLC 患者中。在 ALK 蛋白过表达的患者中,Crizotinib 的反应率明显高于培美曲塞和顺铂或卡铂(铂类化疗)的联合治疗(分别为 74% 和 45%;$P<0.001$)和无进展生存期(中位数,分别为 10.9 个月和 7.0 个月;$P<0.001$)。无论是作为初始治疗还是非一线治疗时的二线治疗,标准辅助治疗后 3 年使用奥西替尼可提高含有 *EGFR* 突变的 NSCLC 患者的无病生存率。一项关于化疗联合靶向治疗的临床试验 CTONG1104 结果表明,与单纯的化疗组(长春瑞滨+顺铂)相比,吉非替尼辅助治疗显著提高了 *EGFR* 突变阳性切除期 Ⅱ ~ ⅢA($N_1 \sim N_2$)NSCLC 患者的无病生存(DFS)和中位 OS(62.8 个月 *vs* 75.7 个月),且后续的靶向治疗对 OS 贡献最大($HR=0.23$;95% *CI*:0.14 ~ 0.38),而没有进行后续治疗。3 年的 DFS 率为 32.5% 和 39.6%,5 年的 DFS 率为 23.2% 和 22.6%。

（四）化疗联合免疫治疗

采用针对免疫检查点 PD-L1 的单克隆抗体可抑制 PD-1 与肿瘤细胞表面的 PD-L1 结合,产生一系列抗肿瘤的免疫作用,也有一定的治疗效果。在过去 10 年中,将分子靶向药物和免疫检查点抑制剂引入晚期肺癌患者的治疗中,极大地提高肺癌患者的生存率,并且已经从根本上改变了转移性 NSCLC 患者的治疗方式。这些治疗被认为是通过刺激细胞介导免疫来识别和破坏癌细胞,并通过调节 T 细胞功能和靶向免疫抵抗的相关机制(如肿瘤微环境中的免疫抑制分子)来发挥作用,这为联合化疗和免疫治疗提供了理论支持。

PACIFIC 试验纳入了未经选择的晚期 NSCLC 患者,这些患者在化疗后 1~42 d 内没有出现进展,使用 PD-L1 单抗(德瓦鲁单抗)治疗长达 12 个月以后发现,PFS(中位数 16.8 个月,安慰剂5.6 个月)、发生远处转移以及死亡的时间显著延长($HR = 0.52, P < 0.001$)。基于这些数据,FDA 于 2018 年 2 月批准德瓦鲁单抗用于 NSCLC 的治疗而不必考虑 PD-L1 表达情况。目前 NCCN 指南已经把帕博利珠单抗作为 TPS≥50% 的晚期 NSCLC 患者的一线抗肿瘤治疗药物。目前在具有高 PD-L1 表达(肿瘤比例得分≥50%)的肿瘤患者中,其 5 年总生存率超过 25%。因此,PD-L1 阳性水平较高仍然与更大的效益相关,即使是免疫治疗化疗联合。与单用细胞毒治疗相比,使用 PD-L1/PD-1 单抗联合含铂类药物的两药化疗,可显著提高患者总生存期(overall survival,OS)和无进展生存期(progression free survival,PFS),该联合治疗可能是晚期 NSCLC 患者有效且可耐受的一线治疗方案。

在 Keynote-189 一项比较免疫治疗联合化疗与单独化疗疗效的临床试验中发现,在转移性肺鳞状细胞癌 NSCLC 患者中,免疫治疗联合化疗与单独化疗相比,总生存率(69.2% vs 49.4%)和中位无进展生存期(8.8 个月 vs 4.9 个月)明显提高或延长。并且两组患者中发生 3 级以上不良事件的概率相似(67.2% vs 65.8%)。一项关于免疫治疗联合化疗的临床试验 CheckMate-227 结果显示,纳武单抗联合化疗可以使患者的 ORR 明显提高(60.5% vs 36.8%),即使是对 PD-L1 阴性或 PD-L1 TPS<1% 的 NSCLC 患者,免疫联合化疗仍显示出显著的治疗效果以及可耐受的不良反应。对于不同肿瘤突变负荷(TMB)较高的患者(TMB≥10 mut/Mb),免疫治疗联合化疗较单纯的化疗组有着更长的PFS 和 OS,同时降低了疾病进展的风险。目前有研究结果显示,PD-L1 单抗和 CTLA-4单克隆抗体联合使用可能会引起更高和更持久的反应。

有研究表明,在特异性免疫治疗中肿瘤疫苗和细胞免疫治疗显著延长了 NSCLC 患者的总生存(OS)和无进展生存期(PFS)。肿瘤疫苗和细胞疗法可以诱导形成特异性肿瘤定向的细胞毒性 T 细胞,能够摧毁癌细胞。由于它们的高度特异性,仅基于肿瘤相关抗原的选择。研究指出细胞免疫疗法比肿瘤疫苗更有效,低阶段疾病和同时使用化疗时可提高疗效,但仅限于几个月内的疾病进展和危险比(HR)。治疗效果与腺癌组织学或小剂量环磷酰胺预处理没有关联。这些发现对未来研究 NSCLC 的免疫治疗和潜在的联合免疫治疗是有用的,可以提高患者的生存。

（五）免疫治疗联合靶向治疗

免疫治疗与抗血管生成药物的治疗均有改善肿瘤微环境的作用,两种药物具有协同作用,抗血管生成药物可以通过组织、血管重塑和抗纤维化促进免疫细胞浸润从而降低肿瘤的免疫抑制作用。2016 年欧洲肿瘤内科学会(European Society for Medical Oncology,ESMO)公布了帕博利珠单抗与 VEGFR 单抗联合抗肿瘤疗效,整体反应率(overall response rate,ORR)达30%,疾病控制率(disease control rate,DCR)达85%。但是目前关于免疫治疗联合靶向治疗在 NSCLC 疗效方面的数据仍不足,未来需要更多的临床试验数据支持免疫治疗联合靶向治疗在 NSCLC 疗效方面的有效性。

(六)根治性综合治疗

对于伴有霍纳综合征的肺上沟瘤患者可采用放疗和手术联合治疗。对于ⅢA 期患者,N_2 期病变可选择手术联合同步放化疗,新辅助化疗加手术或新辅助放化疗加手术。对于ⅢB 期和肿瘤体积较大的ⅢA 病变,与单纯放疗相比,新辅助化疗(含顺铂方案 2～3 个周期)加放疗(60 Gy)中位生存期可从 10 个月提高至 14 个月,5 年生存率可从7%提高至 17%。

参考文献

[1]HU X F,DUAN L,JIANG G N,et al. Surgery following neoadjuvant chemotherapy for non-small-cell lung cancer patients with unexpected persistent pathological N2 disease[J]. Mol Clin Oncol,2016,4(2):261-267.

[2]CAO C,GUPTA S,CHANDRAKUMAR D,et al. Meta-analysis of intentional sublobar resections versus lobectomy for early stage non-small cell lung cancer[J]. Ann Cardiothorac Sur,2014,3(2):134-141.

[3]DAI C,SHEN J,REN Y,et al. Choice of surgical procedure for patients with non-small-cell lung cancer ≤1 cm or >1 to 2 cm among lobectomy,segmentectomy,and wedge resection:a population-based study[J]. J Clin Oncol,2016,34(26):3175-3182.

[4]SCHWARTZ R M,YIP R,OLKIN I,et al. Impact of surgery for stage IA non-small-cell lung cancer on patient quality of life[J]. J Community Support Oncol,2016,14(1):37-44.

[5]DZIEDZIC R,ZUREK W,MARJANSKI T,et al. Stage I non-small-cell lung cancer: long-term results of lobectomy versus sublobar resection from the Polish National Lung Cancer Registry[J]. Eur J Cardiothorac Surg,2017,52(2):363-369.

[6]王程,李炎,薛博仁,等.三维 CT 支气管血管成像(3D-CTBA)导航联合亚段切除术处理肺段间结节的效果分析[J].当代医学,2019,25(21):119-121.

[7]OKUI M,KOHNO M,IZUMI Y,et al. Combined subsegmentectomy for S(2)(b)(horizontal subsegment of the posterior segment) and S(3)(a)(lateral subsegment of the anterior segment) in the right upper pulmonary lobe[J]. Gen Thorac Cardiovasc Surg,2011,59(9):632-635.

［8］LEI M,LIU Y,TANG C,et al. Prediction of survival prognosis after surgery in patients with symptomatic metastatic spinal cord compression from non-small cell lung Cancer［J］. BMC cancer,2015,15:853.

［9］LEE P C,KAMEL M,NASAR A,et al. Lobectomy for non-small cell lung cancer by video-assisted thoracic surgery:effects of cumulative institutional experience on adequacy of lymphadenectomy［J］. Ann Thorac Surg,2016,101(3):1116-1122.

［10］YANG H,YAO F,ZHAO Y,et al. Clinical outcomes of surgery after induction treatment in patients with pathologically proven N2-positive stage Ⅲ non-small cell lung cancer［J］.J Thorac Dis,2015,7(9):1616-1623.

［11］WANG Y. Video-assisted thoracoscopic surgery for non-small-cell lung cancer is beneficial to elderly patients［J］. Int J Clin Exp Med,2015,8(8):13604-13609.

［12］ROVIARO G,REBUFFAT C,VAROLI F,et al. Videoendoscopic pulmonary lobectomy for cancer［J］. Surg Laparosc Endosc,1992,2(3):244-247.

［13］陈恒红,张凡.用电视胸腔镜辅助下小切口肺癌手术与常规开胸手术治疗肺癌的效果对比［J］.当代医药论丛,2015,13(19):249-250.

［14］PAUL S,ISAACS A J,TREASURE T,et al. Long term survival with thoracoscopic versus open lobectomy:propensity matched comparative analysis using SEER-Medicare database［J］. BMJ,2014,349:g5575.

［15］PAGES P B,DELPY J P,ORSINI B,et al. Propensity score analysis comparing videothoracoscopic lobectomy with thoracotomy:a french nationwide study［J］. Ann Thorac Surg,2016,101(4):1370-1378.

［16］YANG C F,SUN Z,SPEICHER P J,et al. Use and outcomes of minimally invasive lobectomy for stage Ⅰ non-small cell lung cancer in the National Cancer Data Base［J］. Ann Thorac Surg,2016,101(3):1037-1042.

［17］LOUIE B E,WILSON J L,KIM S,et al. Comparison of video-assisted thoracoscopic surgery and robotic approaches for clinical stage i and stage Ⅱ non-small cell lung cancer using the Society of Thoracic Surgeons Database［J］. Ann Thorac Surg,2016,102(3):917-924.

［18］KWON S T,ZHAO L,REDDY R M,et al. Evaluation of acute and chronic pain outcomes after robotic,video-assisted thoracoscopic surgery,or open anatomic pulmonary resection［J］.J Thorac Cardiovasc Surg,2017,154(2):652-659,e1.

［19］BERGHMANS T,PAESMANS M,SCULIER J P. Prognostic factors in stage Ⅲ non-small cell lung cancer:a review of conventional, metabolic and new biological variables［J］. Ther Adv Med Oncol,2011,3(3):127-138.

［20］ALBAIN K S,SWANN R S,RUSCH V W,et al. Radiotherapy plus chemotherapy with or without surgical resection for stage Ⅲ non-small-cell lung cancer:a phase Ⅲ randomised controlled trial［J］. Lancet,2009,374(9687):379-386.

［21］PALMA D A,SENAN S,TSUJINO K,et al. Predicting radiation pneumonitis after chemoradiation therapy for lung cancer：an international individual patient data meta-analysis[J]. Int J Radiat Oncol Biol Phys,2013,85(2):444-450.

[22] CURRAN W J, JR, PAULUS R, LANGER C J, et al. Sequential vs. concurrent chemoradiation for stage Ⅲ non-small cell lung cancer：randomized phase Ⅲ trial RTOG 9410[J]. J Natl Cancer Inst,2011,103(19):1452-1460.

[23] YAMAMOTO N, NAKAGAWA K, NISHIMURA Y, et al. Phase Ⅲ study comparing second- and third-generation regimens with concurrent thoracic radiotherapy in patients with unresectable stage Ⅲ non-small-cell lung cancer：West Japan Thoracic Oncology Group WJTOG0105[J]. J Clin Oncol,2010,28(23):3739-3745.

[24] GOVINDAN R, BOGART J, STINCHCOMBE T, et al. Randomized phase Ⅱ study of pemetrexed, carboplatin, and thoracic radiation with or without cetuximab in patients with locally advanced unresectable non-small-cell lung cancer：Cancer and Leukemia Group B trial 30407[J]. J Clin Oncol,2011,29(23):3120-3125.

[25] BRADLEY J D, PAULUS R, KOMAKI R, et al. Standard-dose versus high-dose conformal radiotherapy with concurrent and consolidation carboplatin plus paclitaxel with or without cetuximab for patients with stage ⅢA or ⅢB non-small-cell lung cancer (RTOG 0617)：a randomised, two-by-two factorial phase 3 study [J]. Lancet Oncol,2015,16(2):187-199.

[26] SEGAWA Y, KIURA K, TAKIGAWA N, et al. Phase Ⅲ trial comparing docetaxel and cisplatin combination chemotherapy with mitomycin, vindesine, and cisplatin combination chemotherapy with concurrent thoracic radiotherapy in locally advanced non-small-cell lung cancer：OLCSG 0007[J]. J Clin Oncol,2010,28(20):3299-3306.

[27] SANTANA-DAVILA R, DEVISETTY K, SZABO A, et al. Cisplatin and etoposide versus carboplatin and paclitaxel with concurrent radiotherapy for stage Ⅲ non-small-cell lung cancer：an analysis of Veterans Health Administration data[J]. J Clin Oncol,2015,33(6):567-574.

[28] DILLMAN R O, SEAGREN S L, PROPERT K J, et al. A randomized trial of induction chemotherapy plus high-dose radiation versus radiation alone in stage Ⅲ non-small-cell lung cancer[J]. N Engl J Med,1990,323(14):940-945.

[29] VOKES E E, HERNDON 2ND J E, KELLEY M J, et al. Induction chemotherapy followed by chemoradiotherapy compared with chemoradiotherapy alone for regionally advanced unresectable stage Ⅲ non-small-cell lung cancer：cancer and leukemia group B[J]. J Clin Oncol,2007,25(13):1698-1704.

[30] HANNA N, NEUBAUER M, YIANNOUTSOS C, et al. Phase Ⅲ study of cisplatin, etoposide, and concurrent chest radiation with or without consolidation docetaxel in patients with inoperable stage Ⅲ non-small-cell lung cancer：the Hoosier Oncology Group and U. S. Oncology[J]. J Clin Oncol,2008,26(35):5755-5760.

[31] TSUJINO K, KURATA T, YAMAMOTO S, et al. Is consolidation chemotherapy

after concurrent chemo−radiotherapy beneficial for patients with locally advanced non−small−cell lung cancer? A pooled analysis of the literature[J]. J Thorac Oncol,2013,8(9):1181−1189.

[32] DINAN M A,CURTIS L H,CARPENTER W R,et al. Stage migration,selection bias,and survival associated with the adoption of positron emission tomography among medicare beneficiaries with non−small−cell lung cancer,1998−2003[J]. J Clin Oncol,2012,30(22):2725−2730.

[33] VINCENT R G,DOUGHERTY T J,RAO U,et al. Photoradiation therapy in advanced carcinoma of the trachea and bronchus[J]. Chest,1984,85(1):29−33.

[34] MINNICH D J,BRYANT A S,DOOLEY A,et al. Photodynamic laser therapy for lesions in the airway[J]. Ann Thorac Surg,2010,89(6):1744−1748,discussion 8−9.

[35] LESTERHUIS W J,HAANEN J B,PUNT C J. Cancer immunotherapy−−revisited[J]. Nat Rev Drug Discov,2011,10(8):591−600.

[36] COLEY W B. The treatment of malignant tumors by repeated inoculations of erysipelas. With a report of ten original cases,1893[J]. Clin Orthop Relat Res,1991,(262):3−11.

[37] BURNET M. Cancer: a biological approach Ⅲ Viruses associated with neoplastic conditions Ⅳ Practical applications[J]. Br Med J,1957,1(5023):841−847.

[38] MORALES A,EIDINGER D,BRUCE A W. Intracavitary bacillus calmette−guerin in the treatment of superficial bladder tumors[J]. J Urol,2017,197(2S):S142−S145.

[39] BINDON C,CZERNIECKI M,RUELL P,et al. Clearance rates and systemic effects of intravenously administered interleukin−2(IL−2)containing preparations in human subjects[J]. Br J Cancer,1983,47(1):123−133.

[40] ROSENBERG S A,LOTZE M T,MUUL L M,et al. Observations on the systemic administration of autologous lymphokine−activated killer cells and recombinant interleukin−2 to patients with metastatic cancer[J]. N Engl J Med,1985,313(23):1485−1492.

[41] VAN DER BRUGGEN P,TRAVERSARI C,CHOMEZ P,et al. A gene encoding an antigen recognized by cytolytic T lymphocytes on a human melanoma[J]. Science,1991,254(5038):1643−1647.

[42] KENTER G G,WELTERS M J,VALENTIJN A R,et al. Vaccination against HPV−16 oncoproteins for vulvar intraepithelial neoplasia[J]. N Engl J Med,2009,361(19):1838−1847.

[43] GARDNER T A,ELZEY B D,HAHN N M. Sipuleucel−T(Provenge)autologous vaccine approved for treatment of men with asymptomatic or minimally symptomatic castrate−resistant metastatic prostate cancer[J]. Hum Vaccin Immunother,2012,8(4):534−539.

[44] MANSH M. Ipilimumab and cancer immunotherapy: a new hope for advanced

stage melanoma[J]. Yale J Biol Med,2011,84(4):381-389.

[45]BRENTJENS R J,CURRAN K J. Novel cellular therapies for leukemia:CAR-modified T cells targeted to the CD19 antigen [J]. Hematology Am Soc Hematol Educ Program,2012,2012:143-151.

[46]MEHNERT J M,VARGA A,BROSE M S,et al. Safety and antitumor activity of the anti-PD-1 antibody pembrolizumab in patients with advanced,PD-L1-positive papillary or follicular thyroid cancer[J]. BMC Cancer,2019,19(1):196.

[47]HERBST R S,BAAS P,KIM D W,et al. Pembrolizumab versus docetaxel for previously treated,PD-L1-positive,advanced non-small-cell lung cancer (KEYNOTE-010):a randomised controlled trial[J]. Lancet,2016,387(10027):1540-1550.

[48]GROSS G,ESHHAR Z. Therapeutic potential of t cell chimeric antigen receptors (CARs) in cancer treatment:counteracting off-tumor toxicities for safe car t cell therapy[J]. Annu Rev Pharmacol Toxicol,2016,56:59-83.

[49]FESNAK A D,JUNE C H,LEVINE B L. Engineered T cells:the promise and challenges of cancer immunotherapy[J]. Nat Rev Cancer,2016,16(9):566-581.

[50]MAUDE S L,FREY N,SHAW P A,et al. Chimeric antigen receptor T cells for sustained remissions in leukemia[J]. N Engl J Med,2014,371(16):1507-1517.

[51]JUNE C H,O'CONNOR R S,KAWALEKAR O U,et al. CAR T cell immunotherapy for human cancer[J]. Science,2018,359(6382):1361-1365.

[52]ZHAO Y,MOON E,CARPENITO C,et al. Multiple injections of electroporated autologous T cells expressing a chimeric antigen receptor mediate regression of human disseminated tumor[J]. Cancer Res,2010,70(22):9053-9061.

[53]LANITIS E,POUSSIN M,KLATTENHOFF A W,et al. Chimeric antigen receptor T cells with dissociated signaling domains exhibit focused antitumor activity with reduced potential for toxicity in vivo[J]. Cancer Immunol Res,2013,1(1):43-53.

[54]MINAGAWA K,JAMIL M O,AL-OBAIDI M,et al. Correction:in vitro pre-clinical validation of suicide gene modified anti-CD33 redirected chimeric antigen receptor T-cells for acute myeloid leukemia[J]. PloS One,2017,12(2):e0172640.

[55]CARNEY E F. Kidney cancer:IMPRINT:no survival benefit of IMA901 in RCC[J]. Nat Rev Nephrol,2016,12(12):715.

[56]HU Z,OTT P A,WU C J. Towards personalized,tumour-specific,therapeutic vaccines for cancer[J]. Nat Rev Immunol,2018,18(3):168-182.

[57]SAHIN U,TURECI O. Personalized vaccines for cancer immunotherapy [J]. Science,2018,359(6382):1355-1360.

[58]DRAPKIN B J,MINNA J D. A rational targeted therapy for platinum-resistant small-cell lung cancer[J]. Cancer Cell,2021,39(4):453-456.

[59]孙月梅,曾铭.放疗联合靶向治疗对非小细胞肺癌预后的影响[J].实用医院临床杂志,2021,18(3):224-227.

［60］GLANVILLE A R,WILSON B E. Lung transplantation for non-small cell lung cancer and multifocal bronchioalveolar cell carcinoma［J］. Lancet Oncol,2018,19（7）:e351-e358.

［61］SALAZAR M C, ROSEN J E, WANG Z, et al. Association of delayed adjuvant chemotherapy with survival after lung cancer surgery［J］.JAMA Oncol,2017,3（5）:610-619.

［62］GOLDSTRAW P,CROWLEY J,CHANSKY K,et al. The IASLC lung cancer staging project: proposals for the revision of the TNM stage groupings in the forthcoming （seventh） edition of the TNM classification of malignant tumours ［J］. J Thorac Oncol,2007,2（8）:706-714.

［63］VANSTEENKISTE J,DE RUYSSCHER D,EBERHARDT W E E,et al. Early and locally advanced non-small-cell lung cancer （NSCLC）: ESMO Clinical Practice Guidelines for diagnosis,treatment and follow-up［J］. Ann Oncol,2013,24（Suppl 6）: 89-98.

［64］HANNA N H,ROBINSON A G,TEMIN S,et al. Therapy for stage Ⅳ non-small-cell lung cancer with driver alterations:ASCO and OH （CCO） Joint Guideline Update［J］.J Clin Oncol,2021,39（9）:1040-1091.

［65］SOLOMON B J,KIM D W,WU Y L,et al. Final overall survival analysis from a study comparing first-line crizotinib versus chemotherapy in ALK-mutation-positive non-small-cell lung cancer［J］.J Clin Oncol,2018,36（22）:2251-2258.

［66］COHEN M H,JOHNSON J R,CHEN Y F,et al. FDA drug approval summary: erlotinib （Tarceva） tablets［J］. Oncologist,2005,10（7）:461-466.

［67］SHEPHERD F A,RODRIGUES PEREIRA J,CIULEANU T,et al. Erlotinib in previously treated non-small-cell lung cancer［J］. New Engl J Med,2005,353（2）:123-132.

［68］ARBOUR K C,RIELY G J. Systemic therapy for locally advanced and metastatic non-small cell lung cancer:a review［J］.Jama,2019,322（8）:764-774.

［69］CHAFT J E,RIMNER A,WEDER W,et al. Evolution of systemic therapy for stages Ⅰ-Ⅲ non-metastatic non-small-cell lung cancer［J］. Nat Rev Clin Oncol,2021,18 （9）:547-557.

［70］ZHONG W Z,WANG Q,MAO W M,et al. Gefitinib versus vinorelbine plus cisplatin as adjuvant treatment for stage Ⅱ-ⅢA （N1-N2） EGFR-mutant NSCLC:final overall survival analysis of CTONG1104 phase Ⅲ trial［J］. J Clin Oncol,2021,39（7）:713-722.

［71］BRAHMER J R, PARDOLL D M. Immune checkpoint inhibitors: making immunotherapy a reality for the treatment of lung cancer［J］. Cancer Immunol Res, 2013,1（2）:85-91.

［72］ANTONIA S J,VILLEGAS A,DANIEL D,et al. Durvalumab after chemoradiotherapy in stage Ⅲ non－small－cell lung cancer[J]. New Engl J Med,2017,377(20):1919－1929.

[73]GANDHI L, RODRIGUEZ － ABREU D, Gadgeel S, et al. Pembrolizumab plus chemotherapy in metastatic non －small－cell lung cancer[J]. N Engl J Med,2018,378 (22):2078－2092.

[74]BORGHAEI H,LANGER C J,PAZ－ARES L,et al. Pembrolizumab plus chemotherapy versus chemotherapy alone in patients with advanced non－small cell lung cancer without tumor PD－L1 expression:a pooled analysis of 3 randomized controlled trials [J]. Cancer,2020,126(22):4867－4877.

[75]TARTOUR E, ZITVOGEL L. Lung cancer:potential targets for immunotherapy[J]. Lancet Respir Med,2013,1(7):551－563.

[76]DAMMEIJER F, LIEVENSE L A, VEERMAN G D, et al. Efficacy of tumor vaccines and cellular immunotherapies in non － small － cell lung cancer: a systematic review and meta－analysis[J].J Clin Oncol,2016,34(26):3204－3212.

第十一章

肺癌的预防

第一节　肺癌的高危因素及预防知识

一、遗传因素

肺癌家族史和高外显率基因是肺癌常见的遗传危险因素。有研究显示即使在调整了吸烟等其他危险因素后,有肺癌家族史的人群罹患肺癌的相对风险依然高于没有肺癌家族史的人群。对高危家系进行连锁分析后发现 6q23-25 染色体上有一个主要易感位点。

全基因组关联研究(GWAS)通过使用多达 100 万个标签单核苷酸多态性(SNP)来识别多个常见的潜在肺癌风险遗传多态性,其中 3 个主要易感位点位于 15q25、5p15 和 6p21 区域,除此之外也有许多其他常见变异。虽然 GWAS 的研究只解释了肺癌总体遗传变异的一部分,但只有少数吸烟者患肺癌的事实支持了遗传易感性可能是致癌的假设。

3 个独立的肺癌 GWAS 研究为 15q25.1 的易感性区域提供了强有力的证据,与该区域相对应的 SNP rs1051730 和 rs8034191 均定位于 15 号染色体上一个 100 kb 的强连锁不平衡区域,从 76593078 bp 延伸到 76681394 bp。15q25 易感区包含 6 个已鉴定的编码区,包括 3 个胆碱能尼古丁受体基因(*CHRNA3*、*CHRNA5* 和 *CHRNB4*)、编码神经元和其他组织中的烟碱乙酰胆碱受体。15q25 位点的变异还与烟草成瘾和吸烟行为改变的脆弱性增加有关。有学者认为由于尼古丁乙酰胆碱受体对尼古丁的敏感性,变异受体可能增加对烟草的成瘾。

5p15.33 易感位点包含 *TERT*(人类端粒酶逆转录酶基因)和 *CLPTM1L*(唇腭裂跨膜-1-样基因)区域。该区域的两个变体 rs402710 和 rs2736100 之间没有很强的相关性,但都被报道与肺癌风险有关。TERT 是端粒酶的逆转录酶成分,对端粒酶的活性和端粒的维持至关重要。端粒酶负责端粒再生,高达 90% 的人类肿瘤显示端粒酶活性。一项 Meta

分析调查 720 个与炎症途径和肺癌风险相关的基因中的 7 650 个遗传变异之间的关系,发现了一个新的变异(*EPHX*2 中的 rs2741354 位于 8q21.1 区域),并证实了 5p 和 6p 区域与肺癌风险之间的关联。另一项分析对欧洲受试者的汇集 GWAS 数据进行分析,确定了肺鳞状细胞癌与罕见变异 BRCA2 p. Lys3326X(rs11571833)和 CHEK2 p. Ile157Thr(rs17879961)的效应关联。

二、吸烟

吸烟是所有组织学类型肺癌的主要原因。自 20 世纪 50 年代初以来进行的流行病学研究证实了烟草烟雾对肺的致癌作用,肺癌的地理和时间模式在很大程度上反映了过去几十年中积累的烟草消费。

连续吸烟者的超额风险是从不吸烟者的 20～50 倍。吸烟时间被认为是决定肺癌风险的最强因素。较新的、低产量的香烟导致了疾病部位的转移(从气管和支气管到周围的肺),因此肺癌的组织学也发生了变化,从主要是鳞状细胞癌到腺癌。与老式高焦油香烟相比,较新的、低产量的香烟对整体肺癌风险的影响仍有待于量化。戒烟者的相对风险下降,因此戒烟的有利影响是显而易见的,即使是在生命后期戒烟。然而,即使是长期吸烟的人,戒烟后也可能终生存在超额风险。吸烟在肺癌致病中的重要性使得对其他危险因素的调查更加复杂,因为吸烟可能是一个强大的干扰因素或调节因素。

香烟与肺癌风险的暴露-反应关系也已被证实。雪茄、小雪茄和烟斗有致癌作用。在食用当地烟草制品后,肺癌的风险会增加。饮用当地的烟草产品,如印度的 BIDI 和 HOOKAH,泰国的 KII YOO 和中国的水烟均会导致肺癌发病率增高。

二手烟暴露与非吸烟者肺癌风险之间的因果关系也已得到证实。暴露于香烟烟雾中其肺癌超额风险高于非吸烟者 20%～30%。非自愿吸烟主要来自配偶和工作场所的暴露,也可能来自非自愿的儿童吸烟暴露。

三、饮食和酒精

有证据表明,富含蔬菜和水果的饮食,特别是十字花科蔬菜,对肺癌有一定的保护作用。然而,有详细的饮食摄入信息的前瞻性研究的结果不太一致,可能原因包括回顾性饮食评估的偏差。异硫氰酸盐是一组具有预防癌症活性的化学物质,可能是导致肺癌风险降低的原因。

大量摄入肉类,特别是油炸或熟透的红肉,可能会增加患肺癌的风险,这可能与烹调过程中形成的亚硝胺有关。一项对 8 个队列研究的汇总分析表明没有证据支持高摄入总脂肪或饱和脂肪会增加肺癌的风险。许多研究根据估计的 β-胡萝卜素或总类胡萝卜素摄入量来探讨肺癌的风险。基于 β-胡萝卜素补充的随机干预试验的结果驳斥了大多数观察性研究保护作用的证据。在其中两项研究中,包括吸烟者或接触石棉的工人,观察到治疗组的肺癌发病率显著增加,在其余的研究中没有确定影响。观察性研究和预防性试验结果的差异可以解释为水果和蔬菜中 β-胡萝卜素以外的混杂因素,或者高剂量非生理剂量的 β-胡萝卜素可能导致氧化损伤,特别是在吸烟者中。观察性研究的证据表明,低水平的维生素 D 与肺癌风险有关。

有研究报告显示,每天喝6杯咖啡与不喝咖啡的人相比肺癌风险增高,然而,在调整吸烟因素后这种相关性显著减弱,因为喝咖啡的人比不喝咖啡的人更有可能是吸烟者。此外,在不吸烟者的研究中也没有证据表明喝咖啡导致肺癌的风险增加。也有一些证据表明,茶尤其是绿茶,对吸烟者有预防肺癌作用,然而总体证据并不一致。

鉴于在许多人群中酒精消费和吸烟之间存在很强的相关性,在适当控制烟草潜在的混杂效应的同时,很难阐明酒精对肺癌发生的贡献。Meta 分析表明,在饮酒者中观察到的肺癌风险增加主要是由于这种残留混淆,因为在不吸烟者中没有观察到一致的关联。

四、感染和其他疾病引起的慢性炎症

慢性阻塞性肺疾病患者患肺癌的风险增加。肺结核患者患肺癌的风险增加,结核病灶的位置也与肺癌风险相关。其原因是肺实质的慢性炎症状态还是结核分枝杆菌的特异性作用,目前尚不清楚。带有肺炎衣原体感染标记的个体患肺癌风险增加,人类乳头瘤病毒感染与肺癌之间没有关联。

五、电离辐射

暴露于电离辐射会增加患肺癌的风险。据报道,原子弹幸存者以及接受放射治疗的患者有肺癌增加的风险。暴露在放射性氡及其衰变产物下的井下矿工患肺癌的风险增加。也有证据表明,吸烟可协同改变氡的致癌作用。目前,氡及其衰变产物引起的肺癌风险主要来自住宅而不是职业接触。对 13 项欧洲病例对照研究的汇总分析结果显示,室内氡每增加 $100\ \mathrm{Bq\cdot m^3}$,肺癌的相对风险为 $1.084(95\%\ CI\ 1.030\sim1.158)$。暴露反应关系是线性的,美国环境保护署估计室内氡暴露是美国肺癌的第二大原因。

六、职业暴露

职业暴露在肺癌病因学中起着重要作用,在许多行业和职业中工人患肺癌的风险增加。在英国由职业暴露引起的肺癌病例比例为 14.5% ,在法国为 12.5%。据报道,最重要的职业性肺致癌物是石棉、二氧化硅、氡、重金属和多环芳香烃。

(一)石棉

所有不同形式的石棉(温石棉和角闪石,包括青石棉、铁石棉和透闪石)都对人类肺有致癌作用。尽管温石棉的效力低于其他类型的石棉,这可能是由于其较早被清除。

（二）金属和混合职业暴露

铬［Ⅵ］化合物增加了铬酸盐生产工人、铬酸盐颜料生产厂家、镀铬工人和铬铁生产者患肺癌的风险。在仅接触铬［Ⅲ］化合物的工人中未检测到此类风险。从事镉电池生产、铜镉合金生产和镉冶炼厂的工人患肺癌的风险增加。无机砷的高水平暴露主要发生在热冶炼工人中，杀虫剂的制造商患肺癌的风险增加。饮用水中砷含量高的人群患肺癌的风险增加。

（三）硅

硅肺患者患肺癌风险更高。许多研究调查了在铸造厂、制陶厂、陶瓷厂、硅藻土开采厂、砖厂和石料切割厂接触结晶硅的工人，其中一些人可能患上了硅沉着病，一些研究也报道了肺癌风险的增加，但这一效应很小，在高硅暴露范围内存在暴露-反应关系。

（四）多环芳香烃

多环芳香烃是有机物在燃烧过程中形成的一类复杂而重要的化学物质。据报道，在与多环芳香烃接触的职业中，如铝生产、煤气化、焦炭生产、炼铁和炼钢、焦油蒸馏、屋顶和烟囱清扫等，肺癌风险增加。机动车和其他发动机的废气是多环芳香烃混合物的重要组成部分。流行病学证据表明，暴露于柴油机排气的工人中存在过高肺癌的风险。

（五）柴油机废气

大多数研究表明，接触柴油尾气与肺癌之间存在中度但持续的风险。SYNERGY 项目汇集了来自欧洲和加拿大进行的 11 项病例对照研究的 13 304 例肺癌病例和 16 282 例对照的职业和吸烟信息。累积柴油暴露与肺癌风险增加相关，比值比为 1.31，暴露反应关系显著。

七、室内空气污染

室内空气污染被认为是亚洲一些地区从不吸烟的女性患肺癌的主要危险因素。这包括在通风不良的房屋中燃烧煤炭、燃烧木材和其他固体燃料，以及使用菜籽油等未精炼植物油进行高温烹饪时产生的烟雾。在欧洲，也有报道称室内空气污染的各种指标与肺癌风险呈正相关。国际癌症研究机构已将室外空气污染列为人类肺部致癌物质。

八、其他危险因素

雌激素和孕酮受体在正常肺和肺癌细胞系中均有表达，雌二醇对肺癌细胞有增殖作用。有证据表明，体重指数下降与肺癌风险增加有关。然而，这种负相关关系可以通过吸烟和烟草相关肺部疾病的负混淆来解释，在从不吸烟的人群中没有明确的关联。

第二节　室内空气污染对肺癌的影响

　　家庭空气污染（HAP）通常是在室内测量的，由做饭、取暖和照明等家庭活动引起，包括生物质燃料（源自植物）或燃烧时释放出的不完全燃烧的产物，如一氧化碳和颗粒物（PM）。固体燃料通常用于烟囱通风不良或没有烟的家庭，特别是在中低收入国家（LMIC）。全球每天有 30 亿人暴露在有毒的 HAP 中，因为他们使用固体燃料。

　　室内燃烧煤炭和木材是重要的致癌物，国际癌症研究机构已将燃煤排放列为已知致癌物，将固体燃料排放列为可能致癌物。使用固体燃料在中国的人口比例从 1990 年的 64% 明显下降到 2010 年的 46%。然而，在中国农村，大约 2/3 的人仍然使用固体燃料，特别是将煤炭作为做饭和取暖的主要能源。在中国，人们主要使用两种煤，主要是烟煤，但也有非烟煤或无烟煤。无烟煤与烟煤相比，含硫量低，含碳量高。使用固体燃料，特别是木材，在南亚国家（特别是印度、巴基斯坦、孟加拉国和尼泊尔）和撒哈拉以南非洲国家更为普遍。印度使用的固体燃料约占全球总量的 30%。与使用其他燃料相比，长期接触煤或木头燃烧产生的高剂量烟雾的人患癌症的风险更大。

　　在低收入和中等收入国家，据估计，固体燃料燃烧产生的排放可以解释男性肺癌死亡的 17%，女性肺癌死亡的 22%。这可能部分解释了东亚和南亚不吸烟女性患肺癌的比例高（83%）的原因，而美国为 15%（中国不吸烟女性的肺癌死亡率是美国不吸烟女性的 3 倍）。

　　中国的煤炭通常用于做饭和取暖。一项荟萃分析确定了 28 项调查肺癌患者使用固体燃料的病例对照研究［中国 20 项（其中台湾 3 项），印度 2 项，日本、墨西哥、美国、加拿大和欧洲各 1 项研究］，结果表明，接触煤烟的个体患肺癌的风险高于接触木材和混合固体燃料的个体。

　　暴露于 HAP 对肺癌的影响也因组织学亚型不同而有差异。在 8 项具有肺癌组织学亚型的研究中，鳞状细胞癌与腺癌相比，HAP 暴露的综合效应更大，尽管没有统计学意义。然而，最近欧洲空气污染效应队列研究（ESCAPE）发现，腺癌与环境颗粒物空气污染，尤其是 PM10 显著相关。一项大型回顾性队列研究随访了中国西南部宣威市的 2 万多名居民 20 年（1976—1996 年），比较了终生使用烟煤和无烟煤的肺癌死亡率，研究表明，与使用无烟煤的人相比，使用烟煤的男性肺癌死亡率增加了 36 倍，女性肺癌死亡率增加了 99 倍，这表明不同类型煤的致癌性可能存在显著差异。结合其他研究的发现，现在有足够的证据表明，家庭燃料燃烧引起的 HAP 与肺癌之间存在关联。

第三节　预防肺癌的食物

饮食与癌症的关系是复杂的。研究人员发现,大约1/3常见的癌症可以通过营养饮食、保持健康体重和定期体育锻炼来预防。

化学预防是指使用特定的药剂来逆转、抑制或防止癌变过程,目标是降低疾病发病率和死亡率,包括使用饮食或药物干预来减缓或逆转恶性前向侵袭性癌症的进展。植物化学物质或植物营养素是从植物源中提取的生物活性食品成分,它们通过抗氧化、长寿、基因表达调节和DNA修复的重要机制进行干预。植物性食物向人类饮食中引入的抗氧化剂明显多于非植物性食物,这些食物以肉、鱼和其他源自动物的产品为基础。食物样品中抗氧化剂含量与靶细胞中的抗氧化活性之间不存在线性关系,抗氧化剂的生物利用度取决于食物基质、肠道微生物群的吸收和代谢。

水果、蔬菜主要通过减少DNA的氧化损伤,增加解毒致癌物酶的活性,刺激免疫反应,调节激素水平和抗增殖活性。多年来在不同人群中进行的数十项病例对照和队列研究表明,多吃蔬菜和水果、富含β-胡萝卜素和类胡萝卜素的食物以及血液中β-胡萝卜素浓度较高的人患肺癌的风险较低。2016年最近的一项荟萃分析得出结论,目前来自前瞻性研究的证据与水果和蔬菜在肺癌病因学中的保护作用是一致的。健康的饮食包括大量的全谷物、豆类、非淀粉类蔬菜和水果,富含维生素、抗氧化剂和植物营养素,可能有助于降低肺癌风险。水果和蔬菜每增加100 g/d,就观察到显著的剂量-反应关系。每天增加400 g的摄入量可降低27%的肺癌风险。非淀粉类蔬菜和水果的平均消耗量应至少为每日600 g。

有研究表明,每天喝4~6杯普通黑咖啡,也就是750 mL,就足以预防癌变,减缓不同类型癌症的发展。目前的证据表明,喝咖啡应该被纳入健康的生活方式。绿茶富含黄酮类化合物,在大多数动物研究中对肺肿瘤有很强的化学预防作用,通过多种机制,特别是通过诱导细胞周期阻滞和凋亡。不过,关于茶的防癌作用的流行病学研究得出的结果并不一致。尽管大多数研究都集中在绿茶的抗肿瘤作用上,白茶的潜在健康益处却日益得到认可。白茶提取物能够通过上调过氧化物酶体增殖物激活受体-γ和15脂加氧酶信号通路诱导非小细胞肺癌细胞凋亡,在细胞凋亡的执行阶段发挥核心作用的caspase 3的激活增强。白茶提取物作为肺癌的抗肿瘤和化学预防剂应进一步研究。

膳食纤维摄入可能对慢性阻塞性肺疾病(COPD)和肺癌等与吸烟相关的肺病有益。膳食纤维不会被小肠吸收,它们通过预防胰岛素抵抗、减少胰岛素样生长因子-1、肠道菌群产生短链脂肪酸减少全身炎症、优化结肠菌群、加强肠道屏障,在肺癌中发挥保护作用。短链脂肪酸具有抗炎、抗增殖和促凋亡作用。高纤维摄入量可能在一定程度上解释了墨西哥人和亚洲人患慢性阻塞性肺疾病和肺癌的比例较低的原因。每天从水果、蔬菜和谷类中摄取的可溶性和不可溶性纤维应超过25 g。

乳制品包括牛奶(全脂或脱脂)、奶酪(新鲜奶酪、软干酪和硬奶酪)和酸奶。它们对致癌既有积极的影响,也有消极的影响,所以有关肺癌的证据水平还不确定。可能的保护作用是通过钙含量,在较小程度上是通过维生素 D、乳铁蛋白和发酵产物;新的数据表明,乳制品可以调节炎症过程。牛奶是胆固醇和饱和脂肪酸的来源,可能会增加癌症风险,但它也含有共轭亚油酸、鞘脂和丁酸,具有降血脂和抗氧化特性。

尽管难以置信,但母乳喂养对母亲和孩子都有预防癌症的保护作用。世界卫生组织建议母乳喂养至 6 个月大,并持续到 2 岁或以上,同时提供多样化的饮食(表 11-1)。

在蔬菜、水果和草药中发现大量的无毒植物化学物质已经成为潜在的抗癌剂和新的化疗佐剂。

姜黄素是一种黄色香料,是咖喱的成分,是从植物姜黄根茎中提取的一种多酚分子。它在印度阿育吠陀、中国和印度传统医学中使用了数千年,如今被认为是一种有前途的化学预防化合物,能够通过抑制致癌分子信号通路来逆转、抑制或防止癌症的发展。化学预防作用主要是通过细胞凋亡、有丝分裂突变和自噬破坏细胞周期和细胞死亡来抑制癌细胞增殖,对多种癌细胞(肺癌、前列腺癌、乳腺癌、头颈部癌、淋巴瘤和白血病)均有抗增殖作用。

表 11-1　预防肺癌的饮食建议

食物	建议	备注
母乳喂养	至少 6 个月	对母亲和儿童都有预防癌症的作用
水	大约 2 L/d(每千克体重至少 20 mL)	建议碱性水、泉水源性水
体重	尽量瘦	腰围不要随年龄增长而增加
体力活动	建议每天运动 30 min	在室外(至少快走)或在室内
吸烟	不吸烟	避免开始或寻求戒烟策略
咖啡	每天 4~6 杯普通黑咖啡	不加糖和(或)牛奶
酒精	男性<2 杯/d,女性<1 杯/d	男人少喝烈酒,女人少喝啤酒
盐	5 g/d	使用除盐以外的其他方法来保存食物:冷藏、冷冻、干燥、装瓶、装罐或发酵
肉类	人均每周 300 g	减少红色肉类和加工肉类,减少动物脂肪的摄入
水果和蔬菜	每日 400 g,每日 5 份	主要是新鲜的和不同颜色(红色、绿色、黄色、白色、紫色和橙色)
膳食纤维	每天 25 g	水果、蔬菜和未经加工的谷物
乳制品	有争议	对肺癌的发生有正面和负面影响

姜是一种常见的调味品,有抗氧化、抗炎、抗增殖、抗血管生成、抗侵袭和抗转移等作用。

海藻富含有益的生物活性化合物,如蛋白质、碳水化合物、脂类和脂肪酸、多糖、酚类、植物甾醇、抗氧化剂、矿物质、维生素和膳食纤维。海藻中多不饱和脂肪酸(PUFA)含量较高,特别是α-亚油酸、十八碳四烯酸、花生四烯酸和二十碳五烯酸,在预防心血管疾病、骨关节炎、糖尿病等方面发挥重要作用,它们还具有抗病毒、抗菌、抗炎和抗肿瘤的特性。

山楂酸(maslinic acid,MA)是一种五环三萜酸,天然存在于山楂、罗勒、棕芥菜和橄榄等多种植物食品中。在常氧和缺氧条件下,MA通过介导线粒体凋亡途径和HIF-1α途径导致A549细胞凋亡。山楂酸是一种有效的治疗肺癌的药物。

西伯利亚人参(刺五加)因具有免疫刺激作用,在中草药中被用作茶或根提取物,也具有抗癌作用。这些药物可能会影响肿瘤的生长,并为癌症患者,特别是肺癌患者提供抗疲劳作用。

紫苏叶乙醇提取物(perilla leaf,PLE)对人肺癌细胞具有抑制生长和迁移的作用,提示其体外抗肿瘤作用。

第四节 预防肺癌不可忽视的环境因素

国际癌症研究机构(IARC)报告发现,2010年,空气污染导致全球22.3万人死于肺癌。世界卫生组织(WHO)将室外空气污染列为致癌物。世界卫生组织致癌物质排名部门负责人库尔特·斯特莱夫博士表示,在空气污染特别严重的地区,呼吸室外空气与吸入二手烟草烟雾有类似的肺癌风险。斯特莱夫在2013年发表该报告书时曾表示:"我们呼吸的空气中充满了致癌物质。室外空气污染不仅是一个主要的环境风险,一般来说,它是最重要的环境癌症杀手,因为有大量的人暴露在空气中。"

一、空气污染的概念

空气污染是由一系列有害的或潜在的有害物质,包括微粒燃烧化石燃料产生的有害气体(如二氧化硫、氮氧化物、一氧化碳)和化学蒸气、地面臭氧、氧气的反应形成城市烟雾的一个主要因素。

室外空气污染是一种复杂的混合物,含有许多已知的致癌物,在过去50年的许多研究中,它与肺癌风险的增加有关。过去对户外和家庭空气污染证据的回顾表明,两者都与肺癌风险有关。具体来说,颗粒物水平的增加,以及其他空气污染指数的增加,与肺癌风险的增加有关。IARC最近得出结论,暴露于室外空气污染和室外空气中的颗粒物(particulate matter,PM)对人类具有致癌性,并导致肺癌。

PM是固体颗粒和液滴的混合物,是污染物之间的化学反应在大气中形成的。灰尘、煤烟、烟雾等颗粒大而暗,肉眼可以看到,而其他颗粒太小,只能用显微镜才能观察到。

PM10 是指直径一般在 10 μm 或以下的可吸入颗粒物。PM2.5 是指直径一般在 2.5 μm 以下的可吸入细颗粒物。这些颗粒形状和大小不一，可能由数百种不同的化学物质组成，包括二氧化硫、氮氧化物，或者直接从建筑工地、未铺设的道路、田野、烟囱或火灾等来源排放。由于颗粒物微小，它们可以深入肺部，引起刺激、肺病、气道功能丧失、肺炎，甚至可以进入血液，引起血液化学变化等。当 PM 达到有害水平时，使用空气质量警报来保护自己和他人。现在空气质量指数(AQI)提供每天更新的户外空气的清洁或污染程度，以及可能令人担忧的相关健康影响。

住宅长期暴露于室外空气污染的 PM 流行病学研究在 IARC 的评估中发挥了关键作用。暴露于室外空气中的 PM，特别是 PM2.5 和 PM10 与肺癌关系密切。

二、空气污染的主要原因

从机械化运输和发电到工业活动、农业生产、住宅供暖和烹饪，一切都是造成空气污染的原因。大量证据表明，世界上一些地区的空气污染正在恶化，特别是中国和印度等正经历快速工业化的国家。虽然美国由空气污染引发肺癌的总体风险低于其他一些国家，但仍有理由担心。美国癌症协会的流行病学家伊丽莎白·沃德博士说，即使风险很低，对很多人都接触到的大量人群来说也很重要。据世界卫生组织(WHO)的"全球疾病负担"报告书，2010 年美国因空气污染导致的肺癌死亡人数将达到 1 万人。在中国，这个数字是 14 万，在印度是 1.3 万。IARC 的这份报告是基于对五大洲 1 000 多项科学研究的回顾。研究重点是室外空气污染的来源和组成；空气污染导致癌症的生物机制；动物实验；以及将癌症风险与污染物暴露水平联系起来的流行病学研究。IARC 指出，虽然空气污染程度随时间和地点的不同而不同，但该报告的结论适用于世界所有地区。

最近的估计表明，空气污染造成的疾病负担是巨大的。2010 年在全球范围内，暴露于大气细颗粒物估计导致了 320 万人过早死亡(这主要是由于心血管疾病)和 223 万死于肺癌。预计超过一半的由大气细颗粒物导致的肺癌死亡是在中国和其他东亚国家。

IARC 的专刊组计划召开一个多学科的咨询小组，包括流行病学、毒理学、大气科学家、癌症生物学家和监管机构在内，对关于空气污染的一系列专刊提供建议。这本出版物提供了更新的、高水准的关于大气科学、工程科学和流行病学研究对癌症相关的癌症生物测定结果和数据，阐明潜在的致癌相关的化合物空气污染。全面审阅最新的科学文献后，IARC 的专刊组(IARC Monographs Programme)召集世界领先的专家得出结论，有足够的证据表明暴露在室外空气污染导致肺癌(一级，即该物质是人类致癌物。该类物质使用时，有足够的证据证明人类致癌性)。他们还指出，室外空气污染也和膀胱癌的风险增加有关。

Kurt Straif 博士(IARC 专刊组的负责人)说："我们呼吸的空气已被为致癌的混合物所污染。我们现在知道，室外空气污染不仅对卫生产生威胁，也是重要的癌症死亡因素。"

IARC 专刊组，被称为"致癌物的百科全书"，提供了一个权威的致癌物质和风险的科学证据的来源。在过去，该专刊组评估许多个存在于在室外空气污染中的化学品和具体的混合物。这些包括柴油发动机的排气、溶剂、金属和粉尘。但是,这是专家们第一次把室外空气污染分类为一个环境致癌原因。"我们的任务是评价每个人呼吸的空气,而不是专注于特定的空气污染物。"Dana Loomis 博士,IARC 专刊组副主任说,"审阅的研究结果都指向同一方向:暴露在空气污染中的人患肺癌的风险显著增加"。

三、国际癌症研究机构评估

第109卷IARC专刊,是建立在进行了独立审阅的超过1 000篇来自五大洲的研究论文。审阅的研究分析各种存在于室外空气污染中的致癌污染物,特别是颗粒物和交通相关的污染。该评估由大型流行病学研究的引导,流行病学研究中包括了生活在欧洲、北美、南美以及亚洲数以百万计的人。

室外空气污染的主要来源是交通、固定式发电设备、工业和农业的排放量以及住宅的取暖和做饭。一些空气污染物也有天然的来源,IARC主任Christopher Wild博士强调:"将室外空气污染归类为对人体有致癌作用是重要的一步。考虑到空气污染影响着全世界的人们,这份报告应该向国际社会发出一个强烈信号,我们应该毫不拖延地采取行动。"

第五节 肺癌并发症的预防及治疗

晚期肺癌患者常常会出现一些并发症,这些并发症会对患者造成一定的伤害,甚至可能会降低患者的生存质量及生存期。因此,打败患者的可能不是癌细胞,而是并发症。可见,肺癌并发症的预防和护理成为肺癌患者综合治疗的重要部分,了解可能发生的情况,以便尽快解决,可以很大程度上提升患者的生存质量。

一、常见的并发症

(一)恶性胸腔积液

恶性胸腔积液是肺癌晚期患者常见的并发症之一,我们称之为"胸水"。约一半以上的肺癌患者都会出现不同程度的胸腔积液,出现胸腔积液的原因主要有肿瘤侵及胸膜,肿瘤压迫淋巴管或低蛋白血症等。患者主要表现为进行性加重的呼吸困难、胸痛和干咳。呼吸困难的程度与胸腔积液量的多少、胸液形成的速度和患者本身的肺功能状态有关。

当积液量少或形成速度缓慢,患者呼吸困难较轻,仅有胸闷、气短等;若积液量大则肺脏受压明显,患者呼吸困难程度加重,甚至可能出现端坐呼吸、发绀等。

对于肺癌患者来说,恶性胸腔积液可以通过相应的治疗得到相应的缓解。

（二）感染

肺癌晚期癌细胞发展迅速，对人体消耗大，导致大部分患者都比较消瘦，免疫力低下。在肺癌治疗的过程中，大部分患者都逃不过化疗的"魔爪"。但是，化疗就像是除草剂一样，无论是杂草还是鲜花都不能幸免于难，它在杀死癌细胞的同时也会杀死身体其他的正常细胞，尤其对白细胞的影响最大。

白细胞是人体与疾病斗争的"卫士"，主要作用是防御。当病菌侵入人体体内时，白细胞能通过变形而穿过毛细血管壁，集中到病菌入侵部位，将病菌包围、吞噬。肺癌患者本身免疫力低下，加上化疗后骨髓抑制等的共同作用，我们常常看到患者的白细胞计数低于正常值。一旦白细胞过低，患者发生感染的风险就大大增加了。目前肺癌患者最常见的症状是肺部感染，可能会出现发热、畏冷寒战、咳嗽、咳痰等症状。当然也有可能出现其他部位的感染，比如尿路感染，患者可能会出现发热、尿急、尿痛、排尿困难等症状。一旦碰到这些症状不可轻易忽视，请及时就诊。

（三）血栓

血栓是由于动脉硬化或血管内壁损伤等原因，心脏或血管内部少量血液凝结而形成块状物，当血凝块脱落并通过血液循环向器官流动时，就会发生其他部位的栓塞。研究表明晚期非小细胞肺腺癌患者静脉血栓的发生率为15%，而且治疗过程中，部分药物的使用也有导致血栓的风险。

一旦血栓栓塞心、脑、肺等重要部位，可能引起严重的心、脑、肺梗死，甚至可能危及生命。脑梗死的主要症状为偏瘫、失语；心肌梗死的主要症状为心前区绞痛；肺栓塞主要症状为剧烈胸痛、呼吸困难等；下肢血栓形成则会引起下肢肿胀、疼痛、间歇性跛行等症状。

血栓是"隐形的杀手"，常常无明显症状或者症状轻微，很多人不以为意。就拿下肢深静脉血栓来说，早期可能仅仅为小腿酸胀不适，但是一旦出现典型症状如胸痛、呼吸困难时往往已经耽误了最佳治疗时机。所以我们应当警惕以上症状，积极治疗，争取将血栓扼杀在摇篮之中。

（四）咯血

在美国，近1/4的咯血病例是由肺癌引起的。从肺部或支气管吐出血液医学上称为咯血。晚期肺癌患者由于癌浸润性生长，造成肺内血管及其支气管动脉破溃而导致大咯血的发生，加上肿瘤患者经过放疗、化疗、肿瘤坏死，并伴有不同程度的骨髓抑制、凝血机制障碍的影响。

咯血的血液量是治疗方法的指征之一，治疗取决于出血是大量还是非大量出血。目前临床治疗指南各不相同，但不到10%的实例被认为是大规模的出血。

（五）高钙血症

高钙血症在肺癌患者中的发病率在8.0%~12.5%，其中鳞状细胞癌患者好发，有报道表示鳞状细胞癌患者中高钙血症的发病率高达23%，对患者预后有重要影响。肺癌患者可能由转移癌导致骨质破坏，过多的钙被保留在患者的血液中，肿瘤分泌甲状旁腺激素导致骨对钙的重吸收、甲状旁腺激素相关蛋白的产生。高钙血症的临床症状及体征包括乏力、食欲减退、腹胀、表情淡漠、嗜睡等。对于晚期肺癌患者,尤其是有广泛骨转移者,应重视复查血钙,防止发生误诊漏诊。

(六)心脏病

一些肺肿瘤细胞会游走到心脏附近或身体的主要血管附近。当这种情况发生时,一些静脉和动脉可能会被癌细胞阻塞,从而导致胸部、颈部或面部肿胀。可能还会出现头痛、头晕、视力问题和疲劳。

当肺癌转移到心包时(心包为覆盖在心脏表面的膜性囊,对心脏具有保护作用,能防止心腔过度扩大,以保持血容量恒定),心包腔内液体会增多,压迫心脏,导致心脏的射血功能出现障碍。患者常出现呼吸困难,往往采取坐位,身体前倾,面色苍白,头面部、下肢水肿,最初劳动或活动时气急、心跳加快等心脏病表现。

(七)脊髓压迫

如果癌症扩散并对脊髓施加压力,它可能导致脊髓压迫(SCC)。像上腔静脉综合征(SVCS)一样,这种并发症是一种医疗紧急情况。早期识别症状对于有效治疗至关重要,有助于缓解疼痛,限制神经损伤和预防永久性残疾。如果患者感到手指或脚趾麻木(神经病)、行走困难或失去对膀胱或肠道(失禁)的控制,请立即寻求医疗帮助。

(八)疼痛

疼痛可能发生在胸部或肺癌扩散的任何地方。通常疼痛是在疾病进展时感觉到的。起初这种不适可能会来来去去,但随着时间的推移,它可能会持续下去。

(九)神经病变

肺癌的疾病进展或在治疗的过程中,会导致神经相关的疼痛,也被称为神经病。神经病症状包括疼痛、麻木、刺痛或虚弱。尽管神经病变很难治疗,且治疗往往不能完全消除这些症状,但治疗可以帮助减轻这些症状带来的痛苦。

如果癌症扩散到颈部或面部的神经,就会引起霍纳综合征,这种疾病的特征是眼睑下垂,瞳孔缩小,面部受影响的一侧很少或无出汗。如果臂丛神经(一种从颈部到肩部和手臂的神经网络)受损,患者可能会出现潘赛克综合征。这种情况会导致手部或手臂的无力、疼痛或麻木。

肺癌也可能影响患者的喉返神经。如果发生这种情况,患者可能会出现声音嘶哑或声音变化。

(十)吞咽困难

如果癌细胞生长在食管附近,患者可能会出现吞咽困难,甚至有些患者在饮食时会感到疼痛。较常遇到这些问题的是食管转移或接受过放疗的患者,辐射会暂时破坏食管的内壁,这种破坏会影响患者对营养的吸收,所以如果患者出现吞咽食物有困难时,一定要及时告诉主治医生。

二、常见并发症的预防和治疗

（一）胸腔积液

处理胸腔积液的方法可以让胸腔积液缓慢排出，在胸部插管引导液体流出。排除积液之后，患者仍需要住院观察一段时间，如果积液再次形成，则需要进行进一步的处理。

除此之外，胸腔有积液的患者还可以进行如下治疗。①胸腔固定（黏合）术：胸膜产生无菌性炎症最终导致胸膜与肺脏粘连，使积液无所遁形。②胸腔镜检查：进一步检测并发症。

（二）肺部感染

近年来的科学调查表明，肺癌的发病率持续上升，世界卫生组织国际癌症研究中心发布 2018 年癌症统计数据显示，肺癌死亡率占比 18.4%，是癌症中死亡率最高的。但是，因肿瘤恶化原因导致的肺癌在肺癌发作中只占到了 30%，真正的原因还是肺部感染。因此针对晚期肺癌患者容易发生肺部感染的各种因素，应做好早期预防工作。

（三）静脉血栓和肺栓塞

恶性肿瘤的静脉血栓栓塞（VTE）包括深静脉血栓和肺栓塞，是癌症患者常见并发症和第二大致死原因。NCCN 指南及 ASCO 指南均推荐住院的恶性肿瘤患者进行 VTE 的预防，而在国内针对合并 VTE 的恶性肿瘤患者的相关研究数据仍是有限的，临床医师亦缺乏足够的认识和经验。在可见的临床研究中，我们查到一项研究结果表明，肺癌患者的血浆中纤维蛋白原及 D-二聚体水平较高，而且化疗后较化疗前水平更高，预防性地给予低分子量肝素钙可以降低肺癌患者血栓的形成，并且对血小板水平及出血的影响较小。

（四）咯血的处理

咯血的处理主要是镇静、休息和对症治疗。

1. 少量咯血　保持绝对安静，不需要特殊治疗，卧床休息；口服棕色合剂 10 mg，每日 3 次（需在医生的指导下服用）；注意观察病情。

2. 中等量咯血　细心观察，安慰患者，让患者患侧卧位，床脚抬高。有心血管疾病的患者应半坐卧位，保持呼吸道通畅，使积血容易咯出。

3. 大咯血　患者应卧床休息，以患侧卧位为宜，尽量避免血液流向健侧肺，若不能明确出血部位，可暂时取平卧位。对精神紧张、恐惧不安者，必要时可用少量镇静剂。剧烈咳嗽的患者，可适当给予镇咳药。

（五）骨转移

晚期肺癌患者广泛骨转移是产生高钙血症的主要原因，因此预防和尽早确诊是否发生骨转移是治疗的关键。对怀疑有骨转移的肺癌患者推荐进行以下的检查，以帮助明确诊断。

（1）放射性核素骨显像扫描检查。

（2）对有条件的患者可以考虑 PECT，对有症状但 PECT 阴性的患者再行 ECT 检查。

（3）X 线/CT/MRI 检查。

（4）患者还应该进行全血细胞计数、肌酐、电解质、肝功能、血清钙等生化指标检查。

（六）心包积液

肿瘤造成液体压迫血管而导致的心脏并发症，心包穿刺术是治疗手段之一。心包穿刺术可通过一根导管使积液流出，但此手术有一定危险性，在心电图监护下进行穿刺较为安全。创建心包窗口阻止积液形成，通过手术摘取心脏周围部分液囊，这样就可以使液体流入腹部或者胸部。

（七）脊髓损伤

支气管动脉与脊髓动脉有吻合，肺癌化疗药物可损伤脊髓或者使脊髓根动脉水肿。表现为术后数小时，开始出现横断性脊髓损伤症状。

防治措施：①抗癌药物充分稀释后缓慢注入。②嘱患者 15～30 min 主动运动健侧下肢或针刺皮肤上下平面有无感觉异常。③观察患者有无尿潴留。④备好血管扩张剂。

（八）肩膀、胸部或背部疼痛

肺癌后背出现疼痛，需要考虑骨转移的可能性，其次就是考虑肺部病灶侵犯胸壁及肋骨，这时需要采取胸部 CT 检查，其次采取骨扫描检查证实，主要采取镇痛的药物治疗。

癌痛应当采用综合治疗的原则，根据患者的病情和身体状况，有效应用镇痛治疗手段，持续、有效地消除疼痛，预防和控制药物的不良反应，降低疼痛及治疗带来的心理负担，以期最大限度地提高患者的生活质量。

根据世界卫生组织（WHO）癌痛 3 阶段镇痛治疗指南，癌痛药物镇痛治疗应遵循以下5 项基本原则：口服给药、按阶梯给药、按时用药、个体化给药、注意具体细节加强护理。

（九）神经病变

感到手脚麻木和刺痛可以用药物治疗。肺癌神经病变的并发症会导致不适。有很多方法可以治疗神经病变的症状，包括药物治疗缓解疼痛，使用抗抑郁药和抗癫痫药物。

（十）发热及胃肠道反应

体温不超过 39 ℃可行物理或药物降温，恶心呕吐严重时，可给予胃复安 10 mg 肌内注射或恩丹酮 8 mg 静脉注射（必须在医生的指导下进行治疗），呕吐时将患者头偏向一侧，以免误吸引起呛咳或窒息，观察呕吐物的性质、颜色、量，并记录，同时安慰患者使其放松。

肺癌不是一种疾病，而是一类疾病。每个肺癌患者的具体病情都不尽相同，尽可能多地了解疾病进展的症状及其相关的并发症，做好充足的准备应对病情进展，早发现早治疗，才有可能获得更长的生存期。

第六节　全球肺癌的流行及预防进展

2021年1月,国际癌症研究机构(IARC)在美国癌症学会旗下权威杂志《临床医师癌症杂志》(*A Cancer Journal for Clinicians*)发表了最新的全球癌症统计报告。该报告阐述了2020年36种癌症在全球185个国家的发病和死亡情况,分析了其性别和地理分布差异,并根据2020年估计的发病和死亡数据预估了2040年全球可能面临的癌症疾病负担,主要结果如下。

一、全球肺癌发病和死亡顺位

2020年全球癌症发病率排名前10位的分别是乳腺癌、肺癌、结直肠癌、前列腺癌、胃癌、肝癌、宫颈癌、食管癌、甲状腺癌和膀胱癌。肺癌是全球癌症致死的首位原因,占癌症致死总数的18%,其次为结直肠癌(9.4%)、肝癌(8.3%)、胃癌(7.7%)、女性乳腺癌(6.9%)、食管癌(5.5%)、胰腺癌(4.7%)、前列腺癌(3.8%)、宫颈癌(3.4%)和白血病(3.1%)。全球肺癌的性别分布:2020年全球男性最常被诊断的癌症是肺癌(约占新发病例数的14.3%),排位第2~5位的分别是前列腺癌(14.1%)、结直肠癌(10.6%)、胃癌(7.1%)和肝癌(6.3%)。2020年全球女性最常被诊断的癌症是乳腺癌(约占新发病例数的24.5%),其次是结直肠癌(9.4%)、肺癌(8.4%)、宫颈癌(6.5%)和甲状腺癌(4.9%)。男性癌症致死原因的前3位依次是肺癌(约占新发死亡病例数的21.5%)、肝癌(10.4%)和结直肠癌(9.3%)。女性癌症致死原因的前3位依次是乳腺癌(15.5%)、肺癌(13.7%)和结直肠癌(9.5%)。

二、全球肺癌的地理分布

肺癌是25个国家中女性的首位癌症死因,是36个国家中男性的首位高发癌症。在死因谱上,肺癌在93个国家中位列男性首位癌症死因;前列腺癌位列48个国家男性首位癌症死因;肝癌和胃癌分列23个和10个国家男性首位癌症死因。男女合计来看,乳腺癌是全球79个国家的首位高发癌症,肺癌是全球87个国家的首位癌症死因,均多于其他任意癌种。

三、全球主要癌症的人类发展指数分布

根据人类发展指数(human development index,HDI)对全球社会经济发展水平的分类(非常高、高、中和低),2020年全球癌症统计报告根据HDI水平对全球不同地区的肺癌

发病率和死亡率情况进行评估。不同 HDI 水平的国家,癌症发病率差异较大。在男性中,高或非常高 HDI 国家的肺癌标化发病率为 39.0/10 万,而中或低 HDI 国家肺癌标化发病率为 11.3/10 万,肺癌在高或非常高 HDI 以及中或低 HDI 国家中均排在男性癌症发病谱的第 1 位。

四、全球肺癌发病和死亡情况

2020 年全球肺癌新发病例 2 206 771 例,死亡病例 1 796 144 例,分别占癌症发病和死亡总数的 11.4% 和 18.0%。肺癌的标化发病率和死亡率分别为 22.4/10 万和 18.0/10 万,0 ~ 74 岁累积发病和死亡风险分别为 2.74% 和 2.18%。肺癌在男性高发,男性标化发病率(31.5/10 万)和死亡率(25.9/10 万)约为女性(分别为 14.6/10 万和 11.2/10 万)的 2 倍。

目前,发达国家的肺癌发病率和死亡率为发展中国家的 3 ~ 4 倍。然而,在发达国家推行积极控烟策略而发展中国家吸烟率居高不下的影响下,全球总体烟草使用率也在持续增长,截至 2016 年,全球约有 80% 的 15 岁以上吸烟者居住在低、中等收入国家,肺癌的发病率和死亡率在发达国家和发展中国家之间的分布很有可能因此发生逆转。

五、我国肺癌流行现况

在发病谱上,我国最常见癌症依次为肺癌(约占中国癌症新发病例总数的 17.9%)、结直肠癌(12.2%)、胃癌(10.5%)、乳腺癌(9.1%)及肝癌(9.0%),这 5 种恶性肿瘤占中国所有新发病例数的 58.7%。男性最常见的癌症是肺癌(约占中国男性癌症新发病例总数的 21.8%)、胃癌(13.4%)、结直肠癌(12.9%)、肝癌(12.2%)及食管癌(9.0%),标化发病率均高于全球平均水平。我国女性最常见的新发癌症是乳腺癌(约占中国女性癌症新发病例总数的 19.9%)、肺癌(13.2%)、结直肠癌(11.3%)、甲状腺癌(8.0%)、胃癌(7.0%)。

在死因谱上,肺癌(71.5 万)依然是死亡人数最多的癌症,其次是肝癌(39.1 万)、胃癌(37.4 万)、食管癌(30.1 万)及结直肠癌(28.6 万),累计占全国所有癌症死亡总数的 68.7%;男性死亡谱前 5 位的癌症分别为肺癌、肝癌、胃癌、食管癌及结直肠癌,它们的标化死亡率均高于全球水平;女性死亡谱前 5 位的癌症分别为肺癌、结直肠癌、胃癌、乳腺癌及肝癌,乳腺癌并未排在死因首位。

当前,全球癌症负担仍在持续增长,构成极大的公共卫生挑战。与欧美发达国家相比,我国癌症负担的增幅更大。我国的城乡差异、地区间差异、医疗资源可及性等因素也决定了各地区癌症负担和优先防控癌症类型的不同,这些都对我国制定癌症防控规划提出了更高的要求。在精准医学时代,有效识别高危暴露人群,浓缩一级预防和二级预防最适靶标人群,是优化肺癌防控模式的必然途径。近年来,生物医学各学科的不断发展和各种新技术、新手段的不断涌现,为更全面精确地测量癌症危险因素的暴露水平、明确宿主和遗传相关病因学因素提供了无限可能,也为肿瘤预防研究提供了新的发展契机。

我们要不断开发新型癌症一级预防手段,针对不同病因靶点进行有效干预;依托多组学研究等手段系统探索癌症相关标志物,优化筛查策略,避免过度筛查。通过贯彻整合理念,建立符合我国国情的主要癌症分级防控体系,促进我国癌症整体防控能力显著提升,为实现健康中国战略做出贡献。

参考文献

[1]刘宗超,李哲轩,张阳,等.2020 全球癌症统计报告解读[J].肿瘤综合治疗电子杂志,2021,7(2):1-13.

[2]SUNG H,FERLAY J,SIEGEL R L,et al. Global cancer statistics 2020:GLOBOCAN estimates of incidence and mortality worldwide for 36 cancers in 185 countries[J]. CA Cancer J Clin,2021,71(3):209-249.